U0322287

痰湿一去百病消

范医生的除湿手册

范怨武◎著

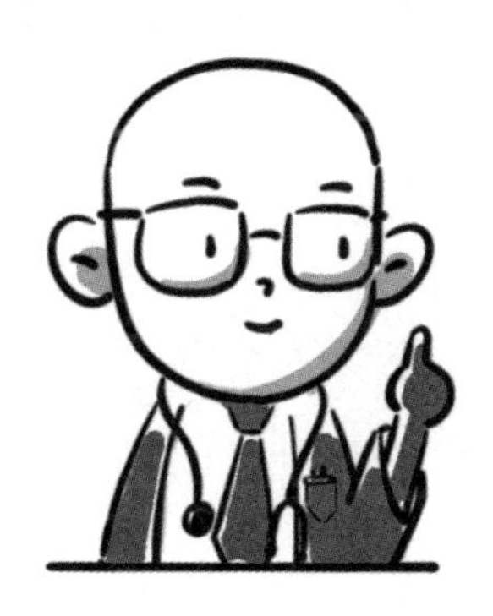

河北科学技术出版社
·石家庄·

图书在版编目（CIP）数据

痰湿一去百病消 / 范怨武著 . -- 石家庄 : 河北科学技术出版社 , 2022.6
ISBN 978-7-5717-1101-6

Ⅰ . ①痰… Ⅱ . ①范… Ⅲ . ①祛痰—基本知识②祛湿（中医）—基本知识 Ⅳ . ① R25

中国版本图书馆 CIP 数据核字（2022）第 073291 号

痰湿一去百病消

TANSHI YIQU BAIBING XIAO

范怨武　著

出版发行　河北科学技术出版社
地　　址　石家庄市友谊北大街 330 号 (邮编：050061)
印　　刷　天津光之彩印刷有限公司
经　　销　全国新华书店
开　　本　880mm × 1230mm　　1 /16
印　　张　26.5
字　　数　350 千字
版　　次　2022 年 6 月第 1 版
印　　次　2022 年 6 月第 1 次印刷
定　　价　59.00 元

序　言

做自己

人生在世，有太多的身不由己，做自己没那么容易，做自己的中医，难的时候会想放弃。从毕业算起，我在这行当已浸淫了十五年有余。十五年里，要形成自己的学术定力，真的要靠信之不移的决心，尤其是从我写微信公众号开始，最能体会当别人指手画脚时需要具备的学术定力。

我开这个方子，别人说这方子不行；我扎这个穴，别人说那个穴比你选的更强；治得慢了，他说某某治疗得更快；我治得快了，他说某某更有耐心；我说这位前辈的经验好，他说这是二流，某某派的才算好；我说我不会治了，他说这都不会治；我说我可以治好，他说我吹牛……总之，就是他行。

但是，现在这些对于我来说，都是杂音罢了，我对此一笑置之。

对于我们这种天天在门诊看病的医生来说，只有疗效才能让人产生信服感。不管你什么学术思想什么流派，只有疗效才是真的。

有些人能说会道，说他学的东西，天上有地下无，什么病只要他一治就好，而且好得快，一好了就不复发。

可我一治起来，怎么就好得那么慢？于是这时我就会产生自我怀疑。如果真的那么好治，为什么我治起来就不行？

所以搞得我临时会转换治法，真用他的方法治起来，发现各种反应都有，还不如我自己的方法治得得心应手。

这时候我明白了什么叫光说不练假把式。所以不要一味听别人的，要相信自己。

怎样相信自己？患者的感受就是给我们的信念。当患者觉得舒服的时候，这就是对的，不必在意别人的学术见解，因为有时候别人的见解远不如你在门诊上治好患者来得实在。

要实打实去做，要用实践去支撑理论，而不是光以理论去推导理论。

实践是检验理论的唯一方法。

要做自己就要相信自己，要相信自己就要多临床。

多诊识脉，屡用达药。

什么叫多诊识脉？你天天把脉，把个十几年，有时候不用看书上怎么说，你就会发现，这个患者是这样的脉，看多了同一类的病之后，就会发现他们的脉有共性，等你收集到共性之后，再看患者，一把脉，患者还没有说，你就大概知道他是什么证型，都有些什么不舒服的症状，方子也就出来了，看病也就快了。

打个比方，如果摸到寸脉掉下去，就是偏沉了，寸脉应该是浮的，如果沉的话，上焦的气就下陷了，就可能会有头晕发沉或久咳不愈的症状。不管上焦什么病，都可以稍微补补看，我就会用点升阳益胃汤、补中益气汤、升陷汤等，这就是多诊识脉。

什么叫屡用达药呢？就是有些方子，你天天用，里面的药，你很熟悉，慢慢地，就摸熟了药性。打个比方，我经常开牛大力。牛大力顾名思义，吃了就像牛一样力气大。这是补药，我就爱给没力气、腰又酸的人开——有一次，某个患者来开药，没力气，又腰酸，正好那天又咳嗽，只是不严重，我没有在意，也就没有特别再开咳嗽药。结果患者喝了牛大力之后，咳嗽也好了，而且好得很彻底。当时我很纳闷，我也没有特别治咳嗽啊！

后来等我再看儿科病的时候，看到很多小孩感冒好了后，人有点虚，动一动会冒虚汗，总是有一两声咳嗽不收尾，我就特意加了点牛大力看看效果，发现他们服用之后，咳嗽好了。于是我就知道了，牛大力可以治虚咳。这就是屡用达药。

这种在临床门诊实打实积累下来的经验，那可不是谁说一两句就能动摇你的信念的。患者想要多说几句干扰你用药都不可能，你会表现得十分的权威。

要信自己，只有多做自己，做一个勤奋的中医，多看病、多开药[①]、多扎针、多收集反馈、多修正方案，还要多看书比对。

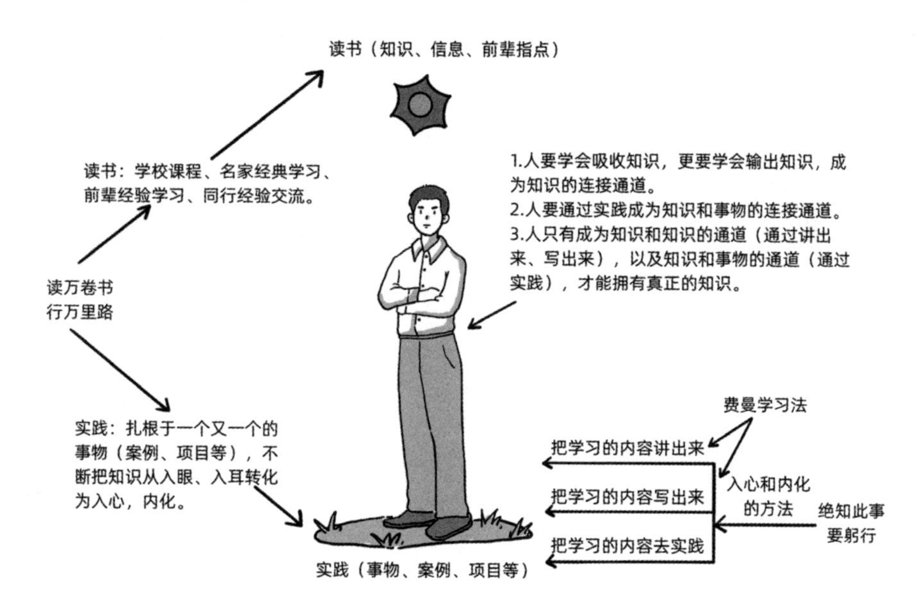

只有看好了患者，才能树立自己的信心。

才不会因为别人的三言两语就动摇了自己的信心。

做好自己该做的事，成功的实践会给你信念，如果你不够自信，说

① 多开药，这里是指开药物次数多了，对药性就更了解了。

明你做得还不够多，做得多还不自信说明你做得还不够好。

如果自己不下水，你永远也学不会游泳；下水了练习又不勤快，可能游几米就会下沉。

相信自己，就要多做自己；做了自己，就要多正向反馈。

不要轻易相信虚损了几十年的慢性病喝一周药就好。已虚损的身体，全身细胞更新换代一遍要很多天的。皮肤细胞的更新是最快的，每28天就可以更新一次；大脑细胞以及眼睛细胞是跟随人一生的；肝细胞的更新需要5个月；骨细胞的更新周期为10年；指甲的更新时间为6～10个月；头发的更新时间为3～6年。

如果喝一碗药就可以伐毛洗髓，那你让数十年如一日练功不辍的人情何以堪？如果喝一碗药就可以脱胎换骨，那你让花几十万甚至上百万住院手术的人情何以堪？

身体的修复有自己的自然规律，一定要遵循自然规律，不要被别人的花言巧语所蒙蔽。

各位也不要被我微信公众号的内容所迷惑。我说做自己的中医，只是我对自己信念的加持，不被外物所干扰一心一意做自己而已。

时至今日，人生已不可能再走回头路。

对于已经生病的自己，我们能做的，只剩下惜命，保存元气，这时候你甚至都可以体会到乖张的气机——一生气就胃胀，这是肝乘胃；胃气一逆就打嗝或嗳气；一紧张一阵气就会上冲至脑门，头晕目眩如窒息般濒死。

原来，这就是气，它会乱窜。如果这个时候再读中医，就不会再有那种未经世事的张狂了。

花无百日红，人无再少年。若身体抱恙，也就只能自己心疼自己了。

你想要有所成就，必然离不开终身学习，所以不要指望看一本书就可以面对所有。

我在坚持做自己的同时，也坚持着每日读书，每有所得也必与大家分享。

范恕武

2021 年 10 月 24 日

特别说明

尽管书里很多地方已经强调[1]：读者一定要在专业医生的指导下用药，千万不可自己随意按照书里的方子去抓药服用。

为了对读者负责，在这里还是再特别说明一次。

另外，范医生仅仅是万千中医师之中非常普通的一员，临床十几年，所治患者也不过十余万人次，所治之病很局限，治疗方案也很局限，见识也同样局限，故本书所论之理法方药并非适用所有人，这一点要再特别说明一次。

中医是有门槛的一类专业，不能寄望于通过读一本书（包括本书）就能完全掌握。想要精专，必须熟悉中医基础理论且广泛阅读名家经验，并反复临床实践，才能摸到门径。

学好中医需要终身学习成长，生命不休，学习不止。

[1] 每一章每一节第一次出现药物和药方的时候，范医生会特别提醒读者，要在医生的指导下使用本书涉及的药物和药方。

目

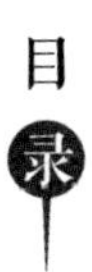

第一章　什么是湿

一、可以“看得见”的湿 …… 002

二、湿的感受以及它的共同点 …… 005

三、外湿 …… 015

四、微小六气 …… 018

五、内湿 …… 024

六、津液从哪里来 …… 026

七、人体的内湿来自哪里 …… 043

八、痰、饮、水、湿的区别 …… 049

第二章　我对湿的认识

一、湿性黏腻，最易和其他邪气聚合 …… 052

二、湿热在岭南人的生活里 …… 053

三、热邪 …… 058

四、湿热和环境 …… 061

五、湿热常见的特点 …… 063

第三章　不要见湿治湿

一、见湿休治湿 …… 068

二、湿热夹杂气虚、阴虚的情况较为多见 …… 070

三、苦夏（气阴两虚）的主要表现 …… 075
四、治湿，不要盯着湿，要养正气 …… 078

第四章 从津液代谢起始环节看湿热

一、湿热入肠的病往往缠绵难愈，且引起诸多问题 …… 082
二、肠道湿热经常被误诊为脾虚，所以难治愈 …… 084
三、甘露消毒丹治疗胃肠湿热 …… 092
四、用岭南药治湿热，效果更好 …… 093
五、肠道湿热可能会伴有脾肾阳虚，要用心治疗 …… 096
六、甘露消毒丹 …… 100

第五章 从津液代谢中间环节看湿热

一、三焦通了，很多病就好了 …… 112
二、三焦到底是什么 …… 116
三、深入认识三焦 …… 126
四、三焦的气化功能 …… 128
五、三焦出了问题，会出现哪些症状 …… 136
六、小柴胡汤为什么能治愈很多病 …… 147

第六章 从津液代谢结尾环节看湿热

一、肺之湿热 …… 156
二、大肠之湿热 …… 163

三、膀胱之湿热 …………………………………………………… 171

第七章 诊治经络湿热的一些体会

一、湿热在经络 …………………………………………………… 178
二、民间治疗湿热的方法和古籍记载 ………………………………… 180
三、湿热侵袭人体后，可能会从阴化寒 ……………………………… 182
四、经络湿热，有的患者也会感觉冷 ………………………………… 187
五、经络湿热造成的髋关节疼痛 ……………………………………… 190
六、湿热与痿症 …………………………………………………… 192
七、内生的湿热入侵经络 …………………………………………… 197

第八章 坐月子落下的一些湿热病症

一、坐月子避免过饱和湿热食物 ……………………………………… 204
二、母亲的湿热会影响到吃奶的孩子 ………………………………… 206
三、很多产妇（人）既有湿热又有寒 ………………………………… 207
四、产后病的常见治法 ……………………………………………… 208
五、产妇的骨质疏松症 ……………………………………………… 212

第九章 痰热在心

一、我的早搏经历 ………………………………………………… 218
二、温胆汤治疗痰湿在心、胸、胃的心得 …………………………… 219
三、祛心里的痰湿，要注意气阴、气血亏等情况 ……………………… 224

第十章　下焦湿热

一、下焦湿热和湿热下注的区别 …… 228
二、肾和生殖系统的湿热 …… 230
三、治愈复杂的前列腺炎一例 …… 235

第十一章　酒的性情

一、人喝酒以后的样子 …… 244
二、酒对人的影响 …… 247
三、解酒的方法 …… 250

第十二章　结石

一、结石是痰湿的另一种表现形式 …… 254
二、肾结石 …… 255
三、肝胆结石 …… 258

第十三章　痧症见闻

一、发痧 …… 264
二、水果与痧 …… 266
三、水果的湿热造成便血 …… 267
四、酱油的功效 …… 268

第十四章 治四弯风（肘窝、腘窝处湿疹）

一、四弯风的特点 …………………………………………………… 272
二、普通湿疹和特应性皮炎的治法 ………………………………… 274
三、当归拈痛汤 ………………………………………………………… 278

第十五章 岭南用药见闻

一、巴戟天 ……………………………………………………………… 284
二、臭茉莉根 …………………………………………………………… 285
三、臭牡丹 ……………………………………………………………… 289
四、桃金娘 ……………………………………………………………… 290
五、艾纳香 ……………………………………………………………… 292
六、白牛胆根 …………………………………………………………… 294
七、血风藤 ……………………………………………………………… 295
八、五指毛桃 …………………………………………………………… 297
九、牛大力 ……………………………………………………………… 299
十、千斤拔 ……………………………………………………………… 300
十一、牡荆 ……………………………………………………………… 301
十二、黄荆 ……………………………………………………………… 305
十三、龙脷叶 …………………………………………………………… 306
十四、黄皮叶 …………………………………………………………… 307
十五、溪黄草 …………………………………………………………… 308
十六、鸡骨草 …………………………………………………………… 309

十七、白花蛇舌草 …… 309
十八、酢浆草 …… 310
十九、积雪草 …… 311
二十、马齿苋 …… 312
二十一、布渣叶 …… 313
二十二、独脚金 …… 314
二十三、火炭母 …… 314
二十四、岗梅根 …… 315
二十五、木棉花 …… 316
二十六、鸡蛋花 …… 317

第十六章 凉茶

一、玳香苏茶 …… 327
二、芥子茶 …… 329
三、葆通茶 …… 331
四、培土茶 …… 332
五、毓臻静夜司茶 …… 334
六、椒梅茶 …… 338
七、甘消茶 …… 339
八、毓臻芦根茶 …… 340
九、毓臻多汁茶 …… 342
十、大口七膏 …… 344

十一、毓臻桃嫣膏 …… 345
十二、毓臻青果膏 …… 349
十三、毓臻天禧膏 …… 353

第十七章 湿热感冒的应对及善后处理

一、湿热在肺 …… 361
二、湿热在胃 …… 363
三、湿热在大肠 …… 365
四、湿邪在脾 …… 366
五、湿热在心与心包 …… 379
六、湿热在膀胱 …… 381
七、湿热在小肠 …… 382
八、湿热在肝 …… 383
九、湿热在少阳 …… 384
十、湿热在肾 …… 386
十一、治湿不忘理气 …… 389
十二、湿退热出 …… 392
十三、善后 …… 396

尾 声

编辑手记：我所亲历的痰湿 …… 402

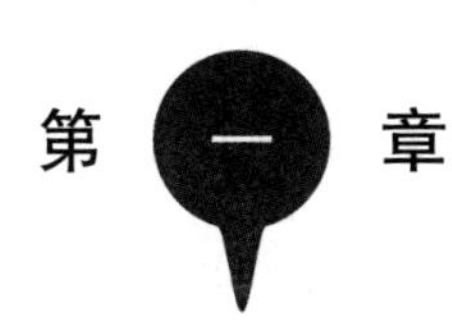

什么是湿

一、可以“看得见”的湿

关于湿，《新华字典》的基本释义是，沾了水或是含的水分多，与“干”相对。

这个解释很直白。

但我还是想多讲一点。

我们在生活中是怎么感受到这种湿的？

乌云压城，空气中弥漫着湿气，你睡得迷迷糊糊不愿意起床，可是被子潮乎乎的、发沉，压得人很不舒服，只有贴身的地方可以感觉到一丝暖意，只要稍挪动下身子，接触到的被子都会因为潮气而让人感觉到冰凉。你不得已快速起床换衣服，打开的衣柜散发出一股子霉味，没有一件衣服让你感觉到清爽。

就算你早上刚睡醒，还是觉得没有休息好，有点犯困，大脑有点发胀，身子疲乏无力，腿发沉。

你勉强刷了个牙，洗了把脸，擦脸的时候，发现毛巾没有干透。

你打开门走出房间，出了楼道，空气中弥漫着潮气，让你很不舒服。走了不多远，看到小区灌木丛里的蜘蛛网上挂着小小的露珠。

你打算去公园散个步，这时候路灯竟然还没有灭，光晕下是肉眼可见的绕着的一层雾气，仿佛不是路灯，而是圣光，下面还有不少会飞的白蚁在扑棱，走一圈下来，头发丝都挂着水汽。

不经意间，你发现青草地上冒出了一个又一个的白蘑菇，小路边的大树根下还长了木耳，路过池塘的时候，青蛙被吓了一跳，一头扎进水里，那满池塘的绿藻就漾出了一个个圆。

你出了公园，打个车，准备去上班，一会儿就开到了高架桥，从桥上往下看，整个城市都笼罩在一片雾气之中，十分壮观，不远处的写字楼，高耸入云，不可企及。

你到了公司，没走几步，脚底打滑，差点儿摔倒。

你看到白板公告栏滴着水珠，贴着的各种通知，纸张因受潮而拱起来了。

你到得太早，中央空调还没有开，空气中有一股说不清的味道，好不容易等到开空调了，又加重了这股味道，直到空调开了足有十几分钟，这股味道才慢慢散去。

刚坐到自己办公位的旋转椅上，就感觉有股热流，内裤似乎湿了，到卫生间一查看，白带出来了，大腿内侧明明好了几个月的湿疹，不知道什么时候又冒了出来。

赶紧处理一下。上完了厕所，你回到自己的办公桌，那个胖子同事又来搭话，看着他那油田般的脸，心里就觉得硌应①，刚才他用了自己的鼠标，现在自己再用，触感滑腻，更加重了这种感觉。

后面的那个同事，鼻塞又犯了，不停地擤浓鼻涕。

我的天啊，这个鬼天气，什么时候才能结束?

好不容易挨到中午，太阳出来了，总算有了一丝暖意。

下楼去吃个饭，这个潮气，加上太阳的热气，直接能让人背过气，赶紧找间空调开得足的便利店，点了份关东煮，再多煮点魔芋粉丝和鱼丸。

慢慢地，太阳越来越猛，地面上的潮气退了六七分，可是空气中的湿气又多了七八分，实在不敢在外面待了，赶紧回公司。

---

①硌应：东北方言，恶心的意思。

打开折叠椅，躺在办公格子里，头越来越沉，赶紧睡上一觉吧。

睡是睡着了，结果怎么也醒不过来，梦魇了。到点被经理轻踢了一脚，才从那该死的“鬼压床”中醒了过来，喘着大气，吓个半死，赶紧灌口茶水清醒一下。

整个下午，都是昏昏沉沉地对着电脑，做着报表。

就这么一天过去了。

这所有种种，就是我解释的湿。

当然了，这些片段虽是我信手加工的，却是岭南回南天[①]常见的情况，长江以南各地可能也有此感受。

但对于北方来说就不一定了。

我在南方买的瓜子、薯片、虾条，开袋了，吃不完，一定要及时密封好，要不然会很快受潮，吃起来就不香脆了。

但我妻子的母亲家在辽宁丹东，基本就没有这种情况，开了袋的膨化零食，如果一次吃不完，搁桌子上放几天，下次直接吃，也不见得会受潮，甚至还可能更脆了。

所以，北方的读者看到我写的这些东西时，可能会满脸狐疑，这是啥？

没有身临其境，是无法感同身受的。

① 回南天：是对我国南方地区一种天气现象的称呼，通常指每年春天，气温开始回暖而湿度猛烈回升的现象。

二、湿的感受以及它的共同点

其实上面提到的湿，主要是形容一种湿度比较大的自然环境，当然了，中间也掺杂了一些人体的主观感受，但主要是讲气候。

可是本书主要讲的是湿对于人体产生的损害，以及人体由此而产生的主观感觉及客观检查的异常。

既然对人体有损害，那么这种致病的因素，就可以称为“湿邪”。

湿为阴邪，损伤阳气，凡致病且具有重浊、黏滞、趋下特性的外邪，就称为“湿邪”。

> 凡因湿邪侵袭人体，或人体脏腑功能失调，而致水湿潴留体内，所表现水湿停滞的病证，称为湿病。(《中医湿病证治学》路志正主编)

所以，讲湿的气候的时候，大多时候只有南方人能体会。但是讲到湿邪致病，让人难受的时候，那全国的人都有可能体会到。

大家心中就会存疑，我们北方，气候不湿，为啥也会有湿邪?

北方人的湿，又是从哪里来的?

这就要讲到一个概念，叫内生五邪。

> 内生五邪是指疾病在发展过程中，由于脏腑经络及精气血津液的功能失常而产生的化风、化寒、化湿、化燥、化火等病理变化。因为病起于内，又与风、寒、湿、燥、火外邪所致病的临床征象类似，故分别为内风、内寒、内湿、内燥、内火，统称为内生五邪。

其中一个内生的湿邪，就是北方人湿气的主要来源。

对自然界湿之气候，大家有了直观的感受。

可人体的湿气，又是什么呢？

湿邪有四个特性，凡与这四个特性沾边的，都可以归为湿邪。

1. 湿为阴邪，易损伤阳气；

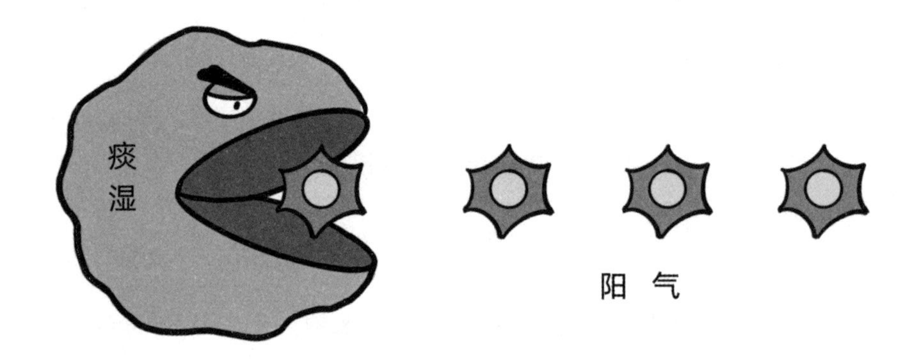

2. 湿性重浊；

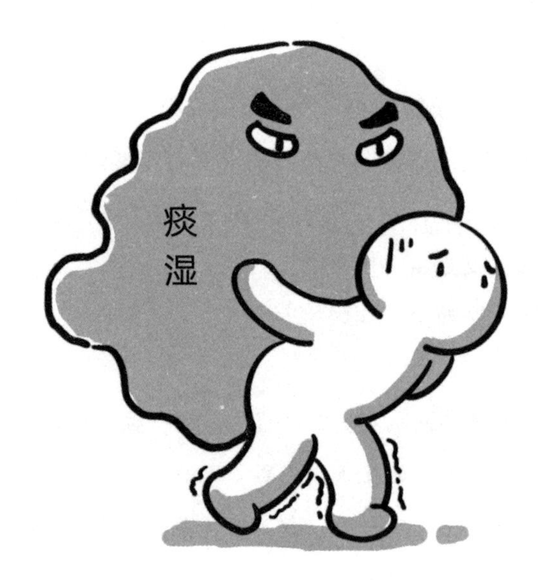

3. 湿性黏滞，阻遏气机；

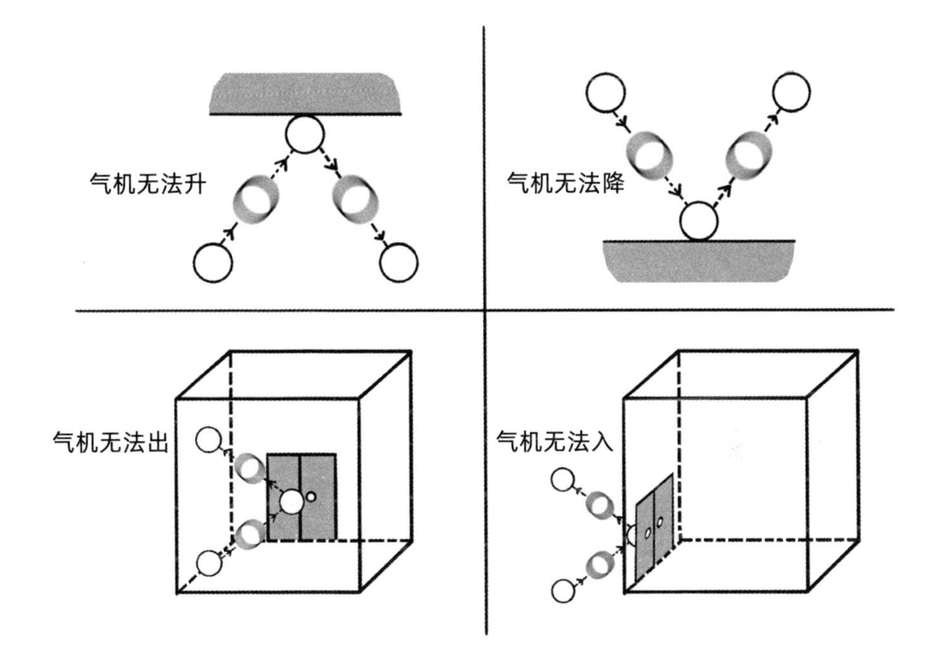

4. 湿性趋下，易袭阴位。

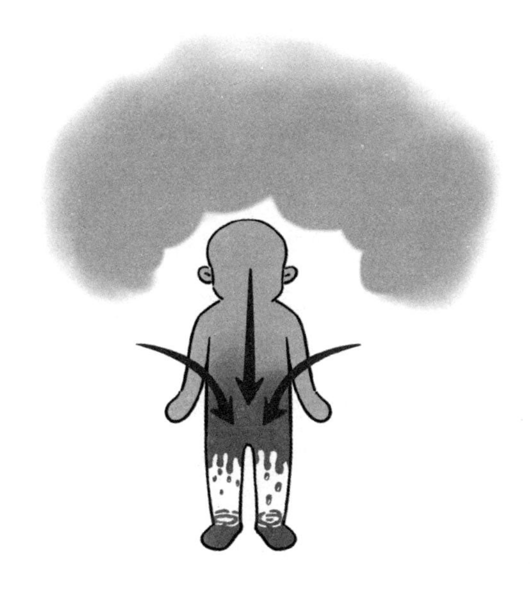

有一天，我在微信朋友圈和微博做了一个小范围的调查。

Q：从您个人的生活经验中，如何去感受描述“湿”？自然的、人体的都行。

以下是接受调查的朋友和读者在微信朋友圈、微博回答以后的汇总。

A1：感觉皮肤是湿的。

A2：深圳的夏天，裸露的手臂就没干爽过，永远黏不啦叽的。但是对于干性皮肤比较友好，保湿。

A3：水嗒嗒，湿漉漉，黏糊糊。

A4：坐飞机回深圳，到家就发现脚上湿疹又犯了。

A5：我是做服装设计的，从我专业上来说说哦，所有面料浸湿都会颜色变深，所以人体有水汽也会面色黧黑吧。另外，面料湿后最大的特点是重坠，无法塑型，所以湿气重的人怎么支棱得起来呢（摊手），有的纤维遇水还会变皱变硬，羊毛这些卷曲的天然纤维会缩短僵硬，真丝过水多了会变得暗淡无光。

A6：黏黏糊糊不知何起，挣不脱，挥之不去！

A7：江南梅雨天，舌苔白腻、大便黏。

A8：头发很容易出油还湿，脸容易出油，胃口不太好。

A9：大雨过后，晚上去仙湖植物园散步，路灯下，肉眼可见的雾气，走一圈下来，头发都挂着水汽。

A10：稠，黏滞，油光满面。

A11：湿毛巾，回南天的墙面、地面，衣被，角落地上的青苔，泡发的木耳、香菇，闷热夏天汗流浃背。水塘里的绿藻。山里雨前或雨后云雾。

A12：腰膝酸、软、冷。

A13：嘴巴黏腻，懒得动，大肚腩，大便粘马桶。

A14：没有力气，发不出力。

A15：舌头有齿痕，特别容易累。

A16：觉得自己身体很重，像一大坨注水肉。

A17：秋冬贴身穿的衣服，必须用吹风机吹热才能穿得舒服。

A18：眼睛里总有水。

A19：困。

A20：黏、沉、晕。

A21：手汗脚汗，身体沉重像铅块，懒洋洋的。

A22：衣服必须干透透的才穿，连续雨天的衣服必须用吹风机吹才愿意穿，不然就很难受。

A23：黄梅天的衣服水叽叽。

A24：夏天出汗多，用沐浴露冲完凉还是觉得身上黏，大便粘厕所，脸和头发手一摸都是油。

A25：感觉像掉在炉灰里的饺子。

A26：睡不醒，没精神，皮肤、头发油油的。

A27：睡不醒，不管睡觉时间长短，醒来脑子昏昏沉沉；特别容易累；耳朵里面一摸就是油油的；头发、脸油得特别快；脸色发黄。

A28：嘴里黏黏的，渴，但不想喝水。

A29：几天不锻炼，身体跟气球一样肿。

A30：走在路上一不小心踩了个水窝，脚瞬间凉飕飕的。

A31：小腿发胀，早起眼皮也发胀，泡泡眼。

A32：肩膀重，胳膊都不想抬起来。

A33：跟胶水一样。

A34：皮肤油腻，步态厚重不轻盈。

A35：猪油蒙脸，腿如灌铅，大概是最贴切和直观的说法。

A36：自然的湿有一种特别的味道，吸进鼻腔里感觉润润的，冷热味道会不一样。人体的湿，皮肤表面潮、黏，人容易昏沉，体味重，头发油腻，全身有一种不爽快的感觉。

A37：很想来一阵风。

A38：困，晚上七八点就想睡觉。

A39：梅雨季的墙壁、吊顶上的水珠；汗津津的手心；四岁孩子嘴边还流的口水。

A40：以前不懂，但当吃了中药，人的思维变得清晰，我好像觉得身体的湿被一点点地抽出去了。

A41：提不起精神，好像被人打了一顿，不想动，能躺着就不坐着。

A42：饭后痰多。

A43：不喜欢水，包括雨天、洗澡、游泳、海水、温泉。喜欢干燥的秋季。

A44：今天洗头，明天头油，用手摸头发，就感觉是那种湿答答的，不是头油。

A45：衣服晾干了，但还是黏黏糊糊的，被子潮潮的；家里东西放发霉了，阳台长草了；大雾天气；整个人比较沉重，舌苔比较厚腻，手上长一两个湿疹。

A46：床单都是湿的，衣服总也晾不干，墙壁出水，手背脚背出一片片湿疹。

你看以上表述，很多都重复。

但仔细琢磨一下，都离不开四个共同点。

1. 局部发凉，如食管发凉或气管发凉或背凉或足冷或小腹凉，要么整个躯体畏风怕冷，这是因为湿为阴邪，伤了人体局部或整体的阳气。

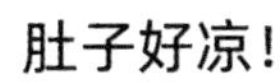

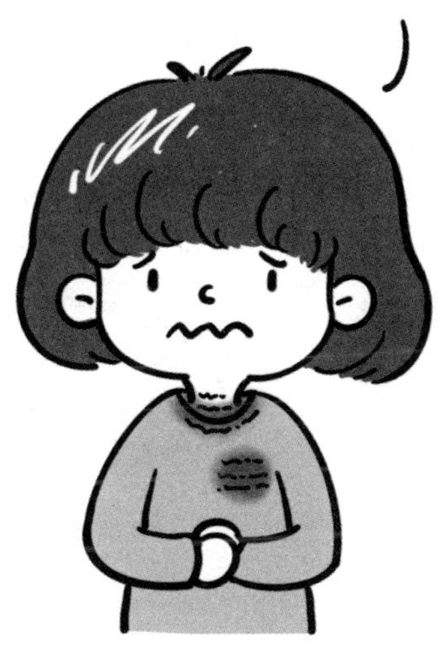

2. 头很重，像包了块布，眼皮也很重，或身体沉重黏黏糊糊，肩膀像背了担子导致胳膊不想抬起来，腿上像灌了铅导致脚不想抬起来，或全身肢体关节酸楚困重，这就是湿性的“重”。而“浊”呢？主要是指身上的分泌物浑浊，如皮肤油脂分泌旺盛，头发易油，眼眵黏，耳朵油，鼻屎也多，擤的涕也浊，口中黏腻不爽，口水拉丝，咳的痰也是黏的，汗也是黏糊的，小便浑浊，大便黏滞不爽快，皮肤或有湿疹渗水也是黏而浊，女士白带也是过于黏滞，男士尿道流白浊，这就是“浊”。

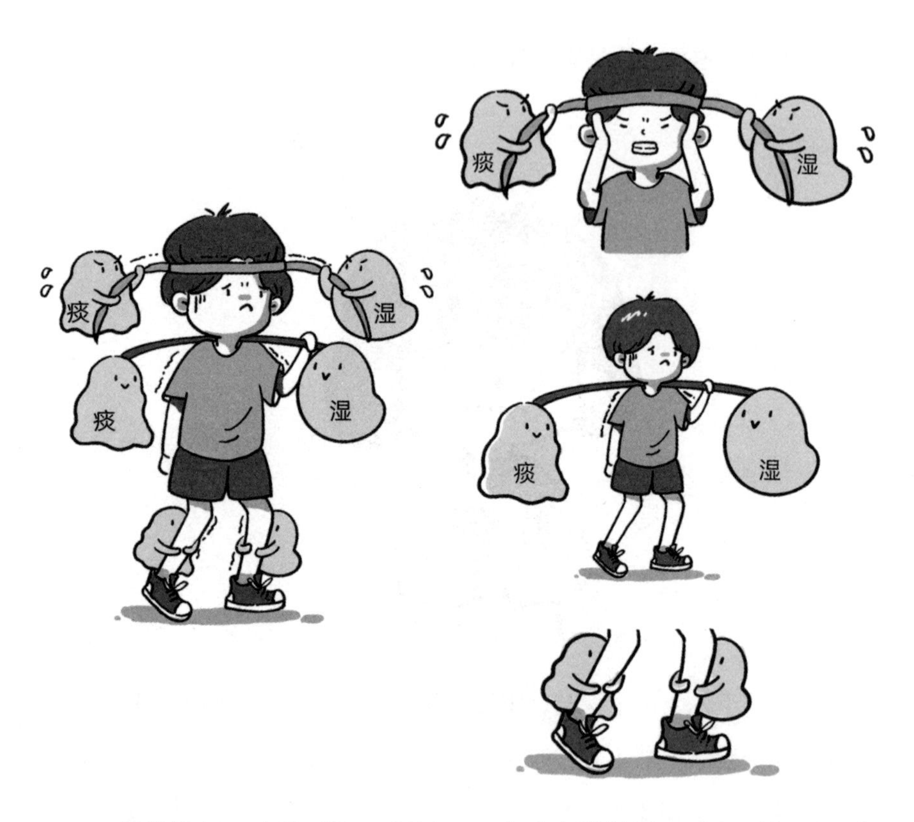

3. 思维钝顿，头脑昏沉，犯困，浑身乏力懒洋洋，啥都不想干，身体所有水分像变成了胶水一样导致各种动作不利索，只想躺着，这既是湿性的“阻遏气机”同时也算“黏滞”。“黏滞”让正气的流动也变慢了，也会导致正邪交战的时间会被拉长，也就是说，病程会变得很长，以致身上的病痛会缠绵难愈或反复发作。同时身上所有的分泌物，除了“浊”之外，其实都带有很重的黏性。这些“黏滞”及“浊”反过来，又继续阻遏气机，在头则头昏沉，在胸则心悸或背凉或咳喘，在脾胃则胃胀或吐或泻，在下则腹胀或二便不畅，在经络关节则肢倦、关节酸楚重痛。

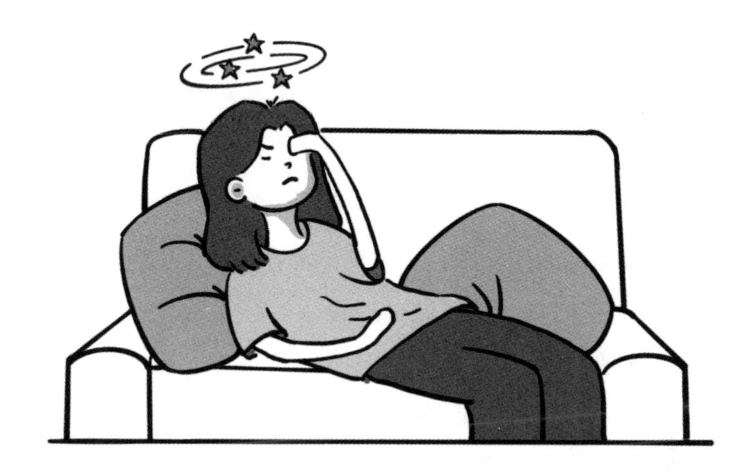

4. 很多湿重的人，常见下部病变，如淋浊、带下、泄泻、下痢或下肢浮肿，这因为湿邪近水，如水一样，水往低处流，所以湿性趋下。

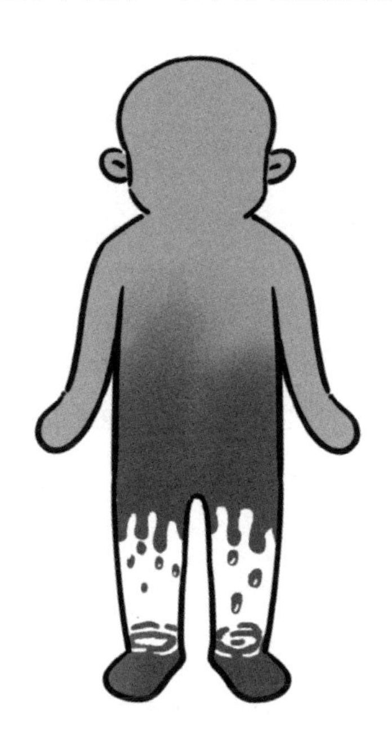

除了以上共性之外，还有一些特别的地方。

有一个朋友评论说：很想来一阵风。

那是因为风能胜湿，所以金元时期李东垣在治湿的时候，常常用风药来祛湿，如羌活、独活、防风、藁本、蔓荆子等药。

这个朋友的评论，直接道出了一个中医治疗湿气的方法：以风胜湿，以木疏土。

还有一位朋友评论：几天不锻炼，身体像气球一样膨大。

这是因为湿邪阻遏了气机，令人体的津液流动变慢，出现浮肿，像注水的肉一样。这时候，稍微做一些轻微的有氧运动，让正气流动起来，也算是人造的正向有益的“内风”，可以胜湿，除掉一些湿气，让身体轻快。但这种运动最好能坚持下来，如拉筋、站桩或慢跑，运动量是刚刚微微出汗，身体热乎乎就可以了，湿气一去，机能运转就能慢慢恢复，正气就能养起来。运动量把握好，不要过度，过度了易伤正气又会让湿气多起来。

有人说不喜欢水，这是因为伤于湿，则恶湿。被湿伤了，自然会讨厌湿性的东西。连水都不愿意喝。

有的病，在阴雨天会加重，比天气预报还准，像湿疹、关节炎，一到变天就加重——往往湿疹（关节炎）会提前告诉你马上要下雨了。这是受天气的影响。

有的病，在新疆好好的，一回到深圳，就开始犯了，好几个患者都这样说，这是因为南方的湿度大，这是受地域的影响。

有的人一吃饭就痰多，一吃鸡就咳嗽，一吃羊肉就起湿疹，这是受人自身的影响。

天、地、人，都会影响湿邪。

我们人体，感受湿邪，有两个途径。

一个是外湿，感受自然界的湿邪所致。

一个是内湿，因脏腑功能失调，而致水湿内停。

三、外　湿

通过前文的片段描绘，我们对外湿有了相对直观的感受，但我还是想不厌其烦地再讲讲我们在岭南是怎么中了湿气的。

岭南这边雨水多，可以说地处潮湿。

山地多，山岚瘴气，本身就潮湿。

我们老家那个地方，管地板叫“地泥”。

为什么呢?

跟泥有什么关系?

在我的记忆中，我 5 岁之前，我们家住的是瓦房，泥砖瓦房的地板是夯实的土，所以我们扫地之前，一定要先洒水，如果不洒水就扫地，会尘土飞扬。这就是我们当地“管地板”叫作“地泥”的由来，“睡地板”叫“睡地泥”。这种泥地板，不论你怎么隔床板，那都是有地气蒸上来的，要真睡了这个泥地，湿气就入侵了。

现在好多了，要么铺地砖，要么铺水泥，但有些地方盖的房子，周边的排水沟多，如果人住在第一层房子里，地气的湿仍然容易进来。

居住的环境潮湿，房屋间距小，通风不好，湿气就不好散，一到回南天，淫雨霏霏，风又不是很大，刮不走湿气，人长时间待在这种环境里，就中了湿邪。

或者天气好，家里不湿，但外出涉水淋雨，也容易中湿邪。

什么叫涉水淋雨?

先讲涉水，有一些人喜欢去钓鱼，一直在水边，或者是网鱼的，背着渔网在那个沟渠和小河水浅的地方走；也有的人下地耕田，水田里是有水的，脚在地下走。这些劳作都容易让人得湿病，这种就叫涉水。还有南方的女士去北方旅游，累了，就坐在雪地的石块上休息等人，一坐两小时，回来就找我开药治白带异常，这勉强也算涉水。还有北方的人，他们滑冰，说冰上冷气蒸腾的，问我是不是湿？河面上的冰如果被太阳晒得蒸腾起来，这种水汽，那也算是湿。

淋雨在南方就更多了，下雨天上下班，接送孩子，某个地方积水，踩过之后，脚就一直凉凉的，到了办公室，中央空调又那么凉，就会一直凉下去。

还有在阴雨天、大雾天户外锻炼身体的人们，一活动得厉害了，毛孔张开，湿气也容易进来，这种天气锻炼很容易出现肢体关节酸楚不适的症状。

再说我小时候，没有煤气灶，做饭要烧柴火的，我们就要去山上耙地上那些掉落的干松针，耙好后捆绑起来背回家用来烧火。我妈以前经常去山上背这些，不是耙松针，就是割芒萁，也是割好捆起来，一背就是上百斤。

我小时候也帮忙去捡那些竹壳，就是竹笋往上长的时候掉下来的笋壳，晒干也可以烧火，竹壳、松针和树枝等能做柴火的东西，我们都会捡回家。

我讲这个的意思就是说，在乡下的时候，很多妇女或者儿童都有可能去山上捡柴火，山上湿气重，天气又热，如果在这样的环境中去劳作，就很容易生湿气。

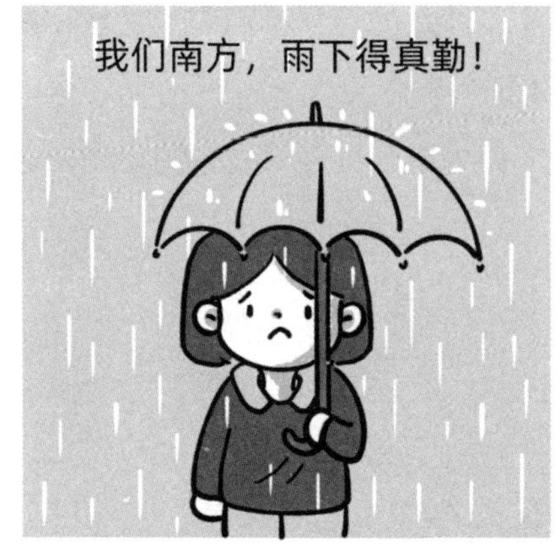
我们南方，雨下得真勤！

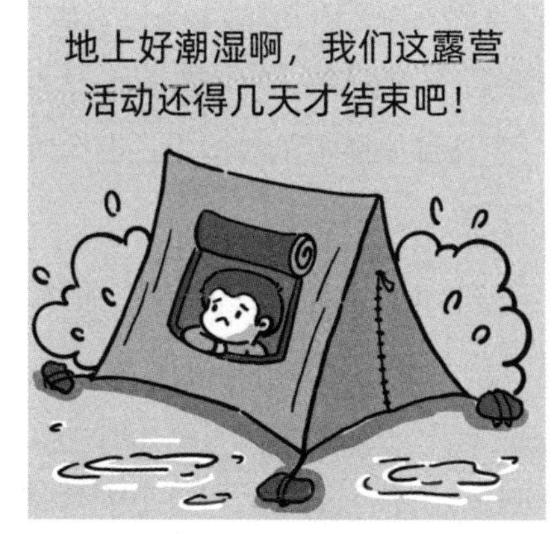
地上好潮湿啊，我们这露营
活动还得几天才结束吧！

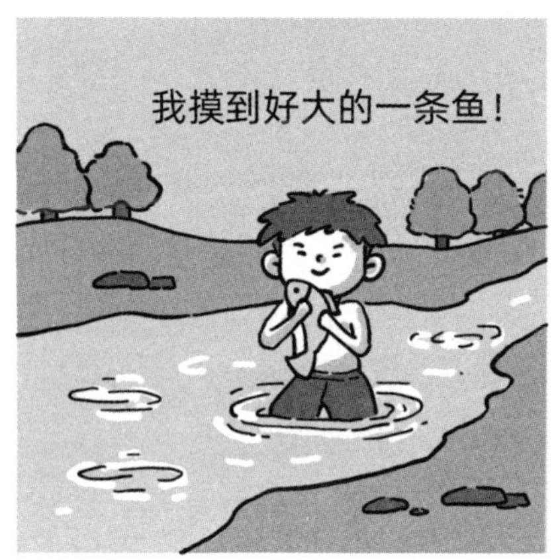
我摸到好大的一条鱼！

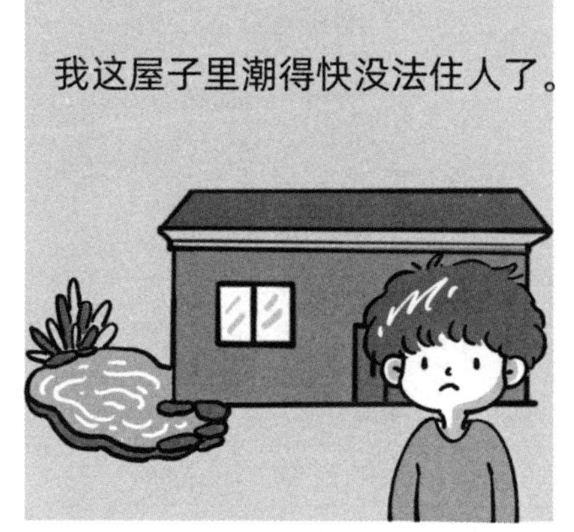
我这屋子里潮得快没法住人了。

以上说的，就是外湿的来源，总结来讲：

气候潮湿（国家统计局公布的全国潮湿城市前十名为：成都、贵阳、广州、海口、南宁、长沙、合肥、武汉、重庆、上海）；

涉水淋雨（如下雨天挤公交地铁、露营、上山下河，大雾天室外锻炼）；

水中作业（如摸鱼、捞沙、下水田，后厨洗碗，久待水产区）；

居处潮湿（如南方住一楼采光通风差、接地气的地方）。

外湿伤人，先犯表，成表湿，一般伤的就是皮肤经络：会微微发热，热也透不太出来，头重，四肢关节酸楚难受，像这种就可以喝点午时茶颗粒（请在医生指导下使用本篇文章涉及的药物和药方）或藿朴夏苓汤，以观后效，无效再请医生继续辨证用药。

外湿如果不及时清除，也会慢慢入侵内脏，出现更复杂的症状，这点后面再说。

四、微小六气

什么叫微小六气?

这是我在临床中提出的一个观点，不一定正确，但是在临床上确实是经常会面对的一个问题。

在讲之前，我们先梳理一下六气，什么是六气，就是自然界的大气候，风、寒、暑、湿、燥、火。

在古代的时候，认为风、寒、暑、湿、燥、火是一个大气候、大环境，认为全世界都是以我们的时间为准，和我们同步春夏秋冬，因此也和我们同步风寒暑湿燥火。但以现在的角度，以地球来看，南北半球气候是相反的，我们认为是冬天的时候呢，南半球是夏天。也就说，尽管我们当时认为这是一个大气候，其实它也只是一个局部气候，只是一个北半球的气候。

不管南半球北半球，它都有春夏秋冬，风寒暑湿燥火，这是我们从地球的眼光看，地球上任何地方的大气候都具有六气。

如果我们把环境再放大一点，我们到外太空看——外太空空间很大，它是很冷的环境，是比地球更大的气候。因此，我们原来认为的大气候的六气，其实对于外太空来讲，它也是一个局部的气候。

现在我们把眼光拉回来，基于我们曾经认为的大气候——风寒暑湿燥火，在我们居住的环境里、活动的半径里去观察，会发现，不管你在祖国的东南西北的哪一块，在一个公园里、一个小村里、一个小区里、一个街区里，竟然也有着各种不同的微小六气，在风、寒、暑、湿、燥、火之中，另有风、寒、暑、湿、燥、火。

微小气候也会产生湿邪，在上一节里我讲述到有的人居住的环境潮湿，就是微小六气之一的湿。我在这里详细讲下。

1.湿

即便是在一个很干燥的地方，北方或西北，因为也有水，有些人的房子就建在溪边或池塘边，甚至我看到有人的房子是建立在泉眼旁边的，这种房子是很潮湿的，因此就会产生湿气。

我治疗过一个患者，她曾经的工作是捞沙。她老家在北方的干燥地区，但工作是捞沙。她长期站在河里捞沙子，捞了卖给人家盖房子用。久而久之，她的腿部关节就肿痛，长达十几年，她这个下焦的湿热，就是因为她的工作环境潮湿。

本书的编辑之一，刘一寒，也和我详细讲述了他小时候住的房子北面有沟渠、西边有池塘，这种湿气让他和家人患了和湿有关的疾病。

这些都是微小六气里的湿，所以不管你在哪，都可能有湿邪。

郭贞卿前辈曾记录到："有一人家，平均每月皆有一至二人生病，我往其家中看望，方知夏天亦紧闭门窗，床下亦堆满东西，室内有霉湿之味，于是嘱其改变这种生活习惯，经常开门敞窗，搬走床下东西，让空气流通，日光常照，后来病即由少到罕。"

因此，做人不能太邋遢。

记得以前看的一部美剧，有一家，接连有重病患者，好像是患了出血病伴肝衰，忘了具体的剧情。警方以为是有人投毒，去了一查，发现患者家里的一面墙（或者床底的地板），由于长期渗水，长出黑色的真菌斑，患者是感染了这种罕见真菌才生的病——这部电视剧看过时间太久了，虽然剧情很模糊了，但记得应该是真菌。

以前有些战士，在猫耳洞里躲着，洞里潮气重，得了湿疹。想起不知道从哪本书看的，中华人民共和国成立前重庆被日军轰炸，很多民众躲在防空洞里，受了潮，得了一些怪病，用化湿的药才治好，而且这些人像是有夜盲症。

除了湿邪，我再延伸讲一讲其他的微小六气。

2.燥

燥在东北的室内太常见了，尤其是在有暖气的冬季，我只要去东北，就会感觉到鼻子干燥，甚至会鼻黏膜破裂出血。

在东北洗了衣服，不用晒的，晚上洗好了挂在室内，天亮就干了，真的干得特别快。有些膨化食品在南方打开包装袋后，它受潮了，就软掉了；在东北打开了之后，这些食品越放越香脆。

3.风

我们一般认为冬天和春天的时候风比较大，但其实一年四季都有风。

我常在公园带孩子转，推着婴儿车在公园小路上走，走着走着，走到某一段的时候，发现很热，就脱掉外套，又走着走着，走到下一段路的时候，发现风很大，不管当下什么天气，那个地方就是有风，我就把外套又穿上。环绕着这个公园走，走到一个地方之后，发现又没有风了，又把衣服脱掉，走了一段地方又有风了，又把衣服穿上。在这种情况下，就不得不把外套脱了穿，穿了脱。在一个公园很小的范围内，就出现了这种有风跟无风的变化。

再说我岳母家，她家小区外面有一座桥，桥的下面是一条河，河那里就有很多风，往小区吹，总之一年四季它的风都挺大的。只要一开窗，那个风就灌进来，这栋楼的房子就处于风口，它就是处于风邪旺盛的一个地方。人在这住很容易着凉感冒、吹得头疼，因为你不可能一直不开窗透气，只要开窗不注意，风溜到了人，要么就会头疼，要么就感冒。在这样的房子里住，发病的频率比其他无风的地方更高。

再讲一个微风。对一个体质虚弱的人来讲，任何一点风，都是风邪。比如体质很弱的人，起床掀被子的时候，那阵风就是风邪，衣服穿得不及时就感冒了。

我家有两个孩子。两个孩子在几个月大的时候，妻子就发现了一个现象（而我也经常被妻子说）：我走路太快。她说我走路不要太快，因为我走路带风——就是在我走路很快的情况下，背后就被我带起了一阵风，尽管那个风是很微弱的，可只要我经过了，马上就能听到孩子打喷嚏。有时候开衣柜门用的力大一点，刮出的风也会让孩子打喷嚏。

走路带起的风和开柜子带起的风，对于一个体质虚弱的人或者刚出生的孩子来说，就是风邪，这也是一个微小六气。

4.寒

我们常认为冬天有寒邪，但现在这个环境并不是。

由于科技的发展，现在有很多制冷的技术。像冷库里面就很冷，里面存储生鲜之类的，从事这个职业的人会经常待在这样的环境里，很容易感受寒邪。

像电视台工作的人，台里机房有各种电脑主机，为了防止过热载死机之类的现象出现，机房要降温，所以需要一个冷的环境。电视台的一些部门夏天都要穿羽绒服的。在机房里工作的人，也很容易感受寒邪。

像在后厨工作的人，他要用冷水洗东西，手指关节经常痛，我碰到很多这样的患者，他接触的冷水也是寒邪。像住在大山里的人，山脚下很冷的，山脚的水比较凉，这也是寒。

现在家家都有空调，有些人喜欢把温度调得很低，大热天在空调房里盖棉被，这同样也是寒。

5.暑与火

我们一般认为夏天才有暑邪，但就目前这个环境而言，并不是。

由于科技的发展，现在有很多制暖的技术。

像阳光房，就是这个玻璃房，为了取暖或者说为了景观，这个房子大面积用了玻璃，阳光很容易透进来，热又散不出去，里面就达到了温室的温度。

我有个深圳的女患者，她经常觉得身体很燥热，脾气很暴躁，晚上还发荨麻疹。通过一段时间的治疗，她能感到舒服一些，但是总是去不了根。她饮食已经很注意了，吃得很清淡，孩子和老公也不惹她生气，没有情绪方面的火，也没有饮食上的火，而且当下又处于冬季，她这个火是从哪里来的呢？我百思不得其解。

我给她用的药，已经到了什么程度呢？用犀角地黄汤（请在医生指导下使用本书文章涉及的药物和药方）合上白虎汤，这已经是很凉的药了，但是她喝得很舒服，燥热感能缓解。

她吃药有效，但就是症状反复，怎么都去不掉这个热，吃了这个药舒服，可以肯定她是个热证。

后来我就不停地问，好不容易才问出来，原来这个荨麻疹，是从她搬了办公室开始的。

那个办公室的西部整面墙都是玻璃，阳光照射进来，睡醒午觉的时候，就开始口干舌燥，人就很烦躁了。办公室里面的人到了下午，全都是穿短袖，而且人又多，就更热，这就是暑气——温室里面的暑气。

哪怕是在冬天，温室也给她造成了暑气，她就中了暑邪。这个暑气用白虎汤治疗，那肯定是对证了。

这个患者除了燥热，还有荨麻疹，这个体表的瘙痒，是表有热，暑气常入里，为什么会在表呢？我有点纳闷。

再继续问下去，我才知道她住的小区风很大，出门的时候要穿高领的衣服，即使这样，风也往衣服缝里面灌，脖子很冷。因此，她同时遭受了风邪跟暑邪，那就会造成表有风热，于是皮肤就瘙痒了。最后我给她开了银翘散，并叮嘱她说你尽量搬到另一个办公室，你这个体质，受不了这样的暑气。

其实北方也有一些阳光房，阳光房里面温度可以达到 20 多摄氏度，如你这时候穿了很多，又烧了炕或暖气，即便在东北的冬天也容易中暑。

写本节的原因，是要让大家抛开季节来看六气，任何季节，都可能有外感病，也可以感受风、寒、暑、湿、燥、火，不要拘泥于教条。

五、内 湿

内生的湿邪，相对比较复杂，这需要了解津液的概念和津液的代谢。《中医药学高级丛书·中医基础理论》中对津液的论述如下：

津液是人体一切正常水液的总称。津液包括各脏腑组织的正常体液和正常的分泌物，胃液、肠液、唾液、关节液等。习惯上也包括代谢产物中的尿、汗、泪等。津液以水分为主体，含有大量营养物质，是构成人体和维持人体生命活动的基本物质。在体内，除血液之外，其他所有正常的水液均属于津液范畴。

津液广泛地存在于脏腑、形体、官窍等器官组织之内和组织之间，起着滋润濡养作用。同时，津能载气，全身之气以津液为载体而运行全身并发挥其生理作用。津液又是化生血液的物质基础之一，与血液的生成和运行也有密切关系。所以，津液不但是构成人体的基本物质，也是维持人体生命活动的基本物质。津与液虽同属水液，但在性状、功能及其分布部位等方面又有一定的区别。一般地说，性质清稀，流动性大，主要布散于体表皮肤、肌肉和孔窍等部位，并渗入血脉，起滋润作用者，称为津；其性较为稠厚，流动性较小，灌注于骨节、脏腑、脑、髓等组织器官，起濡养作用者，称之为液。“津液各走其道，故三焦出气，以温肌肉，充皮肤，为其津；其流而不行者，为液。”

想起好多年前看的动漫《钢之炼金术士》里面的主角爱德华，他要用各种无生命的成分去炼成人体，真是想象力非凡。

我于是查了一下人体的化学组成，其中水占了人体重量的65%。

一个体重70公斤的成年人，脱水后只剩25公斤，其中碳水化合物3公斤，脂肪7公斤，蛋白质12公斤，矿物质3公斤。

由此可见，水对于人来说，是多么的重要。

这些水一定要正常输布，因为一旦失常，必将形成痰湿。

不正常之津液，即为痰湿。

我们理解了津液的概念，也就知道痰湿是从津液分布异常后变化而成的。

因此，要知道痰与湿的治疗规律，就一定要摸清楚津液的生理代谢是怎样的，是什么脏腑参与了津液的代谢。如果这些脏腑出现了异常，那么这个津液代谢的环节就会被打乱，一乱，就生痰湿。

“饮入于胃，游溢精气，上输于脾，脾气散精，上归于肺，通调水道，下输膀胱，水精四布，五经并行。”这是《素问·经脉别论》中对津液代谢过程的简要概括。

但实际上，津液代谢的环节远不止引文的这一部分。

我们需要了解津液代谢有几个重要的环节。

第一，津液从哪里来的，开头它是怎么样的？

第二，中间转换的环节是怎么样的，如何分布运输气化[①]？

第三，到最后的去路又是怎样的情况？

津液代谢分为来路、中间转换环节以及从出路排出去三个环节，这三个环节如果顺畅，津液是正常代谢的话，它就不会变成湿气。

但是我们不能保证参与津液代谢的所有脏腑都不出现问题。

我们生活在大自然和社会之中，总是会有事情干扰我们，让我们的

① 气化：泛指人体各脏腑器官的气化活动，其中较多用以表示三焦输布水液及肾与膀胱的泌尿功能。

五脏六腑其中一个或者几个出一点小问题，但就在一刹那间，津液就变成了湿气。

如果我们身体的正气充足，很快它就会自我调整，把这个湿气给化了。

但是如果我们的正气不足，有些脏腑出现了异常，它自己修复不了呢?

那这个湿气就会存在很长一段时间。

假如给我们身体足够的时间去休养，把正气养回来，这个湿气很可能也会自己化去。

但更多的情况是，因为湿气的特点是黏腻重浊，不好化解，所以会导致病情缠绵难愈。

六、津液从哪里来

1.津液的起始环节

首先津液来源于饮食，但是食物不可能马上就变为津液，所以它必须经过第一个环节，就是消化吸收。它必须通过食管、胃、小肠、大肠消化吸收食物中的水分和营养。因此第一个环节基本有五个器官在参与，除食管[①]、胃、小肠、大肠外，其实还有脾（在津液代谢中脾的作用主要体现在中焦）。

---

①食管：王居易前辈在《经络医学概论中》中认为食管与大肠同为广肠，属于手阳明大肠经。

食物被我们正常吃进去之后，如果脾、胃、大小肠都正常，那么第一个环节它不会产生湿气。

假设这个环节出现问题了，比如说脾胃很弱，你吃的东西过量，脾胃运化功能受阻，那它就产生了湿气。

如果胃肠道本身它有积热，不能够正常运转，它也会在第一个环节产生湿气。

另外就是食物本身的偏性造成的。

如果食物偏凉伤到了脾，或者是偏燥伤到了胃，津液运化就会在第一个环节出现差池。

例如你短时间内吃大量冰凉的西瓜之后，首先就是脾胃受凉了，不运转这个食物了，那么就出现了湿气，与冰凉的西瓜所产生的寒气相结合，形成寒湿，所以人就会拉肚子，肚子疼。

如果你吃了很多烧烤，比如你吃烤羊肉串，一下子吃了七八串甚至十几串，吃完烤羊肉串又吃魔鬼辣椒拌面，吃完魔鬼辣椒拌面再吃烤地瓜之类的，或吃其他煎炸等容易上火的食物。你吃进肚子之后，这个东西很热，它就伤阴，把胃里面的津液耗掉很多，你的胃阴不足，马上你就口干，东西积在那里产生湿热会口臭，不仅阴虚口干，同时还舌苔黏腻。

小肠主液，大肠主津，本来小肠、大肠是吸收津液的。

小肠吸收的液，很容易被大家所忽略，大家关注的可能只跟心火有关，心与小肠通过经络相表里[①]，心火会下移至小肠。

可小肠吸收的液，也是下一环节中，即在三焦的中焦部分进行气化

① 表里经：阴经为里，属于脏，阳经为表，属于腑。手太阴肺经与手阳明大肠经相表里，足阳明胃经与足太阴脾经相表里，手少阴心经与手太阳小肠经相表里，足少阴肾经与足太阳膀胱经相表里，手厥阴心包经与手少阳三焦经相表里，足少阳胆经与足厥阴肝经相表里。

的重要原料，是化成为营卫的重要原料。

在这里特别说明一下，本书在讲三焦的时候，特指整个空腔，以及其所属之手少阳三焦经。

但单独讲上焦、中焦、下焦时，又有些细微区别。

上焦主要指咽喉至胸膈部分之内的一切器官组织和经络，有时会延伸至头面。

中焦主要指上腹部（从胸膈至脐）部分之内的一切器官组织和经络。

下焦主要指下腹腔自胃下口至二阴（从脐至生殖器及肛门）部分之内的一切器官组织和经络，有时会延伸至下肢。

为什么在《伤寒论》中，太阳病里的治风寒外感桂枝汤（请在医生指导下使用本书涉及的药物和药方），稍微变一下剂量，加一点饴糖，就成了治虚劳的小建中汤呢？小建中汤既治腹痛，又补虚劳，另外由于桂枝就是太阳经的药，可以治小肠病变，恢复小肠主液功能，所以可达到补营卫的目的。

像治上焦虚劳的炙甘草汤，治中焦虚劳的小建中汤及一系列加减方，治下焦虚劳的金匮肾气丸，都含桂（桂枝或肉桂），其中一个重要的作用，就是恢复小肠的气化作用。

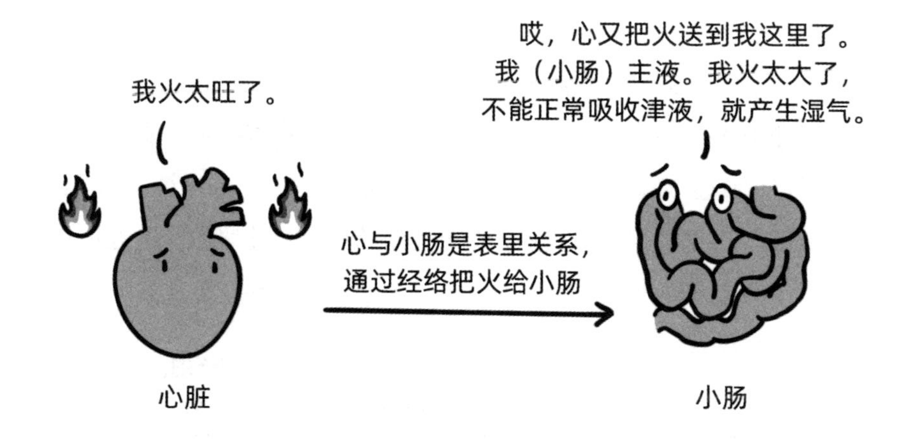

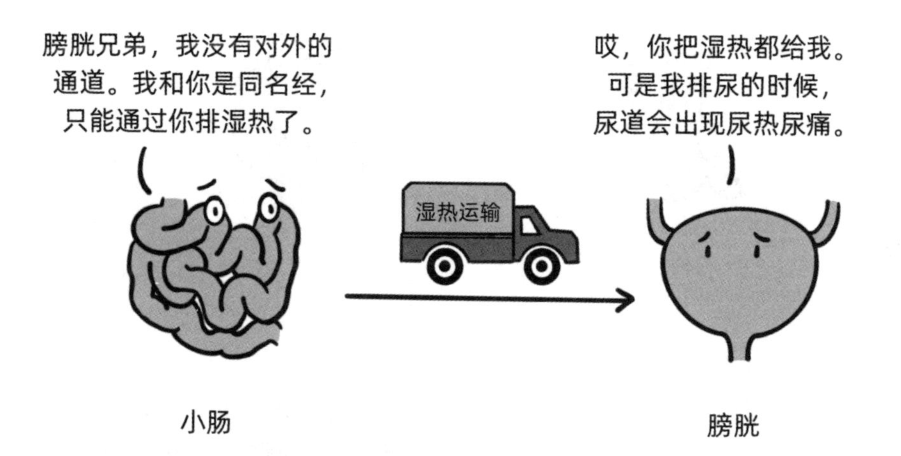

大肠主津，大肠有问题，水分的吸收就不足，会口干。

大肠跟胃都属阳明经，如果胃有问题的话，大肠一般都会合并有问题，胃跟大肠是同名经，同名经[①]经络是相连的。

一般有痔疮（大肠经问题）的人，吃东西一定要很注意，吃辣、喝

① 同名经：足阳明胃经与手阳明大肠经，手太阴肺经与足太阴脾经，手少阴心经与足少阴肾经，手太阳小肠经与足太阳膀胱经，足少阳胆经与手少阳三焦经，手厥阴心包经与足厥阴肝经。

酒都容易加重痔疮，此类患者多半肠道有湿热。湿热循着经络（足阳明胃经、手阳明大肠经）到鼻子上，就可能造成鼻子堵塞和打鼾。

大肠如果本身有湿热，会影响到胃的受纳，很多湿热的食物是不能耐受的，一吃进来就会变成湿热导致头面部的上火。

小肠、大肠如果出现问题，就会影响饮食的消化吸收，不能正常吸收，那津液就变为湿气。

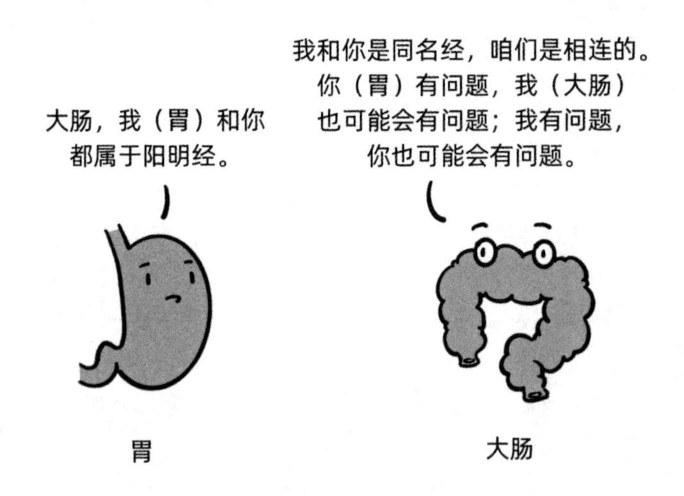

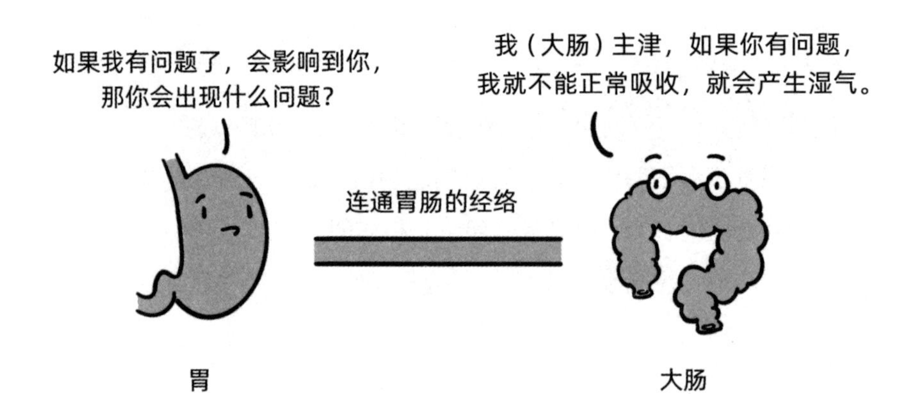

总之，在津液运行的第一个环节里面，五个器官不出现问题，津液

才能正常。

2.津液的中间环节

如果津液过了第一关，食物进来了，它消化吸收了水分之后，这些水分会进入哪里呢？

它的运输分布主要依靠什么？

依靠三焦。

为什么是三焦呢？

三焦是一个最大的空腔器官，可以容纳很多东西，其中就包括水液。

三焦有一个很重要的功能，就是运行水液。三焦为人体水液运行的主要通道，三焦者，决渎之官，水道出焉。

脏腑	“头衔”	作用
心	君主之官	神明出焉
小肠	受盛之官	化物出焉
肺	相傅之官	治节出焉
大肠	传导之官	变化出焉
肝	将军之官	谋虑出焉
胆	中正之官	决断出焉
脾	谏议之官	知周出焉
胃	仓廪之官	五味出焉
肾	作强之官	伎巧出焉
膀胱	州都之官	津液藏焉，气化则能出矣
心包	臣使之官	喜乐出焉
三焦	决渎之官	水道出焉

水液的升降出入、周身环流必须以三焦为通道才能实现，要不然你的水怎么走？

每个脏腑都有各自的功能，五脏是藏精气的，不能受纳水。水液要走的话，必然是要依赖三焦，因为它是最大的空腔器官，水液要在里面新陈代谢才能正常地运行。

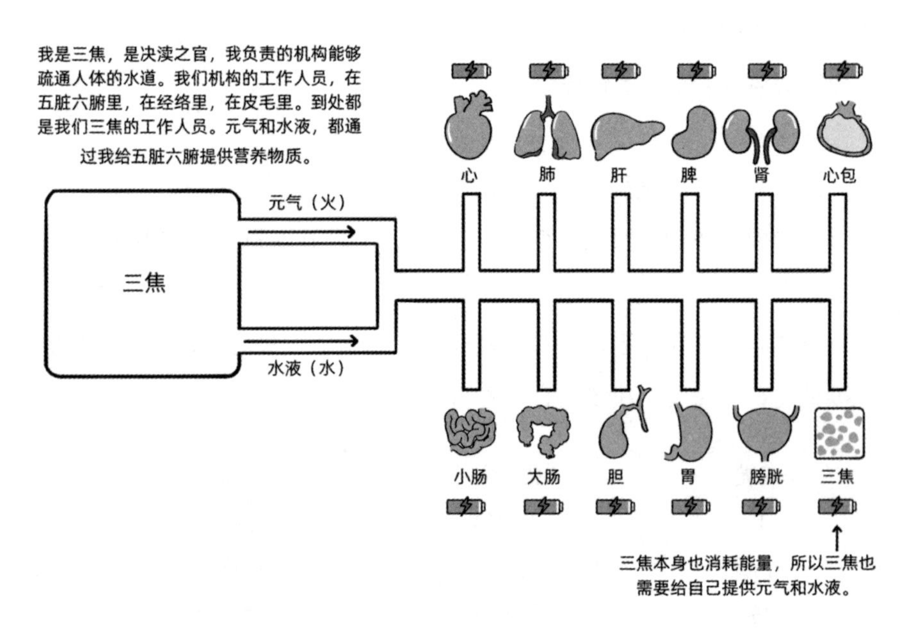

我是三焦，是决渎之官，我负责的机构能够疏通人体的水道。我们机构的工作人员，在五脏六腑里，在经络里，在皮毛里。到处都是我们三焦的工作人员。元气和水液，都通过我给五脏六腑提供营养物质。
心
肺
肝
脾
肾
心包
元气（火）
三焦
水液（水）
小肠
大肠
胆
胃
膀胱
三焦
三焦本身也消耗能量，所以三焦也需要给自己提供元气和水液。

但是三焦又囊括了五脏六腑，所以不管津液怎么走，如果三焦里面的任何脏腑出现异常，都会干扰到三焦。

当津液经过上焦的时候，心跟肺会对它产生影响。比如肺要正常宣发肃降并通调水道，如果肺出现问题了，就影响到水液的宣降，降不下去，令水停在上面，就会咳嗽、咯痰。

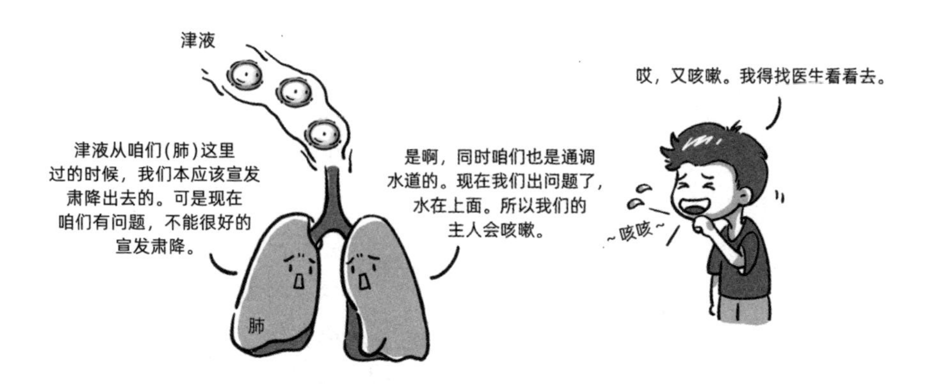

了解心对津液的影响之前，我们要提一个中医的概念。中医认为，血和津液是同源的，在身体里面进行一种气化，津液就变成了血液。具体来说，就是从饮食里面吸收的营养物质（水谷之精气），化为津液，在三焦里面进行气化，在心阳的作用下就合成了心血，这个过程叫作奉心化赤。

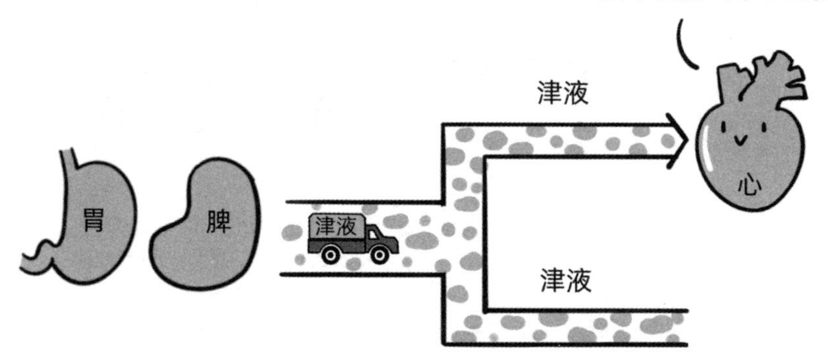

津液从三焦输送布散到心那个地方的时候，如果你的心血不足，就一直要吸三焦里面的津液来化血。另外津液还得营养心脏。或者说如果心火过重了，就会干扰到三焦，把津液或者化成痰，或者变成湿气。所以心也会干扰到三焦。而且心阳有推动力，它可以推动血液循环。心阳推血的时候，因为津血同源，心阳能推得动血，也能推得动津液。如果心阳不足的话，很容易出现什么情况呢？就会造成推动力不够，会出现水饮凌心的状况。这个水饮就是湿气的另外一种表现形式。水饮凌心的时候，就会心慌心悸，心脏像要跳出来一样。

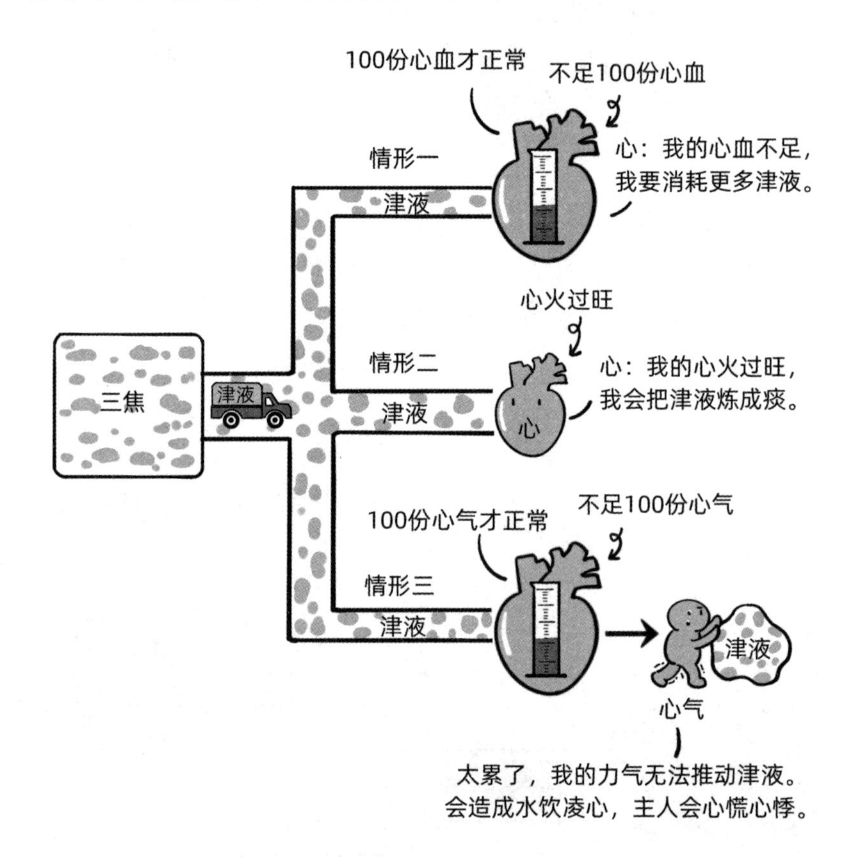

之前讲到脾胃参与第一环节的消化吸收，但其实它们也参与中间环节的气化，在三焦内的气化，对饮食消化吸收的水谷进行气化，把它变成营养物质，这些是在三焦里面进行的，主要是转化为营、卫、气、血。另外也对津液的分布发挥着作用，脾气主升，胃气主降，对津液进行升降。如果脾不升津，就是脾无法升起津液，那么就很容易口干舌燥。胃不降浊，就会出现口臭、反胃等问题。

我们都知道肝主疏泄，另外胆也一起主疏泄。胆是少阳，三焦也是少阳。三焦经跟胆经是同名经，有经络相连。胆汁的排泄顺畅，三焦的浊气也能顺畅地往外排。而肝的疏泄功能又决定了胆气的疏泄（胆汁为肝之余气）。所以肝气如果疏泄不了胆气，那胆就不能成为三焦往外疏泄的一个通道。所以，肝的疏泄也能影响到三焦里面的气化环节。

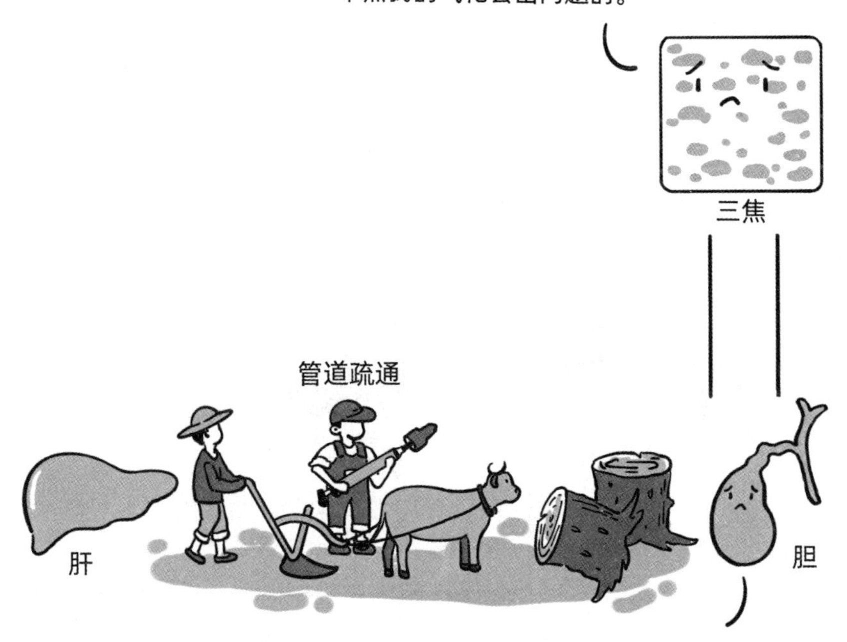
胆啊，你赶紧帮我疏泄呀。
不然我的气化会出问题的。
三焦
管道疏通
肝
胆
三焦，肝得先疏泄了我，我才能有疏泄能力。现在肝疏泄不了我，我也没办法疏泄，更无法帮你疏泄了。

另外，三焦为元气之别使，元气根于肾，通过三焦别入十二经脉而达于五脏六腑。

肾中的元气进入三焦，就成为一种生理性的火，在三焦之中游行。

生理性的火是要对这些饮食吸收的水液和营养进行气化，转化成人体需要的营养物质，如营、卫、气、血、精、津、液。

如果肾的元气不足，元气在三焦里面走不了，肾主不了水液，它也会变化为湿气，其表现常为下肢水肿。

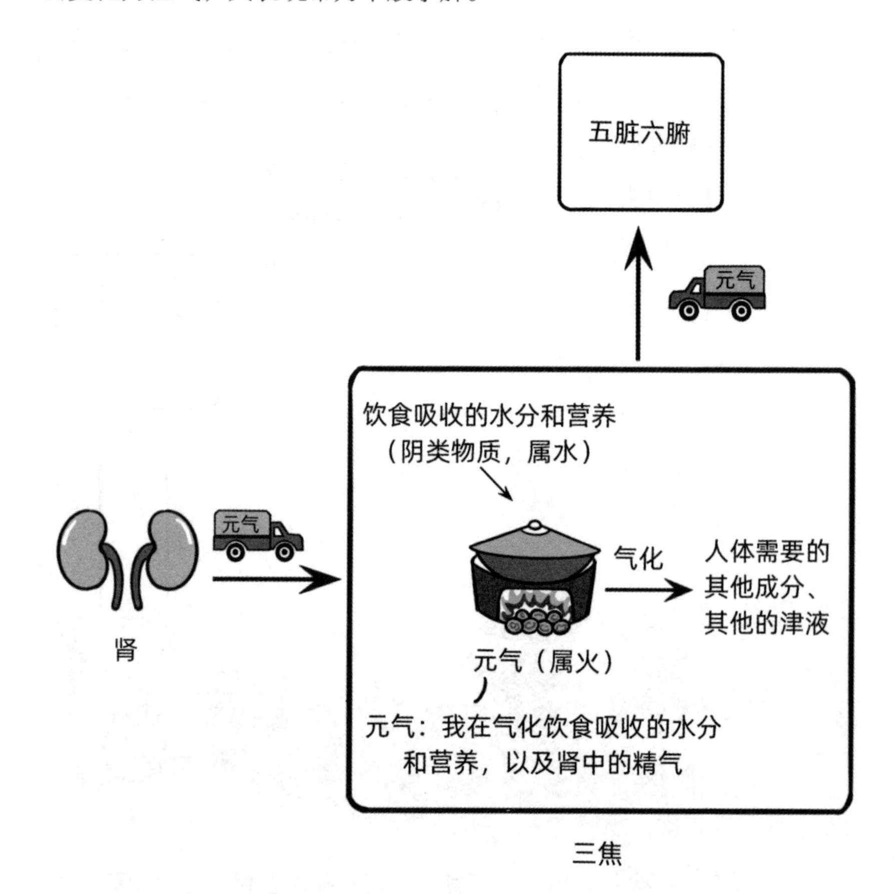

从性质上来说，元气是属于火的，津液属于阴类物质，所以三焦是水火并行之道，它里面既可以有湿气，也可以有火气，所以三焦出现的病变有上火的，也有痰湿的。三焦里面就可能存在湿热痰火。如果这些五脏器官出现异常，它们的气化出现异常，就会表现出三焦的问题。

这里讲一下脾、三焦、肾的关系，以便大家能更好地理解以上所说。

起始环节的水谷运输到三焦以后，在三焦里，一是必须依赖于脾的运化功能，把水谷转化为水谷精微，二是依赖于脾的转输和散精功能，才能把水谷精微“灌溉四旁”和布散至全身。

三焦是一个场所，是水谷被脾转化为水谷精微的场所，三焦也是一个通道，是脾的转输和散精功能的通道。

肾是最根源的元气，它传给了脾，脾胃才有动力去工作，去吸收营养，脾才有能力去往上升（胃才有能力往下降），同时脾胃吸收营养，把一部分营养通过三焦供给其他脏腑，又将一部分运输回肾，储存回肾。

打个比方，肾如果是老板，脾就是员工，肾给脾发工资，肾让脾去干活，脾挣到了钱，肾也赚到很多钱，肾再继续给脾发工资。

综合上述，心、肺、脾、胃、肝、胆、肾对水液在三焦面的运行起到了极其重要的作用，其中任何一个器官出现功能问题，它都可能产生湿气。这中间环节津液的分布运输和气化的过程是不能出现意外的，如果出现意外，就会产生湿气（可通过 32 页的图加深理解）。

我们常讲六腑以通为用，这里所说的“通”就是消化道里的更虚更实（即虚实更替，饮食在哪儿，哪里则为实，其他部分为虚。如饮食在胃，则胃实，小肠虚，大肠虚；如饮食在小肠，则胃虚，大肠虚；如饮食在大肠，则胃虚，小肠虚，可通过 38 页的图加深理解），但其实消化道仅为起始环节，还有一个中间环节即三焦，三焦是由不计其数的隔着一层膜（类似一层墙壁）的东西组成的，消化道与三焦没有直接通道，只能靠渗透沟通，出去也没有通道，又靠渗透回去的，是另一种形式的更虚更实（如水液在起始环节，则起始环节实，中间环节虚，结尾环节虚；如水液在中间环节，则起始环节虚，中间环节实，结尾环节虚；如水液在结尾环节，则起始环节虚，中间环节虚，结尾环节实，可通过 39 页的图加深理解）。

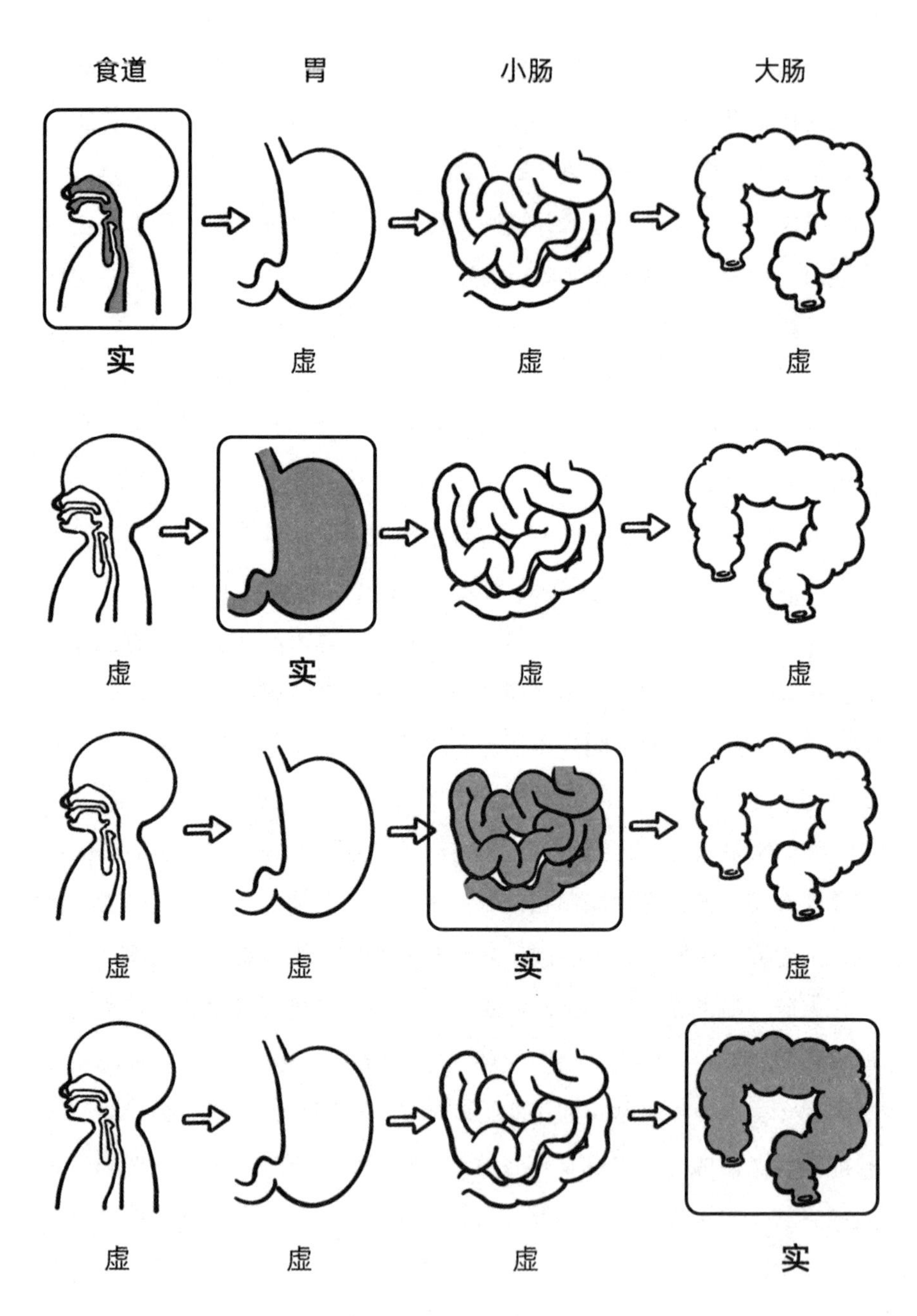

食物更虚更实示意图

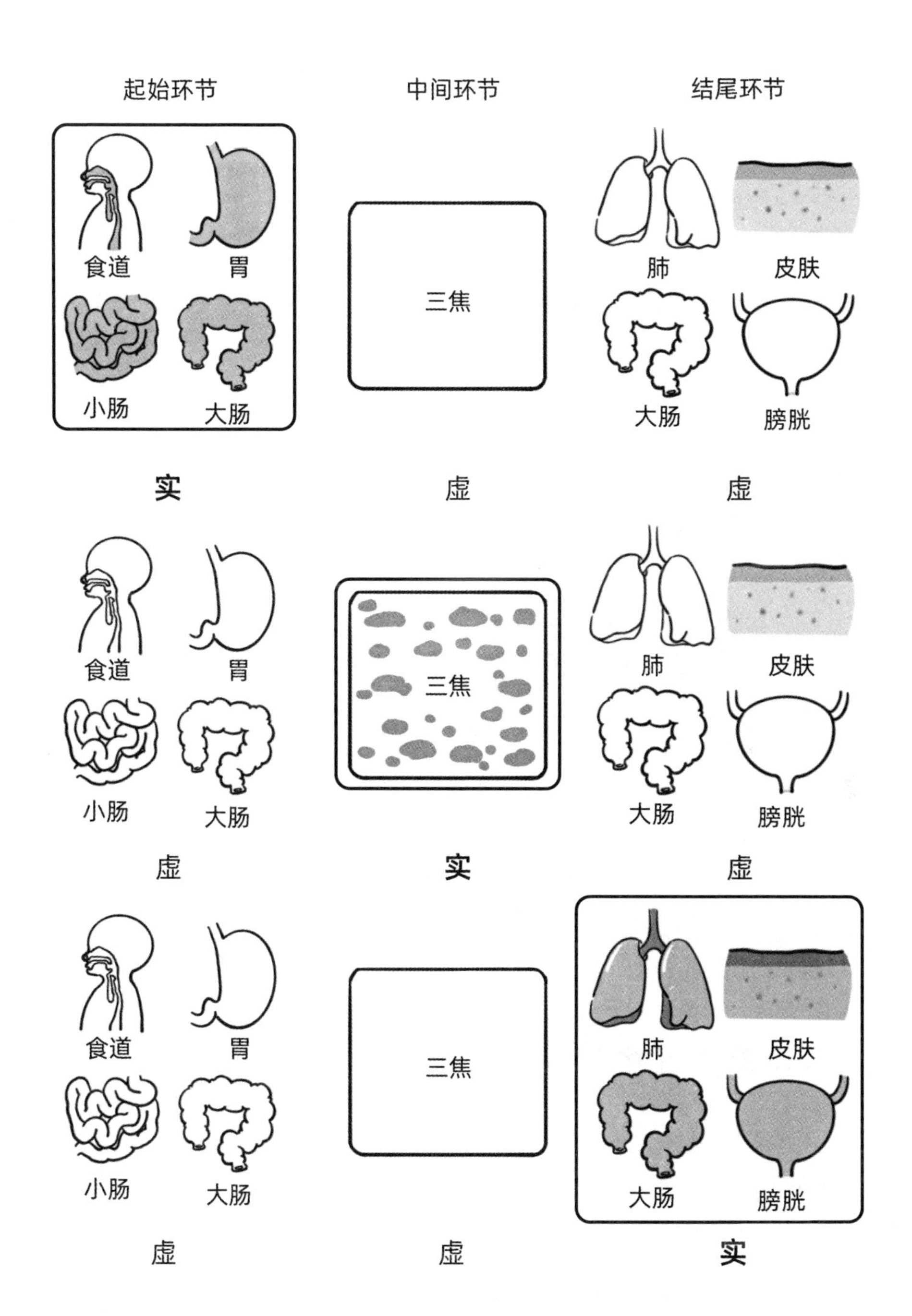

津液代谢更虚更实示意图

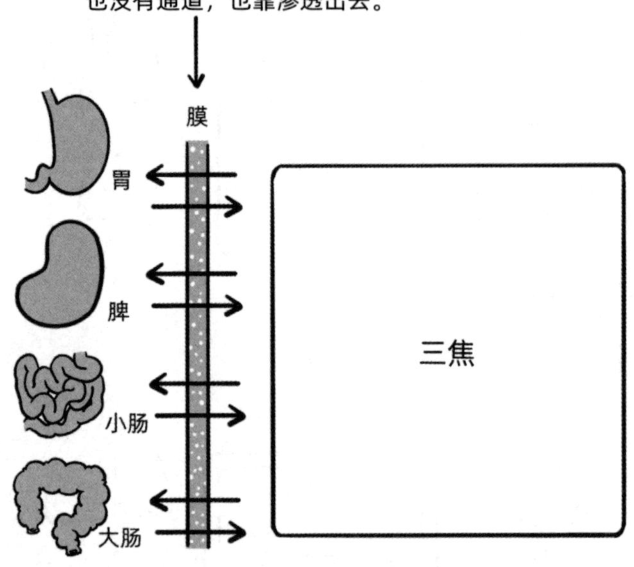
消化道与三焦没有直接通道，水液等物质
只能靠渗透进入三焦，水液等物质从三焦出去
也没有通道，也靠渗透出去。
膜
胃
脾
小肠
大肠
三焦

这种更虚更实也是一种以通为用，起始环节、中间环节和结尾环节也要通畅，三焦本身不能堵，一堵就出问题。水液从起始环节渗进三焦里，要变化成有用的东西，让三焦像是一个能量池；水液从中间环节渗到结尾环节出去，让三焦又像一个过滤池或者净化池，因为它将营养留下来气化，而杂质要排出去。

3.津液代谢的结尾环节

津液的最后环节是排泄。

正常代谢情况下，津液是通过出汗、呼气里面呼出的水蒸气以及尿液和粪便排出的。

汗跟呼吸都是由肺所主，因为肺主皮毛，人体出汗也是肺主管，所以肺不能出现意外，如果出现意外，最后一个环节你排不出去，它就积在身上变成湿气了。

尿液由膀胱所管。足太阳膀胱经如果出现问题的话，膀胱代谢不了，尿不出去，就会产生湿气。这个湿气会从膀胱循经走肾，会造成尿不尽、尿不出去或没尿少尿，就会浮肿。

排便也要顺畅，如果大肠有病变，不能正常排泄，那么大肠本身要排出去的废水，就变为湿热沿着经络往回倒灌。

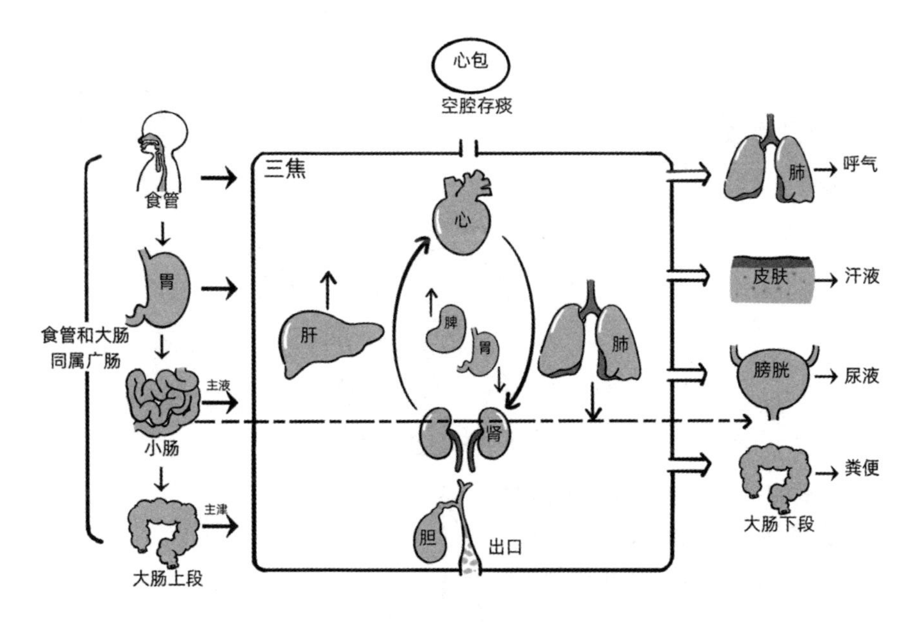

总之，任何一个器官出现了异常的状况，都会产生湿气。

我们治疗湿气的时候，一定要从每个环节去考虑，考虑究竟是什么地方出现了异常，从而造成了湿气的产生，我们再根据不同的问题给出相应的处方来。

讲述到这里，我们了解了津液的概念，也了解了津液代谢的概念，明白了内生之湿产生的原因——津液代谢受影响后变化而成，也了解了哪些地方会产生内湿。

在了解了津液的三个代谢环节之后，再说内生湿气是从哪里来的。

既然津液是来于饮食，那么湿气的产生必然也是从饮食之中产生的。饮食先到消化道，那内湿就极大可能先在消化道中产生。当然，不仅饮食会产生湿，还有很多因素也会导致湿的产生。

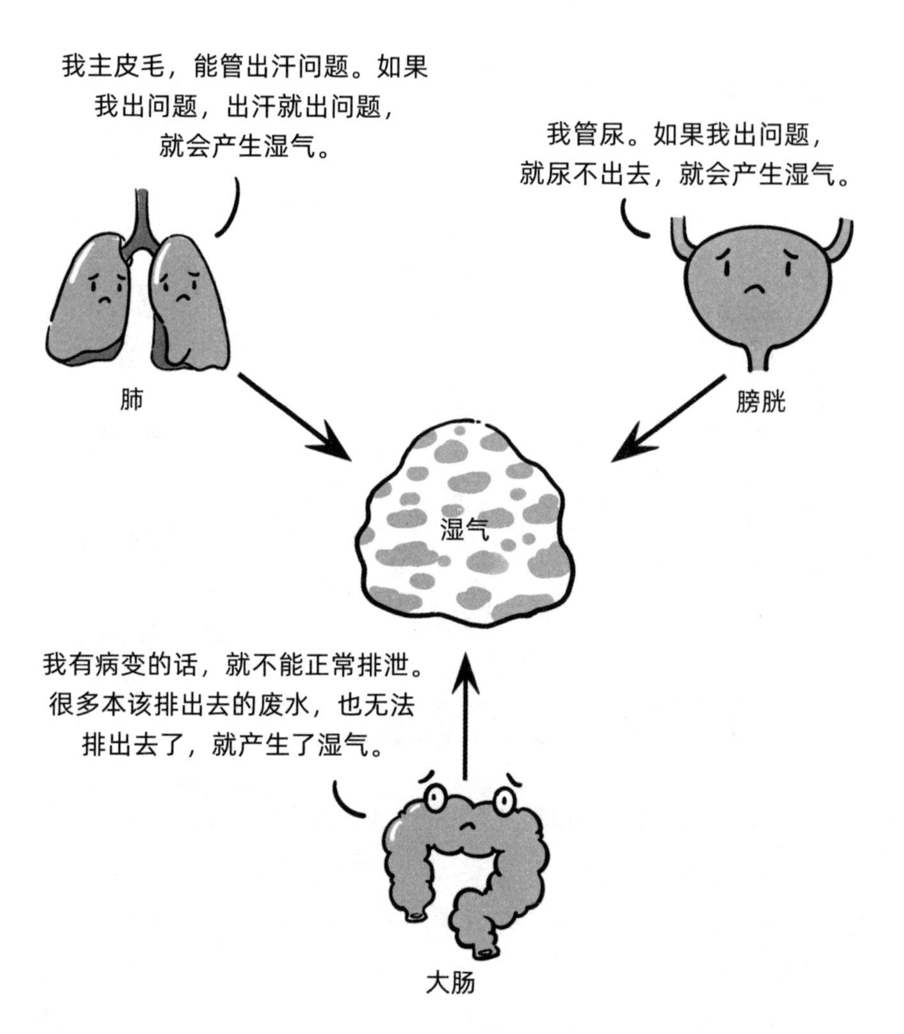

七、人体的内湿来自哪里

1.饮食与湿

（1）饥饱失常引发痰湿

过分的节食会让人体产生湿。为了减肥而节食，或者说因为工作关系，三餐不定时，饥一顿饱一顿，饿就会伤脾胃，因为你摄入不足，营养缺乏，气血生化乏源，就导致脾胃的薄弱，这就是饮食不足造成的。门诊时有不少这种患者，她们因为过度节食，导致月经不来，同时还产生了湿气。

过饱也会导致湿气的产生。当代人的过饱不仅是三餐过饱，在三餐之外，他们常常吃很多零食。当一个人吃的食物的量超过了脾胃的运化能力时，这些食物就成为负担，人体代谢不完，它就会变成痰湿。

（2）饮食不洁引发痰湿

食物不干净，吃了之后肯定就伤脾胃，如吃了腐败的食物，直接损伤脾胃。我父亲十来岁的时候，当时是缺衣少食的年代，他经常饿肚子。有一次水库发大水，里面漂出好多鱼，第二天水退了之后，那些鱼搁浅在岸上死掉了，太阳再一晒就有点腐烂，但是他还是捡回来吃了。吃了之后他又吐又泻，导致了肠道湿热，到现在也没有彻底好。

在生活中，很多人怕浪费食物，结果造成了饮食不洁，特别是老人，不舍得把当餐没吃完的饭菜倒掉，留到下一餐，下餐没吃完，又留到第二天，第二天没吃完，又留到第三天。食物就这样被反复地热了吃，吃了热。食物经过数次反复地加热，几天下来，就很容易导致食物腐败变质。这样的食物吃到胃里面，就会对胃肠造成伤害，胃肠一伤，湿气就会产生。

（3）饮食偏嗜引发痰湿

什么叫饮食偏嗜呢？就是有饮食口味偏好，比如喜欢吃肥甘厚味，也就是喜欢吃油腻的、甜的或重味的。如果一个人长期地进食这些食物的话，容易造成胃肠负担过重而产生湿气。最常见的，比如说火锅，尤其是重庆火锅非常辣，这种刺激性的食物就容易造成肠道的湿热，甚至湿热入血分，引起痔疮，所以重庆那边的肛肠科是全国最发达的。

这是一个物质丰富的时代，零食随时可以买到，人们动不动就聚餐。如果一个人控制不住自己的嘴巴，经常把烤肉、麻辣汤、奶茶和巧克力等全都吃进了嘴，食物进去容易，出来就难了。

现在有一种病叫“冰箱病”，就是一个人长期地吃冰冷的食物，就会造成脾胃虚寒，胃口差，要么就吐，要么就是大便不成形，人很困，舌苔白腻，这是过度进食寒凉生冷的偏嗜造成的疾病。

另外，长期饮用浓茶也容易造成水饮的产生。

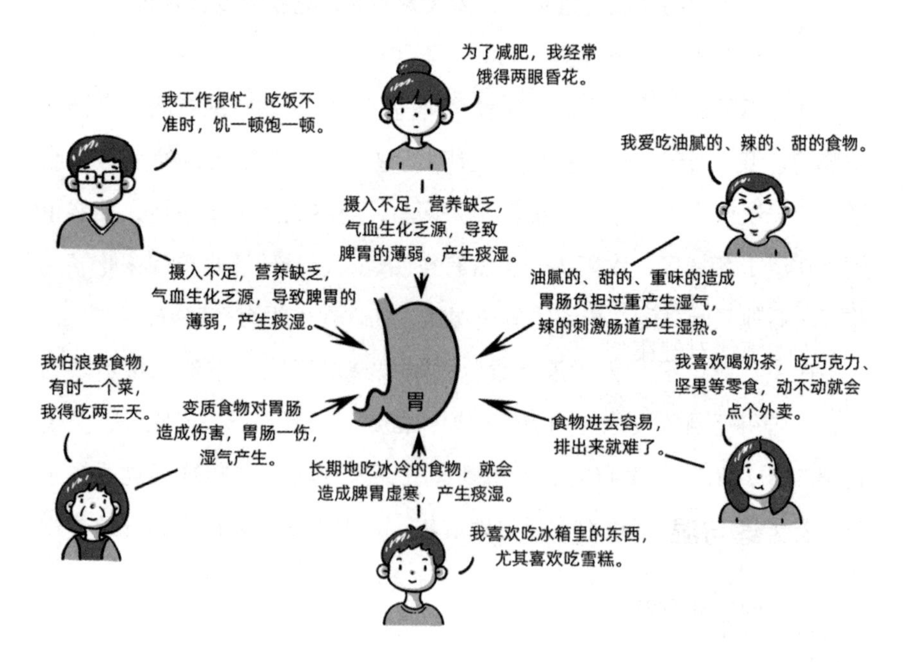

以上这些说明饮食这一块最容易成为痰湿的来源。

2.情绪与湿

人的思维和情绪也会对人产生影响。情绪会影响人的气机，影响气在身上的流动。

比如说，你把意念集中在眉心，慢慢会感觉到眉心发胀。人发怒时血灌瞳仁，羞愧时面红耳赤，心急时唇起燎泡，恶心时起鸡皮疙瘩，忍便时提肛收缩，惊恐时大小便失禁。

这些现象都是人身之气听凭意识调动的表现。也就是说，人的意识，是能够影响到身上气机走向的。

如果气流动异常，就会产生痰湿——津液是靠气来推动的，如果气出现了乖张，那么津液就不能在它正常的位置上，它就会变成痰湿。

喜则气缓，悲则气消，惊则气乱，恐则气下，思则气结，怒则气上，也就是说，人的情绪，会干扰气的流动。过激的情绪，就会对五脏产生伤害，进而更加影响气的流动，从而产生痰湿。

过度的、激烈的或持久的情绪就容易造成身上的气机出现紊乱，那么当气机紊乱的时候，津液的代谢就会出现紊乱，而津液的代谢出现紊乱的时候，它就会变成痰湿。

人的情绪对健康的影响是很大的，我们一定要让自己尽量地保持平和的心态，就是说喜怒忧思悲恐惊的情绪都不要过度。

3.劳逸与湿

适度的运动有益健康，但是过度的劳累会消耗人体的正气，所谓劳则伤气，使人积劳成疾。它包括了劳力、劳神还有房劳三个方面。

那种重体力的劳动很容易损伤气，明明一个人平时只能干些轻活或脑力活的，却因为生活重担，不得不去干一些苦力活，导致气耗损，人体就容易生湿。

一般劳神过度体现在哪方面呢？最常见的是办公室的人经常加班。还有就是熬夜玩手机、打游戏、看小说，过劳伤了气，自然就会有湿。

有没有既劳力又劳神的？有。比如一些产后妇女，因为生产而气血大亏，这时候本该静养，却不得不过度操持家务，她要洗衣、拖地、做饭、买菜。孩子长大后，还要接送小孩上学，带孩子上培训班；晚上又要给孩子辅导作业；假期出游准备全家吃穿相关的事情，安排行程；孩子生病提心吊胆不得眠；还要操心双方父母的身体健康、心灵安慰以及生活困难等难题，最后还要负责与倔强的丈夫沟通思想。

还有房劳会让人体产生湿气，房劳这个就不细说了，注意节制就行。

一个人过度辛劳不行，但是一个人过于安逸，身体也会产生湿气——人懒的话，身上的气机就会出问题。

流水不腐，户枢不蠹——流动的水不会腐臭，经常转动的木门轴不易被虫蛀蚀。人要是经常活动，身上就不容易生痰湿。你动来动去，身上的气就会流动起来。气流动起来，推动着津液正常循环，就不会产生痰湿。

如果一个人长时间地不动、吃得又多，人的气机自然就会运行不顺畅，就容易造成舌苔特别厚。这种情况下就是吃了甘露消毒丹（请在医生指导下使用本书文章涉及的药物和药方）之类化痰湿的药，舌苔也下不去。

我对此深有体会。有一段时间，我不运动，舌苔很厚，吃药也没用什么效果。我是怎样改变这种状况的呢？

我们中医院校的学生上体育课的时候，学到了很多保健的方法，比如说易筋经、八段锦，或者是少林的一些拳法。

我就用这些方法，稍微活动了一下。练了没几天，厚腻的舌苔就下去了。我很明显地感觉到自己的口气都清新了。

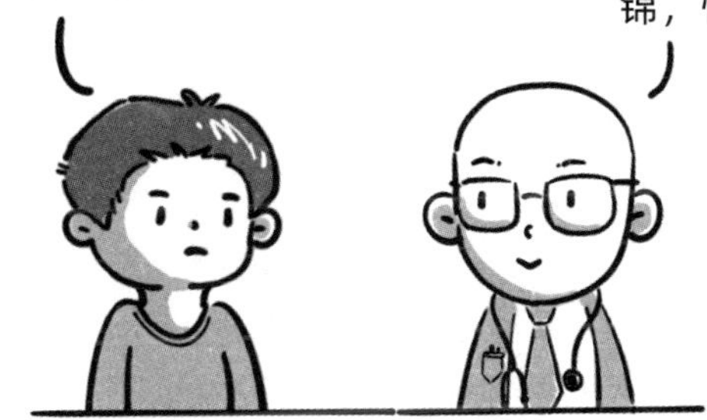

范医生，我吃得多，几乎不运动，舌苔厚腻，吃了甘露消毒丹——化痰湿的药，为什么舌苔还是很厚？
像这种情况，我也有过。仅依靠吃药解决不了问题，还是需要多运动，比如可以练易筋经、八段锦，慢跑等。

4.烟酒与湿

我年少无知的时候尝试过抽烟喝酒。

毕业那一段时间找工作，人很焦虑，还有一段时间我写小说，有时候思维会处于卡顿的状态，会很不耐烦——在焦虑、不耐烦或者失意的时候，人就很想抽烟。但人抽过烟之后，就会发现口里特别的臭，身上还会有一股怪味儿。早上起来，嘴巴又苦又臭，舌苔很厚。烟影响了肺的宣发肃降，而且烟本身有毒。这个烟的毒积聚在身上之后，就会产生痰湿。

酒的气是热的，属阳，但是它质地是液体，属阴，所以它就具备了生成湿热的条件了，酒一过量，阳化热，阴成湿。少量饮用的时候，它能够温经通脉甚至散寒化湿，但是你长期地过度饮酒，以酒为浆，就会伤及脾胃和肝胆，积聚湿热。最常见的就是喝完酒之后，痔疮会发作，还有就是喝酒多了伤肝，导致肝胆湿热。

5.痰湿与湿

痰湿本身是病理产物，同时也是病理因素，它会阻碍气的运行。痰湿本身又会造成痰湿，这个可能有点难以理解。我来打个比方，比如说，有个地方一辆车出了事故，这个出事故的车就是痰湿，后面的车没发现这辆出故事的车，开过来导致连环追尾，那么这些连环追尾的车也成了痰湿。

6.瘀血与湿

人受过伤或动过手术，或情志受伤，很容易在身上产生瘀血。瘀血就像是路障，比如因为外伤或者手术原因造成了一个地方出现瘀血，那这个瘀血的部位，就像一个路障。比如说津液就像车一样，行驶在路上，前面有一棵大树倒了，堵在路上了。这辆车过不去，这辆车就变成痰湿了，后面的车再接着追尾，一辆一辆追过来，这些车就变成了痰湿，这就是瘀血造成了痰湿的原理。

7.体质与湿

有些人天生体质就湿气重，这是有先天禀赋的。这类人几乎无法避免湿气的上身，他就是稍微喝点凉水，都生湿气，那这种体质，就特别难处理、难应付。

八、痰、饮、水、湿的区别

通过上述的讲解，大家应该对湿的概念已经很熟悉了。

接下来我对湿、痰、水、饮进行串讲。

其实痰湿是一个总称，可以细分为痰、饮、水、湿四种。黏稠的叫痰，非常稀的叫水，比水稠一些能拉丝的叫饮，湿就像水雾一样渗入体内化为无形，犹如潜水时遇到的阻力。

水包括水肿等，流动性最好。

饮就是积液，稍黏，如胸腔积液、盆腔积液、输卵管积液。

痰是咳出来黏稠的，还有身体内部不可见的或者皮下形成的一些肿块、包块，比如皮下的纤维瘤、脂肪瘤，肿大的淋巴结，乳腺增生，儿童乳房提前发育，都可认为是痰。

湿就是一种说不清道不明的弥漫在全身黏糊糊、湿答答的东西，比如浑身关节很酸楚涩滞，就像生锈了一样，关节会发酸，常见有湿。

水、饮、痰、湿很难做到泾渭分明。

勉强打个比方：你熬一锅粥，那水蒸气可以理解为湿，锅盖上凝聚的水珠是水，粥汤是饮，而熬得过于稠的粥就是痰了。这些水蒸气、水珠、粥汤和稠粥都含有水和大米的成分，都黏稠，勉强可以比拟为痰湿。

这样，我们就把湿气的概念稍微拓展，统一了痰饮水湿，本文中提到的痰湿或湿气或痰，就隐含了痰饮水湿，因为它们都是从津液中害化[①]而成，都是在津液代谢环节中出现了问题而产生的病理产物，有相同的治法。

---

①害化，受到伤害，往不好的方向变化。

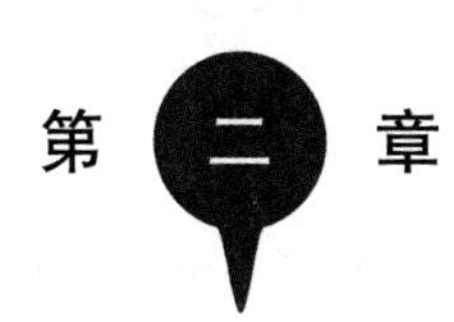

我对湿的认识

一、湿性黏腻，最易和其他邪气聚合

湿性黏腻，湿像油一样游行于天地之间及人体脏腑经络之间，既然这么黏，怎么会不沾上点东西？

所以湿邪常会合并其他邪气。

最容易与湿邪狼狈为奸的就是热邪，它们合体后就叫作湿热。

湿与热结，如油入面，难解难分。

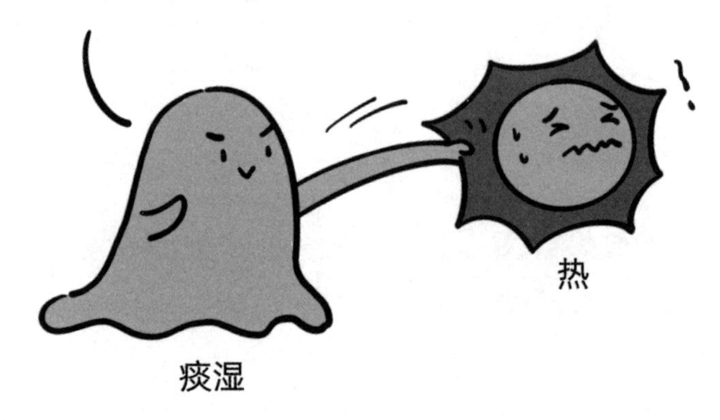
痰湿：我可是具有超级强大的
黏合能力的，热，你是跑不掉的！
热
痰湿

北方有种小吃，叫油炒面，我吃过，这种小吃的具体做法我不清楚，大概是把面粉放铁锅里炒熟，炒的时候放香油、芝麻碎、糖和花生碎等，制作完成了，就叫油炒面。吃的时候，用勺子舀几勺放碗里，再用开水一冲，搅拌成糊糊，就可以吃了。

这个油炒面，就是油入了面。你很难将油再从面里分离出来了。

虽然我在第一章中不厌其烦地讲湿。但真正在临床上面对患者的时候，却很少遇到单独的湿证，大多数患者是以湿热两种病邪同时存在的。

二、湿热在岭南人的生活里

我不清楚其他地区的情况，但是作为岭南人，“湿热”这两个字已经深入骨髓，常常说以至于把我们的耳朵都要磨起茧子了。

在岭南这片长大的孩子，只要孩子跟妈妈说：“妈妈，我肚子不舒服。”

妈妈可能就会说：“哎呀，是湿热，给你搞点凉茶喝。”

只要身体有些不舒服，都会被妈妈说成湿热。你说喉咙痛，有湿热；眼睛痒，有湿热；眼屎多，有湿热；流鼻涕，也有湿热；口臭，有湿热；口腔溃疡，也有湿热。

她们会煲点祛湿的凉茶或者是炖汤时放点清补凉[①]之类的祛湿热。

因此我们本地人对“湿热”这个词是反复听又再反复听的。

可究竟什么是湿热，那时的我们还不清楚，也没有人给我们讲清楚。

但随着阅历的增加，我听的东西越来越多了，就会发现，湿热确实

① 清补凉：清补凉多以成糖水及老火靓汤（老火靓汤又称广府汤，属于粤菜系。是广府人传承数千年的食补养生秘方，慢火煲煮的中华老火靓汤，火候足，时间长，既取药补之效，又取入口之甘甜）的形式出现，不同地区有其独特的风味和食疗效果。经过改良，清补凉除了原先的糖水以外，还有椰子水、椰奶、冰沙等不同吃法。流行于中国的广东、广西、海南等地方。

可以造成很多病。

我之前在微信公众号上提过，在我们广东汕尾陆河县的客家话里面有很多的口头禅（或者说是一种轻骂，不是说真正的骂人，是有点笑骂或者说是无奈的骂），或者一个前缀的语气助词，这些话中就蕴藏着湿热的秘密。

客家话里有些字的发音跟现行的普通话很不一样。比如，发这个字，声母本身也是 F，但放在特定的条件下，比如发病，就不能说成“发病”，而是说成“拨病”。

有一个骂人的口头禅叫“拨长冷”，意为发病长冷，得了发冷打颤的病。这应该是疟疾，由蚊虫传播。岭南多蚊虫，会传播很多疾病如疟疾、登革热等。这些病的病机大多初起为湿热。疟疾会造成患者一阵冷一阵热，是属于很麻烦很难搞的病。得过疟疾的人，以后身体就会变得很弱。

有时候，小孩子做了一件让大人感觉到很无奈的事情的时候，他就会说一句“拨长冷喽”。意思就是，把事情搞砸了，这个口头禅是一种病名，把这种疾病和做不好事等同起来。

在我们岭南这儿有很多草药都是清热利湿的，有的药物可以治疗疟疾，我会在后文列举一些可以治疗疟疾的草药，青蒿就是可以去湿热的，它是可以治疟疾的，但不仅只有青蒿可以治疗疟疾，还有其他草药也可以。

我爸小时候住瓦房，晚上有很多蚊子，用什么赶蚊子？用禾秆，就是水稻的秆。以前是人们把小便收集起来的，装到一个尿缸里，晚上就会用这个稻秆沾上尿液，把稻秆点燃以后放到屋里，把门关上，人出来，熏一遍之后，把蚊子赶跑，晚上才进去睡觉，要不然被蚊子咬了很麻烦。以前居住环境差，所以疟疾高发，因此形成了“拨长冷”这种口头禅。骂人把一件事情搞砸的时候，是很无奈的，因为这个事情成不了了，或者会造成恶劣的影响，就会叹说“拨长冷喽”。

为什么用“拨长冷”（疟疾）来形容把一件事情搞砸了呢？因为得了疟疾以后，一个人可能发展不好，遇到很多问题。所以用这种疾病形容把事情搞砸了，是很形象的。《贫穷的本质》里面举例，在非洲一些地区，患过疟疾的人，他的体质会相对孱弱，他长大成年后获得工作的机会会比健康孩子长大后要少很多，疾病有时候是贫穷的根源之一。

疟疾从《内经》记载以来就很高发，但据《人民日报》客户端的消息：2021 年 6 月 30 日，世界卫生组织发布新闻公报称，中国正式获得世卫组织消除疟疾认证。这是一个很伟大的壮举，很多科学家为之做出了贡献。

还有一个骂人的口头禅是“拨黄肿”，用这种口头禅骂一个人的时候，意味着这个事情没有做好，但是也不是很严重，骂他的人有一点生气。

拨黄肿就是发黄疸病，眼睛黄、皮肤黄和小便黄，这是很常见的一种病。黄疸的初起病机比较大的概率也是湿热，对于我们岭南人来讲很常见，因为这里的太阳太猛了，如果稍微吃了有点不对劲的东西，太阳这么一晒，地气这么一蒸，天热地湿，这样的环境，一个人就很容易得黄疸。

怎么用草药治黄疸病？最常用的就是用溪黄草、猪骨头和赤豆（潮汕陆河揭西本地所产小赤豆[①]，颜色介于红黄棕之间，有祛湿功效，请在医生指导下使用本书文章涉及的药物和药方）煲汤喝。你说它是药吧，有点药味，但是它还算是一个汤，因为会加点盐，但它去湿热的效果非常好。除了这个溪黄草去肝胆湿热之外，我们还用鸡骨草，这算是我们岭南的一个生活经验。

① 小赤豆是潮汕一带的特产。

还有“屙痢肚”的口头禅。骂人屙痢肚，一般是指事情没办成或搞砸了。屙痢肚的本意是指得了痢疾，病机仍为湿热多见。痢疾是一种传染性的疾病，它是由志贺菌感染引起的肠道疾病。在我们中医看来就是肠道的湿热，它让我们很难受，大便黏臭热，肛门灼热，有时候有脓血便或果冻样便。

痢疾以前是非常高发的疾病，这是因为当时人们的饮用水不干净。以前没有自来水，有水井的人家干净一点，但是更多人是从河里打水的，有去河里刷锅碗瓢盆的，有去河里刷便盆的，上游到下游十几公里的，垃圾被水稀释了，人们就看不到这些细小的垃圾了。如果有人运气不好，洗的时候沾了点粪水，而这粪水刚好又是痢疾患者拉的，就容易患痢疾。

我小时候跟着奶奶，拿着草木灰去河边刷锅洗碗，现在回想起来，就一阵后怕。

以前小孩子（尤其是农村的）在地上爬，到处玩泥巴。你都不知道他有没有用手抓了鸡屎往嘴里送，以前的小孩根本不像现在那么细心照料，就很容易使肠道感染病菌。

因此，以前痢疾很高发，主要是因为卫生条件差造成的，但病机大都以肠道湿热为主。

我的外甥女以前就得过痢疾，结果是拉脓血便和果冻样便，我用白头翁汤给她治好的。

某天，我打电话问我妈，我小时候，你为什么给我用雷公根（学名积雪草）、布谷酸（学名酢浆草）和臭草头（学名不详）煮了给我吃呢?

她说，你当时拉肚子。

积雪草和酢浆草有清热利湿的功效，对治疗肠道湿热效果非常好。

还有一个口头禅是“拨尿积”。就是一会尿一下，一会尿一下，这是怎么回事呢？这是膀胱湿热造成的。尿路感染很常见的原因之一也是不讲卫生，到处爬，手到处摸。下体痒的话，他就用手挠痒痒，这一挠，手上不干净的东西就带到了下体，结果膀胱就被感染了，造成了膀胱湿热。

小时候，小男孩喜欢用尿去滋那个火堆。滋完了之后，尿液的蒸汽上来，冲到了生殖器，这个包皮隔天就会发炎，龟头也会发炎，甚至这个尿道里面发炎，造成了膀胱的湿热，就出现了尿频、尿急、尿热和尿痛的症状。

这对于我们来说是非常好治的疾病，只需要随便到地里找来车前草，拔来煮水喝就可以了，或者用白茅根煮水喝也行。

我小时候也用尿滋过火堆，也喝过这个车前草煮水。

还有个口头禅是“拨瘟子”。“子”是孩子的意思，就是小孩子发瘟了。拨瘟子也叫“拨瘟鸡”，它的本意是说人得了湿热造成的一种温病。提到温（瘟）字基本上就是说湿热了。在岭南这边，发烧长时间不退，基本上就是湿温，这个症状就有些麻烦了。如果用这个口头禅骂人，就骂得有点严重了。

还有一个口头禅是“拨痧”，即痧症，有胸闷欲死、腹痛腹泻、呕吐、四肢冰凉等症状，这些在你看起来像寒证的病症，实际上其病机是湿热内攻。我们常用刮痧或者掐痧的方法来解决，掐痧就是用食指跟中指勾起来夹那个皮，脖子上的皮肤一拔，山根（即鼻根）一拔，或者眉心一拔，这个肉一拔一扯，就把这个痧扯出来了。还可以用汤匙沾上猪油，在后脖子上刮，在整个背刮。我小时候被刮了很多次。这个痧症，以肠胃的湿热为主，我们都统一叫成痧症。

你们看到没有？在我还没有正式讲湿热的时候，岭南客家话里面的一些口头禅，就蕴含着这么多常见病的湿热病机。

三、热 邪

经过第一章的学习，我们对湿有了一定的了解，但由于湿与热结合的频率非常高，有必要连热也认识一下。

热的最直观的感受仍然是自然天气，比如夏天我们就感觉到炎热。

我们所感受到空气中的热量就是热。

但我们不仅只有在夏天才能感觉到热。冬天北方有暖气或者烧炕，在密闭的空间里面持续有热量的产生，这个小环境里的热，它也是热；或者我们盖的被子厚了一点，人体产生的热量，透不出去，在被窝里面我们觉得热，它也是热；就算在寒冷的冬天，如果我们在室外走动，穿着羽绒服，穿厚的秋裤，身上也会热得出汗，甚至有胸闷的感觉，这个也是热。泡着温泉或焗着桑拿，时间久了，人口干舌燥，这也是热。

这些从外而来的热，可以是天气大环境的热，也可以是屋子里小环境的热，或者被窝里的热，衣服里面身体的热，只要让我们产生热的感觉，它就是热。

热有三个特点：

①热为阳邪，它是热的，所以耗气伤津，会消耗掉人体身上的气，让人疲，也蒸发水分，会让人觉得口干；

②火性炎上，热容易侵袭人体的上部，比如，头面长了一些上火的东西，口腔溃疡，皮肤长疖肿，脓疮，或流鼻血、脑出血等，总之，人体上部的病变，多见于热邪；

③火热又容易生风动血。

热极了就会引起身上的肝风动起来，一般的表现就是手脚的颤动，肌肉的蠕动抽动，这是生风。

什么是火热动血呢？血遇热则行，就是血被过量的热气逼得到处乱走，如鼻出血、牙龈出血、咯血、呕血、皮肤出现紫癜，还有大便出血。

热扰心神，一热起来人就会很烦躁，心神受到干扰，天气闷热，人就会很烦躁。或者被窝太热了，干扰了心神，下午睡醒，人就会心烦意乱，所以会有起床气的表现。

火邪热邪容易造成疮痈，皮肤起脓肿包块。

讲述到这里，我们对热是怎么来的，身体会产生什么反应，有了一定的认知。

可是讲湿热，又一定不能漏了夏天，而夏天又有一个特定的邪气，叫暑邪。

暑邪跟热邪其实差不多，都是阳性，有热气。

①暑邪有一个比较特别的地方，就是它有季节性。

②夏天的暑热是真的热，中午太阳一晒，你看那些植物都被晒得低头耷拉的，蔫了。何况人呢！人只要暑天在外面走，他精神就会变差，因为气被耗掉了，水分出掉了，暑邪有让人气津两伤的特点，让人觉得特别累，打不起精神，口还干。

③暑邪的另一个特点就是容易夹湿气。正是因为这个特点，才让我对湿与热结合产生了深入骨髓的感受。

以上讲的暑与热，都来自外在环境。

但还有内生的热，也需要注意。

饮食与热

比如说我们吃的一些调味料，如葱、姜、蒜、茴香、肉桂、洋葱、孜然、胡椒和辣椒等，这些调味料都是辛温的，会让人产生热感。如果一个人过度食用而不能代谢，它就成了一种热邪。

比如说吃了煎牛排或者是烤羊肉甚至海狗肾，晚上就会烦躁不安，睡不着，严重的会流鼻血，这就是上火。很多有抽动症的孩子喜欢吃牛排，吃了之后，热多了，他就容易生风，生风就容易不受控制地抽动。

药与热

很多家长喜欢给孩子胡乱进补，小小年龄就给吃人参、虫草、鹿茸、黄芪、党参、当归和枸杞，这些补药偏温性，小孩子火力本来就壮，这一吃上去，就火上浇油，结果中了热邪。

情绪与热

情绪会化火，五志过极皆化火，你的情绪到了极端的时候，它都变成了火。你很生气，生气到一定程度，它变成火，让人烦躁。都说佛是平静的，不过广东这边表示很生气的时候，会说一句，佛都有火，从这句俗语里，可以看出生气和火的关系，不过怒极确实会化火。一个人害怕到一定程度之后，也会变火，就是说害怕到极点就会反抗，恶向胆边生，老实人被逼急了，就会做出恶事。开心也会化火。忧思、焦虑到了一定程度也会化火。这些情绪化火之后都会热扰心神，让人心烦意乱。

湿与热

湿邪因为有黏性，会让气的流动性变差，当气被湿阻挡后聚成一团，这个气郁住了，越聚越多，就会越来越热，因为气是含有热量的、有温煦作用，不能流通起来，聚在一起就成了热。

湿跟热结合在一起，就变成了湿热，因为湿是有黏着性的，把热给黏住，就分不开了，就像油跟面混在一起，你就分不开它了。

湿与热结合，如油入面，难解难分。

同时具备湿跟热两种特性的病邪就叫湿热。

因为湿性重浊，会让人肢体产生酸楚的感觉，身上有这种酸的感觉，它就有湿，同时它让人口干舌燥耗气伤津，让人觉得疲乏口干，这就是有热的表现。

热邪会让人身上长疮，皮肤起脓包或脓点，包括一些人长青春痘起脓包，这是有热。同时，皮肤十分的油腻，人体的分泌物黏稠，这就是湿邪。同时具备湿和热，它就有湿热，一些具有这两种特性的皮肤病，就是湿热引起的。

湿热就可以沿着经络到处走，走到哪里，哪里就病，我后文会提到的阳明湿热，就是因为湿跟热同时停在了肠道，造成了一系列的症状。

四、湿热和环境

为什么说岭南多湿热呢?

夏天你在南方走，太阳就像往下泼硫酸一样，晒得皮肤发烫发疼，总之就是非常热，这就是“流火”，热到你呼吸的空气都是热的，觉得呼吸都烫你的肺。

南方就是这么热，地面被太阳一晒，你走在路上就像在蒸桑拿，地板上有热气往上蒸腾，下肢是烫的。

南方不仅太阳毒，雨水也多。夏天一会儿一阵雨，但是下雨时间不是特别长，可能下个十几分钟就停了，停了后，太阳一晒，这个蒸汽就往上升。人在地面走，天气下降是热，地气上蒸是湿，人处于天地之间，湿热交蒸之处，自然而然地感染了天的热邪，也感染了地的湿邪，所以，在人身上很容易就生成湿热。

那湿跟热是怎么侵犯人体的？——通过皮肤，通过口鼻，通过经络，来侵袭人体。侵袭经络常见的就是从下开始，从腿的经络侵入人体。

在岭南的这种天气下，你能感受到哪里都有挥之不去的湿跟热交杂一起的环境。

因此，不管你是岭南当地人还是外地人，不管你是什么饮食习惯，到了岭南，到了这个环境里面，你即使把四边的窗子都关上了，湿热也能钻进来，照样能让你中招，因为在这个闷热的地方，毛孔不可能不打开，毛孔打开了，湿热就不可能不进去。

只要你生活在岭南，不管是旧岭南人还是新岭南人（深圳是个移民城市，我在门诊能遇到全国各地的患者，甚至国外的患者），到了岭南就不适应，会出现一些健康问题或亚健康问题，甚至在岭南生活了一二十年的都有不适应。他甚至连饮食习惯都改过来了，但还是适应不了。

为什么？

人体单纯的热是很容易清的，但是一旦热结合了湿，就比较黏滞重浊，必须要用祛湿的药，才能够把湿先去掉，再把热去掉，脏腑才能清爽。

遗憾的是，很多人刚来岭南，学着岭南人吃东西，吃的饭菜没错，但是他不懂这边的凉茶（祛湿），也不懂这边的煲汤料（补气养阴）。

他们没有利用好本土出产的一些草药治疗身上的湿热，就造成疾病缠绵难愈。当然了，也不是所有本地人都懂，但一方水土养一方人，每个地方，都有自身独特的生存哲学，一方草药治一方人。

我作为岭南人，作为了解岭南湿热环境的中医，身上湿热也很重，哪怕经常吃一些药，也没办法完全根除。

这个气候，这个环境，它就是这样，湿热源源不断地来，你怎么祛湿，湿热都还会来，这个我们对抗不了，这个是大自然的力量。人的力量微乎其微，根本对抗不了大自然。

所以呢，我们就得像镜子一样，蒙了尘就要擦，我们所学习的方法就是擦而已，那个尘你是消灭不了的。

湿热就像积灰一样，我们要学习怎么经常去擦拭它。镜子不擦它就不亮，人的湿热不除，身体就不轻松。

五、湿热常见的特点

既然是湿跟热同时侵袭人体，那人体有湿热就会产生一些比较特别的现象。

哪些是湿热常见的特点？

①身热不扬[①]。患者的这个发烧，不会特别的热，可是出汗也不退，一边微微出汗，但是烧就是不退，摸着他的皮肤，里面有热闷着，慢慢地渗透出来，哪个地方最明显？一般是肚子，你摸肚子，就是这种往外慢慢渗出来的热。

① 身热不扬，中医症名，属发热之一种，常指患者自觉发热，但体温计显示正常，按其肌肤却不甚热，可久按又有热感渗出的一种症状。

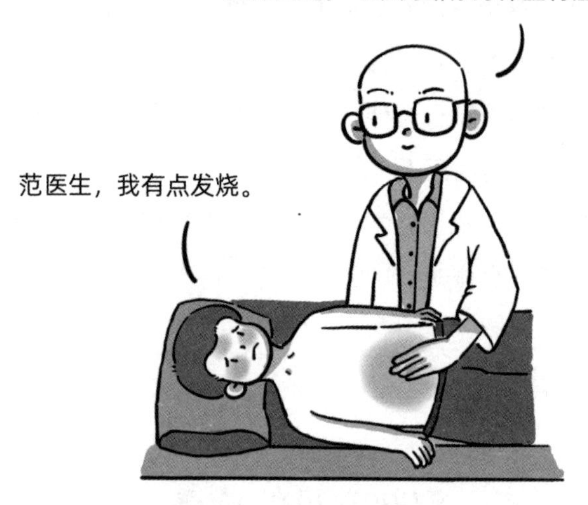

刚才给你用温度计测量过了，
显示体温并不算很高。不过你身体里
有热闷着，摸你的肚子，能感受到有热慢慢地
透出来。另外，皮肤上的汗黏糊糊的，
还有口臭。可以判断你身体里有湿热。
范医生，我有点发烧。

②头痛。患者说不出哪痛，哪都痛，哪也不痛，他头重。患者主要表现的是头重又痛。

③肢节酸楚。因为身上有湿有热，所以让人觉得关节经常很酸，肌肉发酸，发疼，主要有酸疼感。有一些小孩子的滑膜炎，有在髋关节痛的，有在膝关节痛的，它一般也是湿热在经络，还有身体会觉得很沉重，很疲劳。

④口苦口黏。一般有热的话，会让人觉得口苦；有湿又会让人觉得嘴巴很黏。

⑤因为有湿，身上的气机不是很通畅，就会让人觉得呼吸总是气不够用，胸闷。

⑥尿又黄又少。

⑦大便偏黏腻。患者的大便可能成形也可能不成形，但是黏的，或者是成坨的，粘马桶，气味偏酸臭。大便后手纸擦不干净。总体来说，

这种情形叫大便不畅，排不出来或排不干净，哪怕大便的质地不是正常条状的，但因为质地黏稠，也会粘在肠壁上，所以排不顺畅，这其实也算一种便秘，是湿秘。

⑧在脾胃湿热的情况下，经常会让人比较讨厌油腻的东西，不太喜欢吃油腻的东西。胃口不是很好。

⑨分泌物黏、多且有异味。患者眼屎多，鼻屎也多，耳屎也多，睡觉流的口水是酸臭的，大便也是以酸臭为主，身上的汗是酸臭的，汗液偏黄，会让这个被子和枕头没几天就发黄，头发和皮肤特别油腻，这些都是湿热常见的表现。

有这种这类型表现的人，饮食上一定要注意，过于油腻的、辛辣的、甜腻的或比较难消化的（糯米等）要少吃。也不要喝酒，还有少喝饮料。总之要克制肥甘厚味的食物。饮食尽量清淡一点，把身上的湿热去完了，再恢复脏腑的功能，你才能够偶尔吃点喜欢的东西。做什么事都要有个度。

还有环境也要改善，尽量不要住在潮湿的地方。

要适当运动，但不要在阴雨天去户外运动。

保持心态平和，不要过度关注湿气。

以上讨论的是湿热的一些常见的共性，但湿热在不同的脏腑又有其不同的表现，像肝胆湿热会口苦比较明显，膀胱湿热会出现尿热、尿频或尿痛，大肠湿热会造成痔疮或便血等症状，这个在后文会分别介绍。

不要见湿治湿

一、见湿休治湿

我们看到湿热的时候，不要着急忙慌地马上去清湿热。

湿热不过是个结果，我们盯着结果来搞，哪怕搞完了，很快它又会出来，因为它的因还在。

盯着湿热来治，只会被湿热牵着鼻子走。

被牵着鼻子走的结果，就是每当我们立下治法，开出方药，身体就已经产生了其他的变化，治法总是滞后于病理变化。

不堵住源头，当你治法确立的时候，其实就已经滞后了。

所以我们更应该是从源头去解决问题，先搞明白这个湿热从哪里来的，它是外湿外热，还是内生的湿热。

当我们搞清楚了这个湿热是从哪里来的之后，我们从源头上给它截断，使这个湿热成为无源之水，然后它就很快会干涸，湿热不治而愈。

讲到这里，我不由想起了好多年前的一个医案。

这个患者不是别人，正是我的亲妹妹。她脚上长了湿疹——脚趾缝里面，还有一些脚的其他部位发了一些水疱——脚上的皮肤渗水伴有瘙痒。在当时看呢，我觉得是下焦的湿热，我想都没想就用了四妙散（请在医生指导下使用本书文章涉及的药物和药方），因为四妙散去下焦湿热。

用了四妙散之后，当时她的病症缓解了一些，但是马上病情就有反复。

为什么？

因为她病的源头没去掉，我只是追着它的结果跑，你看我就被牵着鼻子跑了。

我再后来仔细辨证，她有什么情况呢？

那时候她在家里经常自己做九蒸九晒芝麻丸。她经常对着灶火，被火熏得口干舌燥。她晚上出现了很明显的咽干舌燥，这是什么状况呢？她是被火伤了阴气。那段时间她还有腰酸的症状，她这是由于肾阴不足，导致肾的气化功能失常，不能去主水，这个水就害化变成了湿热。湿热流向脚部，尤其以肾经所行的部位为主，就出现了湿疹。

因为第一次治疗时，我没有找到病的源头，她的脚又出现了湿疹，渗水滴滴答答，反复不愈。

最后我给她用什么方子呢？用增液汤，这个方子由生地、玄参、麦冬三味药组成，就这仅有的三味药，她喝了三天之后脚部湿疹就好了，这完全是一个养阴的方。

一个人身上有湿气，你再吃养阴的方，按理说应该会加重湿疹，因为你喝进去的都是水液——增液汤。但是结果恰恰是相反的，它不仅没有加重湿疹，反而痊愈了。

为什么呢？因为她补充了水液，肾水得到滋养之后，原来怠工的地方马上就开始工作起来，就把身上的坏水、污水给赶紧处理掉，所以她脚上的湿疹就好了。

所以你看到没有？我们要在源头上截断湿热产生的根源，所以，一定要详细地去了解这个病史，这个病怎么来的，从来源上去搞定。

这是见湿休治湿的一个体现。

是不是人人都会出现这种肾水不足导致湿热的情况呢？

并不是。

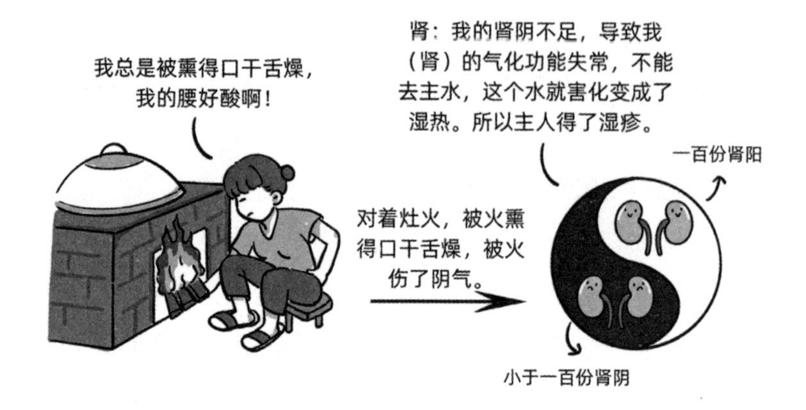

二、湿热夹杂气虚、阴虚的情况较为多见

在我治疗的患者之中，我遇到的最多的是气阴两虚造成的湿热，或者说气津两亏造成的湿热，这是隐藏在湿热之中的一个很重要的病机，患者的病机不仅有气虚，还有阴虚，同时混有湿热，这四种状态同时存在的复杂情况比较多见。

气虚、阴虚、湿邪和热邪四种病机同时存在的情况是比较常见的，我给你讲讲是为什么。先讲两件小事，一件是我们老家打石头的工人的事情。

以前我们老家山上有一些打石场，其中还有打石碑的厂。

人们在山上支个棚子，在棚子里打。这就相当于在户外工作了。南方是很热的，所以打石头的人挥汗如雨。

他们有时候会下来吃饭——中午到饭点了，他们就下山到小饭馆吃饭。

也有放学的学生在山下的小饭馆里吃饭。

这些工人吃饭吃得很咸。

有人问工人为什么吃那么咸。

工人就会说，不咸没力气啊。

他们每天出那么多汗，干的都是力气活，那汗都是咸的，盐分全跑掉了。所以他们要补充盐分，如果他们不补充盐分的话，根本就没有力气。

要劳作，那就要消耗大量盐分，喝淡盐水，可以稍补津，算是养阴；吃的饭菜转化为能量，就有力气了，算是补气。

他们吃得咸，量又多，就等于气津双补了。

另一件是拔子叶茶的事。

我讲拔子，可能很多人都不知道是啥。但是我讲芭乐，就有人明白了。看过《东成西就》吗？梁朝伟扮演的欧阳锋，里面骂人的话提到芭乐。

小时候，我看这部电影，不明白芭乐是什么。后来我才知道，芭乐就是番石榴。

那个拔子就是番石榴，而拔子叶，就是番石榴树的叶子。

我的童年，有一小半时间是在我外婆家度过的。我放假的时候就会乱跑，大人要干活养家，看不住我，就把我送外婆家。

寒暑假我也确实没有地方可以去，镇上的同学大多到城市里找爸妈或亲戚去了。

外婆那个村子很小，我哪也跑不了，又有很多小伙伴玩，都是认识的人，大多都是亲戚。

夏天热，很早就起床，我外公当时叫我早起，洒水扫地。

大人们要干农活的，就要早点出门，因为不久天就会很热，人会晒坏的。

小朋友要帮家里掌鸡或掌鸭。

什么是掌鸡、掌鸭？

掌，在我们那，有看顾的意思。比如掌门，就是看门。

掌鸡、掌鸭，就是看着鸡鸭，别让它们吃谷子或拉屎在谷子上。

夏天，要在禾蹚（或应写作禾堂，我倾向于写作禾蹚）晒谷。

禾蹚（蹚是动词作名词用），就是指屋前的平地，现在一般地面是水泥铺的，用来晒谷子的地方（可能我翻译不准确）。

而且这个“蹚”字也很形象（蹚的意思，一是从有水、草的地方走过去：如蹚水过河；二是用犁、锄等把土翻开，把草锄掉：如蹚地。）禾蹚，就是把谷子摊平在禾蹚上，晒一会儿，就要光着双脚，从谷子上蹚过去，像用脚犁地一样，一圈一圈给谷子翻面晒，每天晒谷都要如此重复好几次。

不蹚谷子了，我们就会坐在门槛上纳凉，或者瓦檐下抱着笤帚斜躺在竹椅上打盹（笤帚用来赶鸡鸭，或直接拖鞋就砸过去），要么几个小伙伴下象棋，同时还要看着天气，有乌云来了，要赶紧收谷。

蹚谷子，很晒的，虽然蹚一趟只有十几分钟，但顶着太阳晒下来，浑身燥热。

晒几天，谷子晒干了，就没啥重要的事了。

要么去后面的山上放牛，我很喜欢跟着一个舅去放牛（我妈在她村子里辈分小，我见到一些同龄的，不是叫舅，就是叫姨，还有叔公、姑婆之类的）。

牛在旁边吃草，我们就在树荫下乘凉，要么用皮筋放纸火箭。

不放牛了，就跟着一群小伙伴去覆鱼。

所谓的覆鱼，就是在一条小水渠的上游和下游，我们都用泥巴堵上，中间这一段就暂时成了一个长条的小水塘了，我们就用盆把水舀掉，把水覆出去，一盆一盆地把倒出去，剩下的，就没有水只有鱼啦。

其实小水渠里的鱼长不大，就是个玩儿。

你看，这样的夏天，晒不晒，热不热？

不管是蹚谷还是覆鱼，结果肯定是出一身大汗。

大汗之后，人是很容易累的，因为汗血同源，汗又为津液所化，而且津又载气，大汗之后，气津两亏，自然就是气阴两亏，所以人会累。

我发现外婆村子的人，家家都有拔子叶茶，都是一大壶一大壶的，随时随地都有得喝。

上面我也说过了拔子叶茶不是茶叶，是鸡矢拔的叶子。鸡矢拔就是一种番石榴的品种，果子皮隐约有一股子鸡屎味，所以也叫“鸡屎拔”。

大家都会摘了拔子叶，在簸箕上晒得干干的，收起来。

天热的时候，就会用大的鸭嘴壶，煮一大壶水，水开了后，关了火，直接扔三五片叶子在壶里一直泡着，够一家子喝上一天。

这个拔子的茶水，真的是非常解渴的，我已经好多年没喝过了，这阵子，总是想起这个味道。

拔子茶的味道跟茶不一样，就是一种淡淡的甘甘的味道，但是非常解渴，夏天大汗后，喝这个，真的非常舒服。

二十多年前，大家都经常喝，后来日子都好过了，干农活的人少了，就比较少喝了。

在写这些内容的时候，刚好复习到收涩药的内容，讲到番石榴有止泻的作用。

小时候，大人告诉我们，这个鸡矢拔（番石榴果子）不要多吃，吃多了拉硬屎（大便干结，会便秘）。

我现在才反应过来，这个番石榴是治拉肚子的。

番石榴的叶子，有甘涩的作用，就是有收涩的作用，可以收汗。它能把不正常的大汗收回来了，气津就保住了，人就解渴了，也就能恢复精力了。

要不然干农活出一身大汗，下午就没有力气了，所以要喝这个茶水，喝了解渴，才有力气干活。这就是用收汗代替气津双补的意思。

我讲这两件事，是想说明在南方这边，在室外活动的时候，很容易大汗淋漓，大汗淋漓的时候，就是气跟津这两个东西都往外泄掉了，人会很累，而毛孔同时是大开的，外界的环境又是湿又是热，湿热很容易循着毛孔入侵经络，到腑到脏。

这种环境既造成了你气阴两虚，又造成了湿热入侵，这四种病机无时无刻不在影响着你的身体。

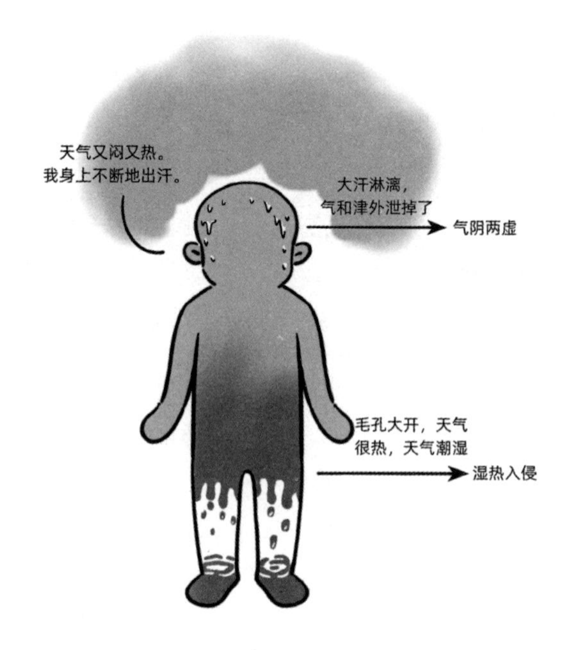

那么我们再去看一下，如果只盯着湿，很多时候，我们会被湿热这个结果干扰。

你要明白，气阴两虚之后，会加重这个湿热的存在，因为你的湿热要化掉，是需要靠我们身上的气阴两种营养物质去把它消掉化掉。

但是这时候身体是气阴两虚的，脾胃也跟不上。

胃阴不足，你的胃的受纳能力下降，你的脾气不足，你的气的运化能力又下降。你吃点东西，运化不了，很容易就变成湿热，这就是继发的湿热，加上外感的湿热一起来的话，湿热的症状会比较严重，会掩盖掉气阴两虚的本质。

我们盯着湿热，不停地去盯着湿热，用清热化湿的药去治疗湿热。

祛湿会消耗掉人体的阴分，清热又容易伤到人体的阳气——清热祛湿的药进入人体的时候，本身又消耗人体的气阴。而要祛湿热的时候，是需要人体脏腑的气阴，气阴不足则脏腑工作不到位，单纯用清热利湿药又消耗了人体的气阴，这就形成了矛盾——导致这个疾病缠绵不愈的一个矛盾，就是你盯着结果去治的话，这个病只能扬汤止沸，不能斩草除根。

所以你真的要治这种气阴两虚夹湿热的话，一定要用到既补阴又补气，又去湿热的一个方子。

三、苦夏（气阴两虚）的主要表现

那我们先观察一下气阴两虚究竟会有哪一些症状呢？

刚认识我妻子的时候，她跟我讲她苦夏[①]，好怕夏天。

那时我不太明白什么叫苦夏。

在岭南这么热的地方，你再怕热，东北也没有岭南热啊，有啥好苦的？

每年夏天，我们都不是这么过的吗？

有那么苦吗？

小时候就是躺在客厅的地板上，头顶吊扇缓缓地转，偶尔有只苍蝇飞过来，大家都是懒洋洋的，狗都趴地上吐舌头不动弹，到了傍晚，又活过来了，人舒服了啊！

晚上不热，挺凉爽的，还可以去吃消夜，有冰镇可乐、西瓜、炒河粉、炒田螺。而且晚上骑摩托车好爽，夜风很舒服的。

后来我回想，其实我也有过苦夏。

夏天一来，尤其是没有空调的时候，无论白天晚上，都是一直在出汗，只不过白天是出大汗，晚上是出小汗，汗出多了，确实不想动，不想动了，就是苦夏。

苦夏主要表现在以下几个方面。

① 有低烧，或自觉烦热，或自觉发烧实测体温正常。尤其在夏季，人更困倦，午睡后，浑身懒洋洋，又像是热烘烘在发烧，又不像在发烧，就是烦热。

② 容易心慌，尤其是在活动之后，或突然用力之后。也有在午睡睡醒之后发作，自觉不如不睡。

③ 汗多，尤其是活动之后。在夏天出汗尤其多，室外时间稍长则一身汗，到单位常需要更衣，汗后疲乏异常。或汗后见风易感冒。夜间偶

① 苦夏：就是指在进入夏季后由于气温升高，出现胃口下降不思饮食，进食量较其他季节明显减少并伴有低热（体温在37℃—37.4℃之间波动），身体乏力、疲倦、精神不振，工作效率降低和体重减轻的现象。

有睡着后烘热出汗。

④ 常觉气短或胸闷，感觉吸不到足够的氧气，憋得慌。出汗后，更觉气短。

⑤ 四肢乏力，觉得身子发沉，慵懒，手常常使不上力，哪怕拧瓶盖都觉得很难。用过劲后，手更乏力。常见症状就是抬不动腿，不愿意走路。出汗后，更觉乏力。

⑥ 易头晕，长久蹲忽起时发作头晕目眩。

⑦ 口干，夜间为主，饮水不解渴。洗澡时有咽干的感觉。

⑧ 懒言，真不愿意说话。

⑨ 胃有点胀，吃得少，不想吃饭，吃饭不香。或明明很饿又不想吃。

⑩ 有时有口苦，以晨起口苦为主。

⑪ 口腔易起溃疡，口黏。

⑫ 尿黄。

⑬ 大腿内侧常潮湿。男士阴囊常有潮湿感，女士白带稍黄或外阴瘙痒。

⑭ 或伴有湿疹。

⑮ 或以上 14 条都没有，但夏天就难受，头晕乏力，脉濡，脉的边界模糊不清，或虚大弦紧数，舌苔稍白或薄黄腻。

苦夏肯定是在夏天出现的，但是相似的症状，一年四季都可以出现，如果有以上症状，我推荐可以用以下几种药。

补气阴：生脉饮口服液（生脉饮由人参、麦冬、五味子组成，具有益气复脉、养阴生津功效。市面上生脉饮有人参方、党参方、红参方、太子参方，也有添加黄芪的黄芪生脉饮口服液。请在专业医生的指导下服用）+ 黄芪口服液（两口服液补气阴，请在专业医生的指导下服用），不愿意喝这两种药物的，还有黄芪生脉饮口服液（请在专业医生的指导下服用），算是将之合二为一了。

祛湿热：五花茶颗粒（本颗粒是岭南常用的祛湿热方，请在专业医生的指导下服用）。

也可以服用后文提及的清暑益气汤。

以上的药，很多广东的药店一问就有。

用这些药主要是为了改善疲劳状态，不致累出心脏病。

实际上在夏天的时候，很多人会有这种气阴两虚的状况，但是一旦这个体质形成了，他又不会用方药去改善的话，并不那么容易恢复健康，他气阴两虚的体质一年四季都会存在。

在《中国百年百名中医临床家丛书·刘仕昌》中，刘老在《功能性低热》这一篇文章里面就提到了，我们岭南的一个特点，就是这种高温多湿的情况，导致岭南的人容易出现气阴不足的体质。气阴不足体质，再加上天气的湿跟热，形成气阴不足夹湿热的病机是非常常见的。

岭南的人喜欢吃鱼、虾、螺、生蚝这种阴柔的东西，晚上吃夜宵，贪凉饮冷，这些都很常见，这种饮食习惯本身也造成湿气产生，天一热，就容易转化为湿热。

四、治湿，不要盯着湿，要养正气

我有个朋友是个武术家，他是北方人，从小就练武，每天都要练功几个小时。后来到岭南定居，岭南这个地方练功容易挥汗如雨，出现一种“得不偿失”的情况。

练功出汗时，毛孔是张开的，这时湿热很容易进去。

虽然运动的方式可以排汗，但是有时候是在户外练功，或碰上阴雨天，或者大太阳天，湿热就很容易跟着毛孔进入体内。

如果这个人先天根基不足，那么营养物质的支撑就是不够的，刚好这位武术家朋友小时候生活困难，长期吃不饱饭，所以他练起来是有点耗气伤津的，就是我说的“得不偿失”的情况，没有把气养住。

我给他把脉的时候，他的脉是软塌塌的，不像是练武的人。我很好奇，练了几十年的功夫，怎么这个脉没有体现出你的功力呢？以我十几年临床来看，练武的人或者运动员，因为长期锻炼加上先天的底子好，脉大多绵延有力。我看过一位先天好的老人，他有“六阳脉”，就是两手寸关尺共六部，都有神有根，脉象绵延不绝，柔和、有力且有根，而不会软趴趴地塌下去。这位老人家七十岁，还能出差办事、开会，精力十分旺盛。

所以我觉得这个朋友的脉配不上他的体格。当时给他建议说，你可以尝试一下练完之后喝瓶藿香正气口服液（请在医生指导下使用本书文章涉及的药物和药方），把进去的湿气散一下，接着再喝一两瓶生脉饮口服液，敛气收津，把气养住了。因为练功的话，你打出去的力其实还有一个反作用力，有时候也会伤到筋骨，所以我又给他开了个壮筋骨的药。

大概过了一个星期之后，我再把脉，他的脉就全部起来了，特别神奇。

他本人也这样对比过自己的脉，明显感受到，前后的两种脉象有很大的区别。当然了，练武之人本身经络就很通畅的，所以吃药效果就比普通人要好，补路上没有痰湿阻滞，一下子就补到位了，见效很快。

其实不仅练武术能让经络畅通，其他锻炼方式也一样。

你去健身房弄了一身汗后，喝什么都没太大用，不如一瓶生脉饮（请在医生指导下使用本书文章涉及的药物和药方）好使。

我们要去湿，因为湿热久了，会消耗人体的身上的正气，同时你也要补正气，才能真正去湿气。

当我们见到湿气的时候，不仅要盯着湿气，要盯着的是正气——气阴有没有损伤。

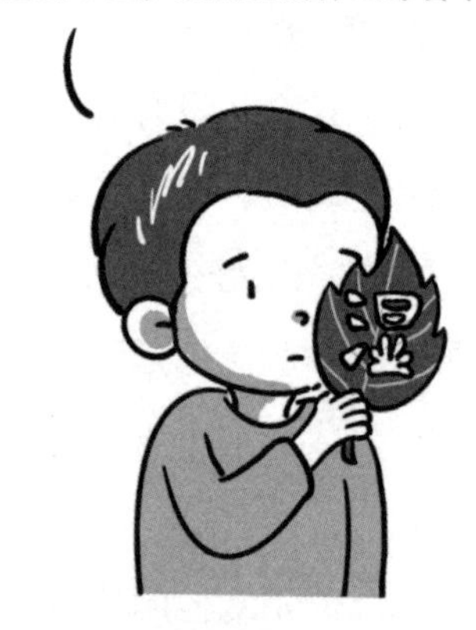

我只看到了湿，其他的我什么都看不到。
湿

气：是的，主人。你大汗淋漓之后，除了阴不足，我（气）也不足了。也得补我。等我（气）和阴都足了，才能把湿气除掉。

阴：主人，别只盯着湿气。你大汗淋漓之后，我就不足了。

气阴有没有损伤关键就是看有没有大汗淋漓，大汗淋漓后有没有出现精神疲惫，如果有的话，下一次锻炼的时候一定要注意要补气阴，最简单最直接的一个方子就是饮用生脉饮。

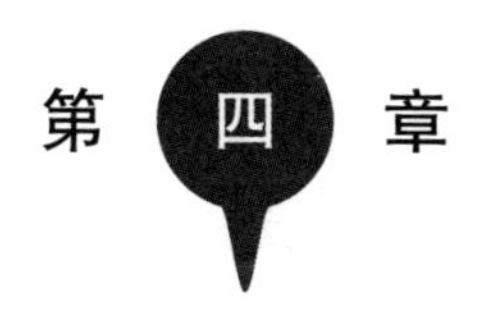

从津液代谢起始环节看湿热

一、湿热入肠的病往往缠绵难愈，且引起诸多问题

津液代谢的第一个环节是消化道，所以我们先从胃肠着手了解津液代谢以及产生的相关问题。胃肠，即足阳明胃经与手阳明大肠经，统称阳明。

我先从大肠讲起。以下是西医对慢性结肠炎的认知：

> 慢性结肠炎是一种慢性、反复性、多发性、因各种致病原因导致肠道的炎性水肿，溃疡、出血病变。狭义而言，指溃疡性结肠炎。
>
> 发病原因尚不十分清楚（作者注：但从我们中医角度看其实很清楚），病变局限于黏膜及黏膜下层，常见部位为乙状结肠、直肠，甚至整个结肠。
>
> 本病特征是病程长，慢性反复发作，以腹痛、腹泻为主要特征，黏液便、便秘或泄泻交替性发生、时好时坏，缠绵不断，可见于任何年龄，但以 20 ～ 30 岁青壮年多见。

慢性结肠炎是很常见也难缠的病。

如果按这个概念来看，慢性结肠炎就是以腹痛、腹泻为主要特征，大便有时候不成形，有时候干硬，交替发生，时好时坏，缠绵不断。

腹痛、腹泻或者交替便秘，这是慢性结肠炎一个常见的症状。

有的人是暂时性的，没几天自己就好了。有些人无法自愈，可以缠绵数十年。

像我父亲的慢性结肠炎就是缠绵难愈，我在前面讲过了，他这个病到现在估计有 50 年了。

这究竟是一个什么样的病机呢？这依然是湿热，湿热在手阳明大肠经。

大多时候，慢性结肠炎只是肠道湿热中的一部分。

我父亲这个病是怎么引发的呢？其实我一直也不清楚，后来他跟我讲了，我才明白了他这个病是怎么来的。

他小时候食物匮乏，没有什么东西吃。有一次下大雨发大水的时候，上游水库里面的鱼被冲了出来。水退了之后，有些鱼就搁浅了，他就捡起来拿回家煮着吃。甚至死掉一天两天已经变臭的鱼也会捡回家吃。这是没有办法的事情，当时缺乏食物，他煮完之后吃，一时饱了，但是你要知道，南方夏天的大雨洪涝，雨过天晴之后，这个太阳是很猛很热的，这个鱼很快就腐烂了，人吃下去这种腥臭的东西之后马上就会又拉又吐。

可是你不吃又饿呀，吃了又拉，然后靠一些青草药去治这个肚子。

这种腐烂的东西，在我们中医看来，进到肠之后它就是湿热，这个病机就是湿热停留在肠道。肠道的湿跟热交替发作，如果热重的时候，大便就很干很硬，如果湿重的时候，就会肚子痛拉稀，拉黏臭便。

这种病让人很痛苦。肠跟胃是相连的，肠出问题的，循着经络，肠的湿热会上攻到胃，会影响胃口，同时，如果你消化道出现问题的时候，口腔会第一个有反馈，就是口臭口黏或口腔溃疡，所以我父亲这数十年来反复长口腔溃疡。我们不要孤立地去看待肠的问题，它跟人是一个整体。

如果肠子有湿热这种基础，那这个人就很容易得湿热型的外感，就是胃肠型感冒——缠绵发烧、口臭、口里长疱疹或口腔溃疡、苔厚齿垢，特别难治。

这种发烧，如果用普通的发汗药是退不下来的，你把汗发完了当场退热，但是一会儿又烧上来。

同时，胃肠的经络，足阳明胃经和手阳明大肠经在鼻部的迎香穴交接，它们有经络贯穿整个鼻子，所以胃肠湿热上攻之后容易造成鼻塞和嗅觉失灵。这个症状可以持续很长的时间，这个慢性鼻炎你治鼻子怎么都治不好，你肠胃不搞好，这个鼻子好不了，所以，常见是鼻炎，甚至是鼻窦炎，常年有鼻塞，脓鼻涕，你去治疗鼻子是没有用的，必须把胃肠调好。

二、肠道湿热经常被误诊为脾虚，所以难治愈

胃肠湿热的人，如果他是湿重，以腹痛、腹泻为表现的时候，甚至吃点凉的东西就腹泻，这种情况，很容易让人以为是太阴虚寒，比如小建中汤证[①]或理中汤证——小建中汤治疗腹痛。有些人腹泻就用理中丸（请在医生指导下使用本书文章涉及的药物和药方）、理中汤去治疗。结果这个症状越治越严重。这个湿热，它具有很强的迷惑性，所以大家一定要注意这一点。

为什么说有一种很强的迷惑性呢？

①此处的证是指方证对应中的证，这里讲的是太阴虚寒，适用于小建中汤或理中汤的证型。

我接着以肠为核心展开来讲慢性结肠炎这个病，我们不要孤立地去认识它。

首先，湿跟热在肠，中医内科学讲腑病的时候，讲得比较粗略，一般都是讲心肝脾肺肾的气血、阴阳和虚实。

但是讲到胃和肠的内容就比较少了——《中医基础理论》的内容也好,《中医内科学》的内容也好,《中医诊断学》的内容也好，都没有把大肠湿热这个症状讲得很详细。

我今天就详细讲一下大肠湿热。

当大肠的热偏重的时候，这个时候体现的是口干舌燥，便秘、大便干结，但是仍然会口臭，因为它还有湿。很多人以为这是个阴虚的症状，给患者用沙参、麦冬、玉竹等养阴药（请在医生指导下使用本书文章涉及的药物和药方）。患者吃了这些药之后，暂时改善了大便干硬的症状，但是马上又出现了黏稠糊状的大便，还伴有肠道灼热、肛门灼热的表现。你再滋阴的话，可能泻得很厉害，出现水一样的便泻，你以为好了。结果，没两天它又反复了，也就是你吃药的时候会好点，不吃药的时候病又反复。为什么？你没有把病的根子去掉。你把热去掉了，还有湿在呢。湿还在的话，它沤久了又化热。

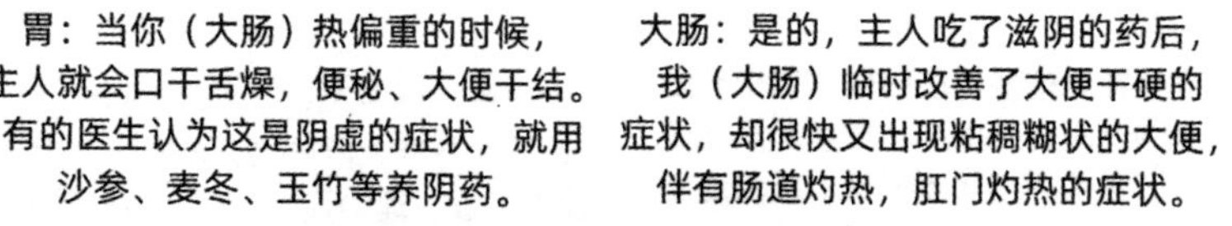

胃：当你（大肠）热偏重的时候，
主人就会口干舌燥，便秘、大便干结。
有的医生认为这是阴虚的症状，就用
沙参、麦冬、玉竹等养阴药。
大肠：是的，主人吃了滋阴的药后，
我（大肠）临时改善了大便干硬的
症状，却很快又出现粘稠糊状的大便，
伴有肠道灼热，肛门灼热的症状。

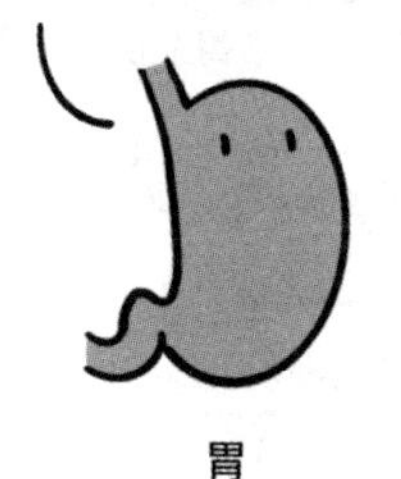

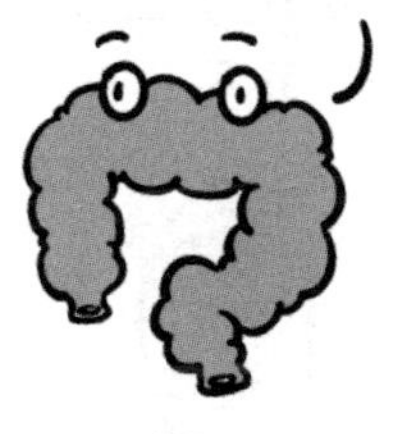

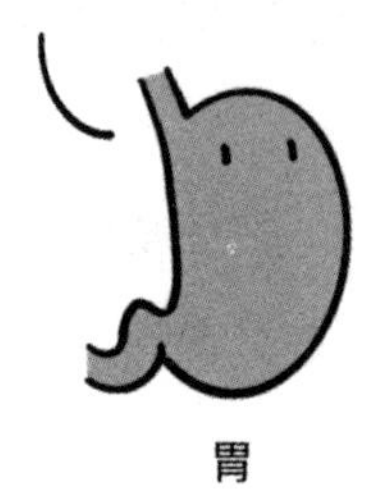
胃：为什么很快又出现了
粘稠糊状的大便，伴有肠道
灼热，肛门灼热的症状？
胃

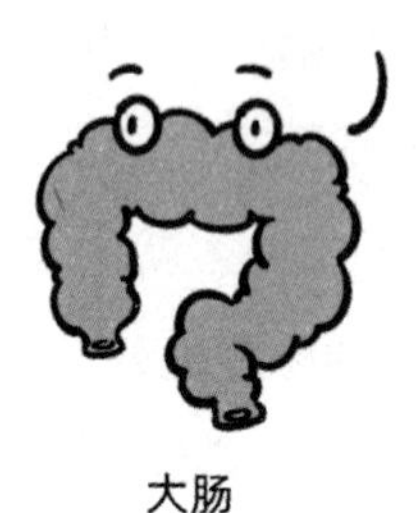
大肠：因为吃了养阴的药，
虽然热去了。但是湿还在，
沤久了仍会化热。
大肠

等到湿重的时候，比如说阴雨天气，或者是雨季，这个时候湿气很重，或者是瓜果吃多了。湿一重，湿属于阴性，会让人产生寒冷的感觉，湿重的人其实是有冷感的，他会觉得很冷，腹部凉。这时候他的肚子开始作痛了，腹痛腹泻。因为湿要往外排，所以他就肚子绞痛，又要拉肚子。这时候，就会有足太阴脾经虚寒的表现。你以为这是寒症，让他吃附子理中丸（请在医生指导下使用本书文章涉及的药物和药方），或者让他吃参苓白术散，又或者让他吃小建中汤或者其他调脾胃的药，甚至让他吃桂附理中丸等温脾肾的药。这个时候，吃了之后，他不腹泻了，肚子也不痛了。可是，他大便却又变干了，或者过两天他症状又反复了。

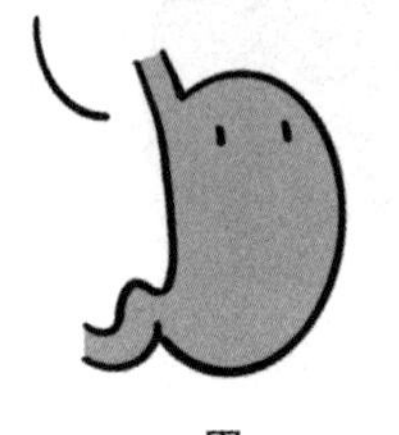

湿热在我们肠胃的时候，如果赶上
阴雨天气（雨季），或者瓜果吃多
了。我们的湿气就很重。因为湿属
于阴性，会让主人感觉寒冷——腹
部很冷，腹痛，腹泻。

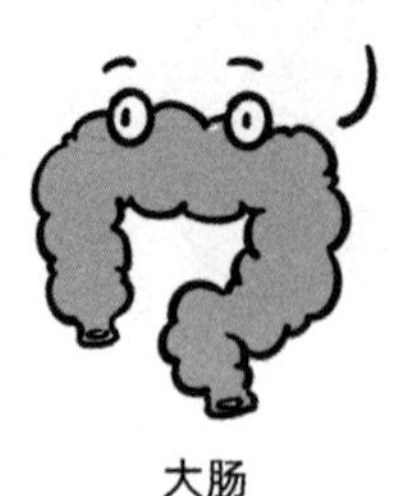
这个时候，很多人误以为是太阴经（足
太阴脾经与手太阴肺经）虚寒，就用小
建中汤证、理中汤证治疗，结果越治
疗，我们（肠胃）的症状就越严重。
大肠

所以，湿热这两个邪气同时在肠，你暂时不要去攻它泻它。而是用清热利湿、能够治肠的药去治结肠炎，只有这样，才能够把这个病根去掉。

2019 年，有位患者来找我治病，主要是治疗腹泻的。患者是男性，35 岁左右，他吃点什么就容易拉肚子。他找我看这个病的时候，病程已经有六年了。

他在广州、深圳以及周边的一些城市找过很多医生，之前的医生开过附子类扶阳的药，开过健脾类的药，开过清湿热的药，也开过补肾的药，却一直没好。

针对这个症状，有人说他是肾虚，这个长期的腹泻是肾虚造成的，叫作肾气不固。因为肾司二便，所以长期腹泻，有可能是肾阳虚造成的，就不停地补，但没有用，越补越泻，最后他就绝望了。

他后来找到我这里治疗。

他把舌头伸出来，我看到他的舌质淡嫩，有齿印，舌体胖大，而且有一层薄白苔，这样的舌象一看就是脾虚的表现。

可是他把舌头卷起的时候，你会看到他舌底是不润的——舌底的黏膜是干燥的，暗红色。他口腔的所有黏膜，不管是上颚的、腮处的或者是咽峡、咽后壁的黏膜，都跟舌底是一致的，偏暗红的，这表示什么？整个口腔是暗红色的，这是热。

舌质淡嫩，有齿印，舌体胖大，薄白苔。
这样的特征看上去是脾虚的舌象。

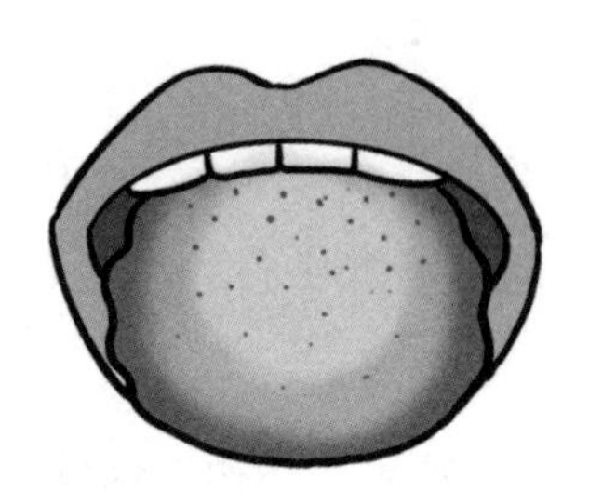

口腔的所有黏膜——上颚的、腮处的、
咽峡的、咽后壁的、舌底黏膜，偏暗红的，
整个口腔是暗红色的，表示是有热的。

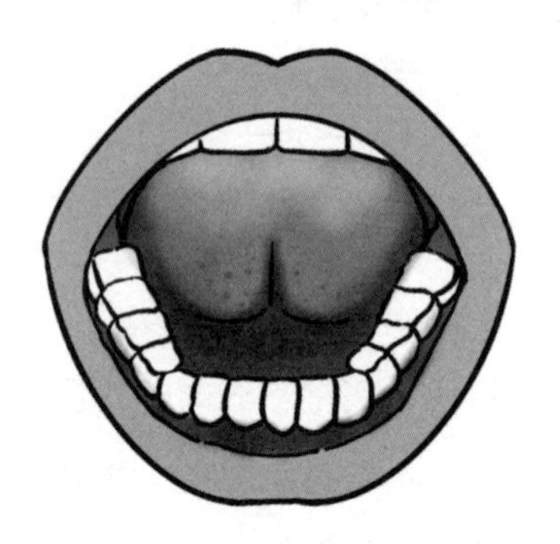

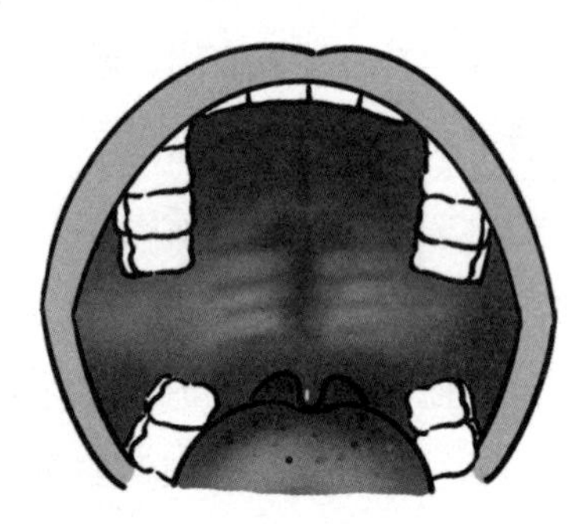

那我们可以以此推测，他的口腔沿着喉咙、食管到胃肠的黏膜。去做胃肠镜检查的话，都可能看到胃肠的黏膜偏暗红颜色。

平时在门诊看患者的肠镜或胃镜的报告，有些人的黏膜没什么血色，很苍白，有些人的黏膜是暗红色的。所以，我们可以从胃镜肠镜的角度去读取中医需要的信息。我们没有透视眼，但是可以通过仪器去感知。我们是可以司外揣内，通过看人的黏膜的暗红，能够推断内部的湿热；也可以借助现代仪器去看，通过看他的肠胃黏膜的色泽暗红还是苍白，推断一个人的气血状态。

我通过这个黏膜就推断他是湿热，但是他这个病程实在太久了。久病必虚，就是说人病久了之后，这个人是虚的，而且久病入络，他的血络也有瘀血，所以一开始我用的是可以既补气又滋阴，同时可以治疗湿热的处方，是什么方子呢?

是李东垣的清暑益气汤（请在医生指导下使用本书文章涉及的药物和药方）。

李东垣的清暑益气汤很好用，对于这种轻证型的，一般用上去就好，但是这个患者不是。

他就是湿热在肠道，虚证并不明显，我用了这个方子没有什么效果。

他每天早上起来就肚子痛，要拉一次肚子，甚至是三餐之后，他很快就要拉肚子。

你看，一个人吃完饭，肚子疼，就把大便排掉，每天三四次，这样很容易让人认为是脾胃虚寒的表现，而且他拉的是水样便，就像虚了一样啊。

可是你看他整个人是暗红的，你把他的脉，那是滑的、数的、有力的。

他甚至是有一边的眼睑是下垂的，看起来像是脾气下陷，你就认为眼睑下垂就是脾虚。所以，一开始也给我一种错觉，认为他是脾虚。

肠道湿热的人，会给人造成一种错误的印象，会让人以为这个人脾虚。实际上是一经刺激它就要往外排——他的肠道因为湿热的干扰，失去了正常的功能了，只要有东西进到肠道，它就排掉——它没有办法去正常发挥消化功能，重吸收（指大肠在接受小肠下注的食物残渣后，具有对残渣中多余水分及其他营养进行再吸收的功能）的功能障碍了，它就直接就排掉了，所以，这种症状，是因为大肠失司，不是脾虚。

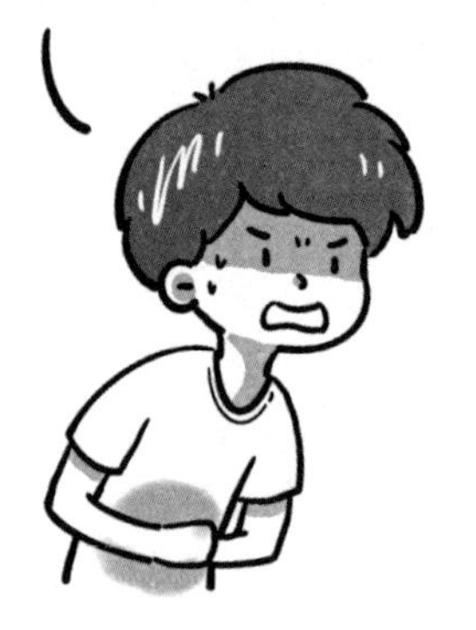
我每天早上起来就肚子痛，要拉一次肚子；三餐之后，很快就要拉肚子。医生说这是脾虚，可是吃了很多治疗脾虚的药也不好。

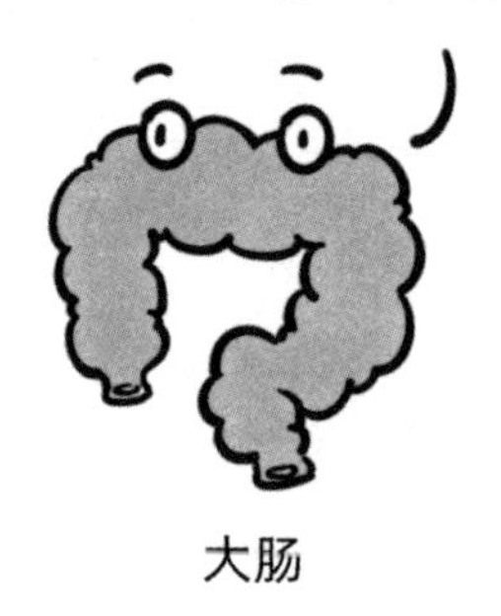
大肠：主人啊，你吃了这么久治疗脾虚的药物没效果。你总是拉肚子的症状，并不是脾虚造成的。
是肠道湿热的干扰，让我（大肠）失去了正常的功能。我（大肠）失司——我重吸收的功能快失去了。
只要有东西进入肠道，我就直接排掉。
大肠

他这种腹泻，会让你以为是脾胃虚弱，但并不是。

只要你治愈了肠道的湿热，肠道的功能自己就恢复了。

这个湿跟热，还有一个很重要的影响要注意。一方面湿邪是阴邪，它会消耗我们身上的阳气，就是湿耗气；一方面热是阳邪，会蒸发我们身上的水分，也就是热会伤津。

故湿热背后的次级病机，就是气津两伤，人会疲乏——所以这个患者会很疲惫，不过这种疲惫是因为湿热造成的，并不是因为脾胃虚弱造成的，但是容易被诊断为脾虚。

他胃口挺好的，吃完就拉，没有力气，这也会被认为是脾虚的表现。

实际上都是因为他胃肠有湿热造成的，有湿热时，胃肠就会施行自救，自己往外排，尽力把湿热排掉，但又做不到完全将湿热清除掉，所以就会产生肚子咕噜咕噜地叫的现象。

因为他气津两伤，人就感觉很疲惫，你会认为他虚，就给他补，结果越补越糟糕。同时这类患者湿热在肠，还很容易出现便血的症状，肛门灼热，痔疮发作，湿热是会往下发展的。

这个患者，最后我用什么方子来治好他的呢？

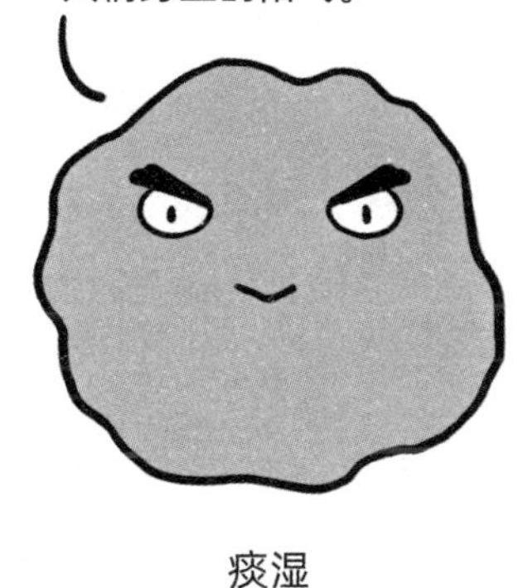
痰湿：我属于阴邪，我会消耗人们身上的阳气。

痰湿

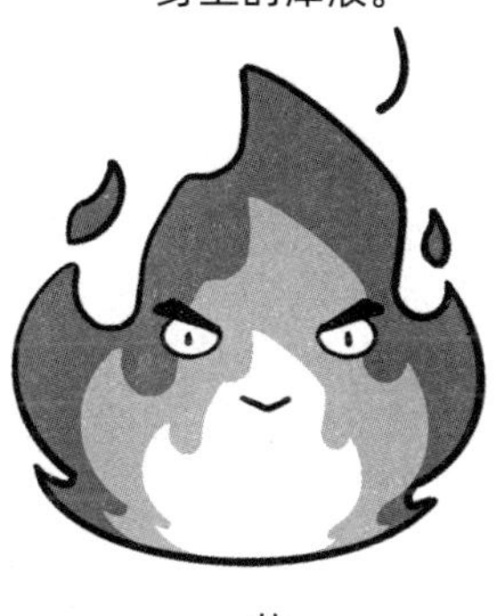
热：我属于阳邪，我会消耗人们身上的津液。

热

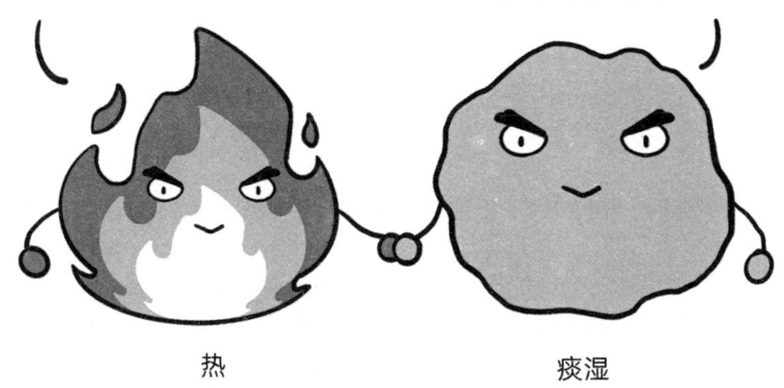
热：我（阳邪）和痰湿联手在人体内兴风作浪，人体内气阴两虚，所以人觉得很疲惫。
痰湿：我和（阳邪）联手，除了能让人觉得疲惫，还让人动不动拉肚子。让很多人以为脾虚。而实际上是我们（湿热）造成的。

热　　痰湿

我用了甘露消毒丹（请在医生指导下使用本书文章涉及的药物和药方）。

三、甘露消毒丹治疗胃肠湿热

甘露消毒丹（请在医生指导下使用本书文章涉及的药物和药方）治疗阳明经湿热毒症。

我祛阳明经湿热毒，最擅长的就是这个方子——甘露消毒丹。

我一直给他用这个方子加减。如果有点咳嗽就加点前胡和桔梗。如果有点气虚腰酸，加点千斤拔和五指毛桃。有时候，确实是有脾虚的表现，我会用点山药、芡实和莲子。

但是主要的方子，还是甘露消毒丹，一直以给他祛湿热为主。

他腹泻的症状就慢慢地缓解了，从一天四五次减少到三四次，又减少到一两次，再减少到一次，治疗到两三个月的时候，他基本就好了。

他说从来没有这么轻松过，以前吃补药都没有这么精神，现在越吃人越精神。

湿热祛了，没有病邪去耗他的气，去伤他的津，不干扰他的脾胃吸收，他就慢慢地好了。

但是有一个问题，就是当他同房完的时候，他的症状又会恢复到原来的样子。

他就很担心，问我是不是肾虚。我说不是肾虚，因为我发现很多患者的阳痿或早泄的问题是湿热造成的。

讲到这里，我就要提一下，阳明主润宗筋。这个宗筋就绕着生殖器，所以阳明本身的阴精——胃阴和肠阴是润宗筋的，胃阴和肠阴本来就消耗量大，他再同房的话，就会把阳明润宗筋的那个精华（胃阴、肠阴）给泄掉了。也就是说，胃肠好不容易培养起来的那种气，又给他消耗掉了，所以他就会出现症状反复。我让他在治疗期间禁止房事。

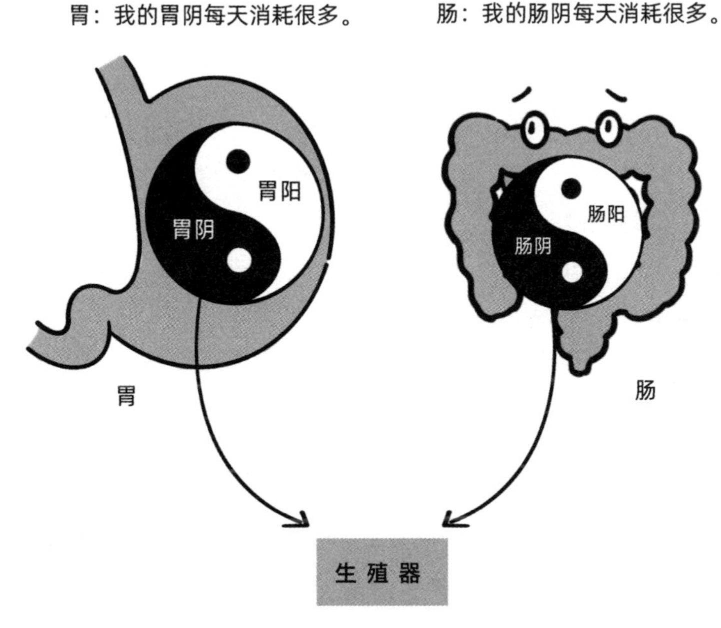
胃：我的胃阴每天消耗很多。
肠：我的肠阴每天消耗很多。
胃阳
胃阴
肠阳
肠阴
胃
肠
生殖器

生殖器：阳明会润我（生殖器即宗筋），
同房会把胃阴、肠阴给泄掉。

我不停地去给他清这个阳明湿热，经过了近一年的治疗，他这个症状基本上就没了，没有再出现腹痛和腹泻的肠道反应。但是他不是完全停药，大概隔一两个月来开一次药。

四、用岭南药治湿热，效果更好

某一天，他又来复诊。

他说有大半年没有出现腹泻了，这次之所以出现这种状况，是因为去拔牙。拔完牙之后，他的症状又反复了。

阳明经是经过牙龈的——和这位患者相反，有位朋友治疗牙周炎后，她的长期腹泻就自愈了。

而这位患者却是拔完牙之后症状又反复了，是因为拔牙伤到了阳明经，我就给他开了专门治疗肠道湿热的岭南本地的药。

主诉：泄泻复诊。

现病：原泄泻基本正常，5 月拔智牙后，症状反复，咽有异物感，口干，舌淡紫红苔薄，脉沉。

诊断：泄泻。

处方：火炭母 10 克，马鞭草 10 克，土茵陈 6 克，木棉花 10 克，白花蛇舌草 30 克，积雪草 30 克，马齿苋 15 克，黄皮叶 10 克，炙甘草 3 克（请在医生指导下使用本篇文章涉及的药物和药方）。

七剂，每日一剂，水煎服，早晚分服。

这个处方，就是专门针对肠道湿热的。

像木棉花、白花蛇舌草、积雪草，还有马齿苋这些药都是治疗肠道湿热的。

木棉花可以治疗肠道湿热入血分，白花蛇舌草可以治疗肠道湿热，积雪草可以，马齿苋也可以。这些药甚至都可以治疗痢疾，痢疾就是早几十年肠道湿热中最常见的一种传染病。

可是他口干，咽喉有异物感，这是他上焦有湿热。

上焦有湿热，我现在不怎么使用上焦宣痹汤，我用黄皮叶替代，再加上马鞭草——马鞭草去湿热的，同时可以治疗咽喉疼痛。

火炭母可以治疗手足口病和疱疹性咽峡炎，也可以去肠道湿热，同时它可以解表，也治疗偏上焦的病——走上焦苗窍，所以喉咙、牙、鼻、耳朵的症状都可以用火炭母。

走上焦苗窍有四味药：黄皮叶、火炭母、马鞭草和土茵陈。

土茵陈（学名牛至）这味药很奇妙的，土茵陈跟绵茵陈不一样，绵茵陈是祛里面的湿，解表没那么强，而土茵陈是凉性的芳香化湿药，它还可以清热利湿解暑。

所以这八味药，能走表走里，有从上走的药，有从下走的药。

结果他这个药吃完一个星期后，就基本好了。

一方水土养一方人，只要居住在岭南这个地方，就会受到岭南湿热的侵扰，人秉土气而生，很多人都会有肠道湿热的症状，用岭南常用的草药治疗，效果会事半功倍，比我以前用甘露消毒丹治病的速度快很多。

肠道湿热的人，还有比较常见的问题是吃点油的、辛辣的东西，比如火锅，他就拉肚子。另外，吃了瓜果等凉的东西也会拉肚子。

他既不能吃热的也不能吃凉的，吃了就拉肚子，但这种人也很容易被诊断为脾胃虚寒，如果按照脾胃虚寒治疗，那方向就错了。

肠道湿热，你辨证准了之后再来治的话，效果就很好。如果认不准，患者的这个病可以带一辈子。

不过，就算你认准了肠道湿热，治起来也有可能要大半年甚至一年的时间。

某天，我在微博感叹说，白花蛇舌草（请在医生指导下使用本书文章涉及的药物和药方）这味药可以通行十二经。有个读者就发了一条评论，说白花蛇舌草治疗慢性结肠炎效果是很好的。

该读者评论：

十多年的腹泻到处求医无效，求尽了名医还是无效，去年无意间碰到崂山白花蛇舌草水这款饮料，一天一罐，腹泻竟神奇般好了。真是感激涕零。后查到《潮州志·物产志》：“茎叶榨汁饮服，治盲肠炎，又可治一切肠病。”

这个读者在我微博留的言，他有腹泻，到处吃药，大概医生开的是以健脾药为主，其实他患的是肠道湿热的病。肠道湿热的病被误诊为其他病的人，实在是太多了。

五、肠道湿热可能会伴有脾肾阳虚，要用心治疗

患了肠湿热的人，有一些确实兼有脾虚，需要加健脾药，这个度怎么把握，很考验医生——要给患者花多久时间去肠湿热，什么时候要加健脾药，加多少；什么时候要加补肾药，加多少。

2021 年 3 月 24 日初诊，某女患者。

主诉：反复胃痛腹泻两年。

现病：持续胃胀，常打嗝，大便不成形，常有水样便；畏风怕冷；入睡困难；耳鸣；胃纳一般；头痛，痛经；紧张焦虑追求完美；舌淡红嫩苔薄，脉弦数。

诊断：胃脘痛。

处方：肉桂 10 克，白芍 10 克，炙甘草 6 克，干姜 6 克，大枣 20 克，菟丝子 10 克，补骨脂 10 克，肉豆蔻 10 克，益智仁 10 克，小茴香 10 克，黄芪 30 克，党参 10 克，炒白术 10 克（请在医生指导下使用本书文章涉及的药物和药方）。

七剂，每日一剂，水煎服，早晚分服。

温针一次，血海、足三里、蠡沟。

这位女患者，她一开始就是腹胀、打嗝，大便不成形，常水样便，又怕风怕冷，入睡困难，耳鸣，胃口也一般，然后头痛，痛经，有追求完美、焦虑紧张这些情况，脉还弦。舌头上看不出她有肠的湿热。

她的症状看上去是虚寒，她有怕冷的感觉，所以我认为是虚寒。后来我再分析的时候，发现我最初诊断是有错误倾向的。她本身确实是有寒证，但又不完全是寒证，你要分开来，她脾肾是有阳虚的，但肠子是湿热的。

我给她治的时候，她脾肾的虚寒有改善，怕冷有改善，但是她的腹痛腹泻没有改善。我先用治疗脾肾阳虚的思路给她治下去之后，她的症状是一步一步缓解的，但是她腹痛这个症状一直没有好转，腹痛、腹泻、肠鸣，就早上起来就肚子痛要去拉一下，这个症状一直没有好转。

2021 年 3 月 31 日，二诊。

仍有腹痛腹泻症状，但总体改善，腿无力明显缓解，手心出汗缓解，舌面淡嫩舌底暗红，脉弦有力。

诊断：腹痛。

处方：吴茱萸 6 克，菟丝子 10 克，补骨脂 10 克，益智仁 10 克，太子参 30 克，白术 10 克，茯苓 10 克，炙甘草 6 克，火炭母 10 克，积雪草 10 克，马齿苋 10 克，葛花 10 克，鸡蛋花 10 克，木棉花 10 克，槐花 10 克。

七剂，每日一剂，水煎服，早晚分服。

最后我用四神丸合四君子汤补脾肾，再加上清肠道湿热的火炭母、积雪草、葛花、鸡蛋花、木棉花这些药，效果很快就上去了。

她上半身开始有了暖的感觉。

由此可见，肾阳虚、脾阳虚可以与肠道湿热同时存在。

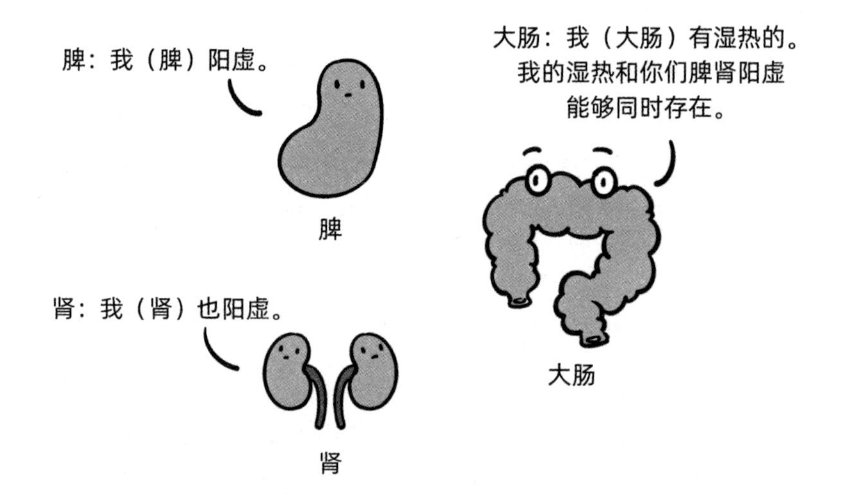

因为腹泻，若用了四神丸之类的温肾阳的药，或者其他的药加大效果，就会忽略患者肠道本身存在的湿热。

所以治病呢，你一定要慢慢地去挖病机，只有挖准了你才能治得好，这个病机挖不准你就只能治病治一半，还有一半治不了。治不了的那一半，又会让你已经治好的其他病恢复到原状。

只有生活在岭南，切身去体会这里的气候，才能感受这个病让人怎么样不舒服，你就会去好好地治。包括我本人，经常会有湿热上身，比如说口腔溃疡、口臭，身上有时候黏腻，有时候便秘，这种交替的情况也出现过。但是我会及时地用祛湿的药让自己舒服。

生活在岭南这个地方，你是没办法逃避掉湿热的。

就算你是外地人来岭南，成为新岭南人，住上几年，很多人都会有这样的肠道湿热的病机，但是很多人不知道自己为什么会出现身上的这种湿热病。

你如果保持原有的饮食习惯，来到岭南就很糟糕。

比如说，四川人喜欢吃辣。当四川人来到岭南，还是总吃辣，久而久之，这些湿热就进到肠里面，人就会口干，然后大便黏臭，肛门灼热。久而久之，伤到了阴气之后，大便会干结。岭南下雨又多，潮气重，湿又进去了，皮肤瘙痒，湿疹这些都会伴随而来。所以，作为中医，会祛湿热，而且会祛肠道湿热，在岭南你才能够打开一定的局面，因为很多的疑难杂症，关键是这个湿热引起，看你怎么祛。

你把湿热定位定准了，你才能够把这个病治好，包括我治的大部分腺样体肥大的小孩。这么多年看下来，没有一千也有八百个孩子，大部分都有肠道湿热的问题，我主要用甘露消毒丹祛湿热，他鼻子就能通畅。

腺样体：很多孩子把我（腺样体）“养”得肥大，
多数是因为肠道湿热。如果是肠道湿热的问题造成的
腺样体肥大，可以用甘露消毒丹治疗，鼻子就畅通了。

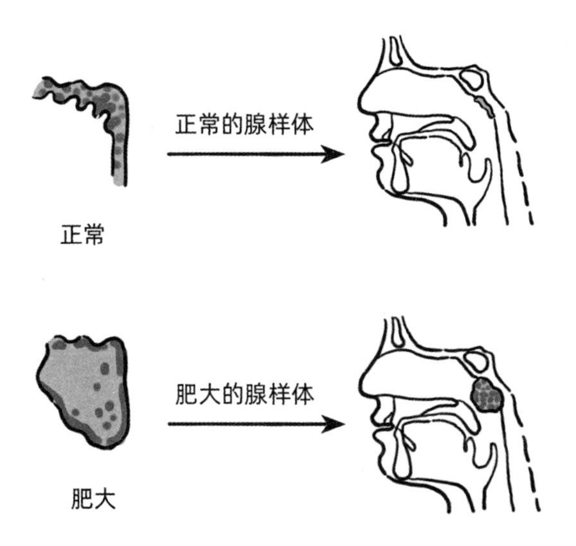

在城市里，人们生活条件比较好，很多孩子喜欢吃牛排或羊肉，零食吃得也多，他们不像农村的孩子满山跑，很少运动，所以肠道湿热的

症状也很普遍。

现在物质丰富了，大家都吃得好却运动不多，吃得太好就要付出代价——排得不好。肠道湿热会造成大便干结与腹泻交替。患者大便干结的时候，羊屎蛋里面可以伴有点黏液，患者腹泻的时候，可以带点血，或者是肛门灼热、肛裂。患者明明拉的是不成形的大便，怎么肛门会痛甚至还会裂开呢？按理说应该硬了才会导致肛裂，怎么患者拉黏臭的便、糊状便怎么也会把肛门弄坏呢？其实这是湿热造成的，湿热入络伤了血分，就会导致出血。

六、甘露消毒丹

这个甘露消毒丹（请在医生指导下使用本书文章涉及的药物和药方），我在微信公众号里反复地提及了五六年了，很多人都了解了这个药物，简单介绍一下。首先它不是一粒丹药，而是一个药方的名称，现在临床用往往做成汤剂，当然也有用作散剂或丸剂，但都有效。

这个药方是怎么来的呢？相传在清朝雍正年间，江南暑湿时疫流行，有官员请叶天士先生制此方，存活无算[①]。

可惜的是这个方子，并没有收录在《温病条辨》里面去。以至于很多人都忽视了这个方子。

幸好《方剂学》里收录了甘露消毒丹的本方。

---

① 存活无算，意思是令很多病重的患者存活了过来，无法计算人数的多。

甘露消毒丹[①]

（《医效秘传》）

组成：飞滑石[②]十五两[③]（450g），绵茵陈十一两（330g），淡黄芩十两（300g），石菖蒲六两（180g），川贝母、木通各五两（150g），藿香、射干、连翘、薄荷、白豆蔻各四两（各120g）。

用法：各药晒燥，生研细末。每服三钱（9g），开水调服，日二次；或以神曲糊丸如弹子大（9g重），开水化服。

功效：利湿化浊，清热解毒。

主治：湿温时疫之湿热并重症。身热倦怠，胸闷腹胀，肢酸咽肿，颐肿口渴，小便短赤，大便不调，舌苔淡白或厚腻或干黄。或吐泻，淋浊，黄疸等。

制方原理：湿温时疫，邪气留恋气分，湿热交蒸，故发热倦怠；湿阻气机，故胸闷腹胀；湿热蕴结中焦，脾胃升降失司，清浊相混，故吐泻；湿热下注，故小便短赤，甚或淋浊；时疫热毒上攻，则咽颐肿痛，口渴；热为湿遏，郁阻于内，不得发越，则发黄。舌苔或白或腻或黄，为湿热内蕴之象。本方证病机为湿热或湿毒合邪，湿热并重，邪客三焦，并以湿热毒邪郁遏为要点。治当分解湿热，畅利三焦，并行清热解毒。

方中重用滑石、茵陈、黄芩三药为君，滑石性寒滑利，既清热解毒，又渗利湿热，使湿热疫毒从小便而出；茵陈善清肝胆脾胃之湿热，亦能利湿热下行退黄；黄芩清热解毒而燥湿。三药相配，清热祛湿两擅其长。臣以木通助清利湿热，贝母、射干散结

① 引自人民卫生出版社出版、谢鸣主编的《方剂学》。

② 飞滑石，现在规范的叫法为滑石。

③ 两，计量单位。古时的度量衡制度在各个历史时期有所不同，因此古时不同时期的两，和当代计量单位之间换算比例不同。

消肿而利咽。连翘、薄荷疏泄上焦而清热解毒。佐以石菖蒲、白蔻仁、藿香芳香化浊，醒脾和中。诸药合用，使湿去热清，气机调畅，诸证得解。

制方特点：本方集清解、渗利和芳化三法于一方，其功用为清热祛湿之中而长于解毒散结消肿。

临床应用

用方要点：本方适用于湿热时疫，邪在气分，湿热并重之证。临床以发热倦怠，口渴尿赤，或咽颐肿痛，舌苔白腻或干黄，脉濡数为使用依据。

临证加减：咽颐肿痛甚时，加山豆根、板蓝根、丹皮以增解毒利咽之功；黄疸明显时，加栀子、大黄以加强利胆退黄之力。

现代运用：主要用于肠伤寒、传染性黄疸型肝炎、胆囊炎、急性胃肠炎、肠伤寒、钩端螺旋体病等证属湿热并重者。

注意事项：若湿重于热，或湿已化热，热灼津伤者，本方不宜。

现代研究：本方对实验性内毒素发热模型大鼠有较好的解热作用，可以完全抑制内毒素引起的体温升高，并使体温降至用药前的正常体温以下，作用持续 2 小时以上。甘露消毒丹全方、残方Ⅰ（藿香 2g，白蔻仁 2g，薄荷 2g，石菖蒲 3g）、残方Ⅱ（黄芩 5g，连翘 2g，射干 2g，川贝母 2.5g，茵陈 5.5g，滑石 7.5g，木通 2.5g）及加味（即甘露消毒丹全方加板蓝根 5g，大青叶 5g）四方对细胞的最高无毒浓度均为 1:40（25g/L），各方该浓度对柯萨奇病毒 B2、B3、B4 株在培养细胞内的增殖产量均有明显的降低作用，表明甘露消毒丹及其变化方能抑制柯萨奇病毒在培养细胞内的复制，能预防柯萨奇病毒的感染。有关清热化湿三方（甘露消毒丹、茵陈蒿汤、茵陈四苓汤）对小牛血清白蛋白复制大鼠免疫性肝损伤模型治疗作用的观察表明：三方均可降低谷转氨酶（ALT）及透明质酸（HA），甘露消毒丹可降低血清前胶原Ⅰ（PC Ⅰ）、甘胆酸（CG）和改善电镜下的肝纤维化变化。

甘露消毒丹的退热、抑制病毒和保肝等作用为理解本方清热解毒、利湿化浊的功效以及本方临床治疗发热、黄疸、肝炎等病提供了一定的药理依据。

方论选录

王孟英："此治湿温时疫之主方也。六元正纪，五云分步，每年春分后十三日，交二运。征，火旺，天乃渐温。芒种后十日，交三运。宫，土旺，地乃渐湿。温湿蒸腾，更加烈日之暑，烁石流金，人在气交之中，口鼻吸受其气，留而不去，乃成湿温疫疠之病。而为发热倦怠，胸闷腹胀，肢酸咽肿，斑疹身黄，颐肿口渴，溺赤便闭，吐泻疟痢，淋浊疮疡等证。但看患者舌苔淡白，或厚腻或干黄者，是暑湿热疫之邪，尚在气分，悉以此丹治之立效。并主水土不服诸病。"（《温热经纬》）

歌诀：甘露消毒蔻藿香，茵陈滑石木通菖；芩翘贝母射干薄，湿温时疫是主方。

这个方子，大家也不要想着去药店或网上买成药，目前没有成药。有的都是个人做的。

我的微信公众号上经常会讲方名，很多人经常上来就问，某个方子哪里有卖。

我遇到不会的问题，一般是先搜索，看看这个东西是什么，有没有卖，一搜就知道。

如果没有卖，那就百度百科上查一查，大多时候有答案。

很多时候，给个方名，就代表医生根据自己对患者的病情及对处方的运用经验去开相应方名的处方。患者到药房抓药，然后自己煮药，或叫药房代煎——这种基础的事就不多说了，不过我还是强调下，你自己别擅自用药，一定要在医生的指导下使用。

本方可以用散，或做成丸。

但临床上用起来，其实就是按一个处方使用。

我个人的经验加减用方用量是：

枇杷叶10克，郁金10克，淡豆豉10克，藿香10克，白豆蔻10克，石菖蒲10克，连翘10克，薄荷5克，射干10克，绵茵陈12克，滑石10克，通草3克，黄芩10克，浙贝10克，焦山楂10克，焦麦芽10克，焦神曲10克，鸡矢藤10克（请在医生指导下使用本书文章涉及的药物和药方）。

我第一次用这个方子，是在2009年的暑天。当时我的QQ空间里有这样一段记录：好辛苦。体温38.4℃，咳嗽、无痰、头晕、乏力、纳差、口微渴，小便清、大便无，舌红苔白，脉数。

那个夏天，我在广州，跑家庭病床，就是骑着自己买的自行车，上门给患者针灸推拿，这个天，你觉得我中不中暑?

肯定是中暑啊，那会儿的我还年轻，还能受得了这种毒太阳，但也架不住一个星期五天往外跑，高温补贴都不够我喝凉茶的。

广东这个天，你说热，是真的热，人都快热化了。

但广东又近海，海风是湿润的，而且多雨水，哪怕是干旱，也有雨水，就是会有湿热交蒸，加上毒太阳。就很容易染上了湿毒热毒，以及暑气。

在外面太阳底下骑自行车，挥汗如雨，我的衣服是湿的，汗为心液，汗也是津液而化，津能载气，汗一走，就是津与气同时丢失，即为气阴两虚。

所以夏天，人特别容易没有精神，还口干。

在广东珠三角，这种病机最常见：气阴两亏 + 湿热毒。

如果太阳特别猛的情况下，就是湿热毒为盛，一定要及时清掉，因为过量的太阳热辐射就是毒，哪怕你平时是脾胃虚寒的人，这时候热毒也盛，不清也不行。

这个时候，用甘露消毒丹最合适不过了。

当时，我就是用的这个方子退的烧，真的感觉到湿热造成的发烧，没有什么方子能比这个方子神速了。

我回想起小时候自己怎么给自己治发烧的。

畏寒怕冷的情况，常常有给自己捂被子出汗的方法，有时有用，真受风寒了，捂被子出汗很管用。但是，1998 年夏天的时候，由于湿热造成的畏寒怕冷，又发烧，真的不是靠出汗之类的方法能解决的。当时我买了本《常见病自疗手册》（李维立编，华南理工大学出版社），里面有个方子，就是含一片大蒜在嘴里，含了半天不退烧，越含口越臭。

尤其是我以前吃菠萝后发的烧，那绝对是湿热型的，怎么都退不下来，必须要化湿才能退烧。

用过一次甘露消毒丹，不等于就熟悉了这个方子，真正了解这个方子，是在 2014 年，离我 2009 年用这个方子，过去了五年。

那年开始，我接触了大量夏天发热的患者，最常见的病就是疱疹性咽峡炎与手足口病，甘露消毒丹对这两个病，效果基本是专病专方，不敢说百分之百有效，七八成都是三天治好的。

很多有湿热的小朋友，还夹有食积，一定要加麦芽、神曲、山楂，最好还要加点鸡矢藤，这样治起来，效果就更快了。

你用发汗的退烧药，就是退了几小时，没多久又就烧起来，可以折磨你一个星期，但是用了甘露消毒丹，基本就会缓慢地退下来，不再反弹。

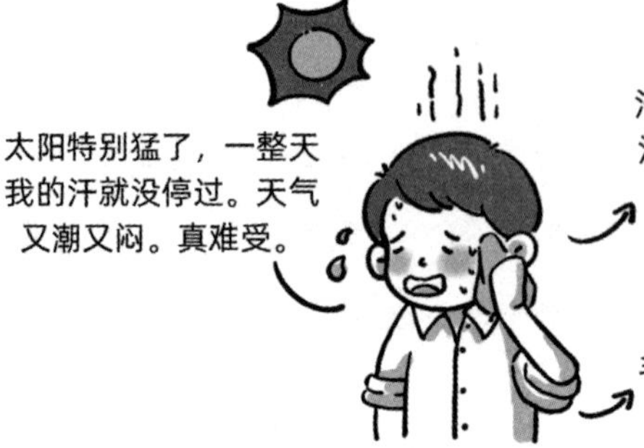
太阳特别猛了，一整天
我的汗就没停过。天气
又潮又闷。真难受。
汗是津液而化，津能载气，
汗一走，就是津与气同时
丢失，造成气阴两虚。
天气温度高，又潮湿，
毛孔大开，湿热侵入人体。

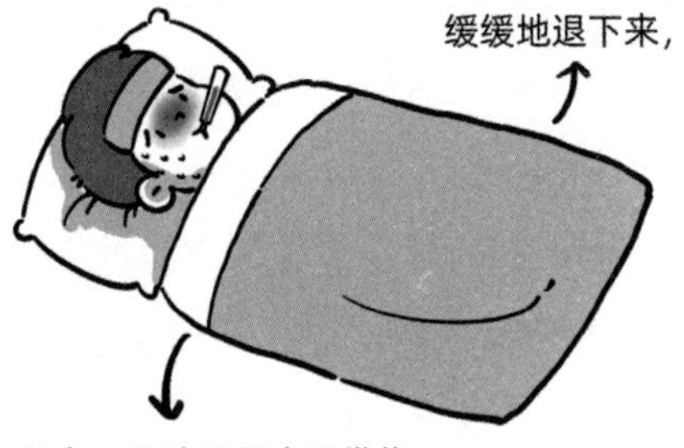

畏寒、发烧问题，基本就会

真受了风寒，导致了畏寒又发烧，
捂被子出汗管用。如果是湿热造成的，
用出汗的方法解决不了问题。
往往出汗后降下温来，几个小时后又发烧起来了。

但要注意忌口，最好不要吃肉，不要喝奶，不要吃甜食。

前面铺垫那么多，是为了说明，甘露消毒丹是治疗阳明湿热的极为重要的一个方子，针对胃肠湿热，可以在医生的指导下放心使用。

甘露消毒丹并不是只针对湿温发烧而用的，很多符合阳明经有湿热的慢性病也可以用。

除了这个重要的方子外，还有一些青草药也可以，如上文提到的白花蛇舌草、积雪草、马齿苋、酢浆草等也可以治疗湿热。

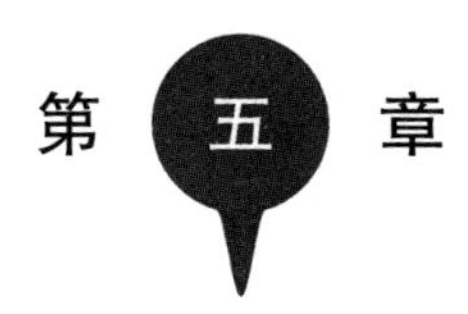

从津液代谢中间环节看湿热

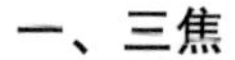

一、三焦

- 三焦是六腑的重中之重。
- 三焦是孤腑，是空腔器官，有名无形。
- 陈朝祖教授的中医治法与方剂里，认为三焦是由膜原和腠理组成。
- 以房子来比喻人体，整个房子的空间就是三焦。
- 心是主人，主导渎之官。三焦参与了代谢，代谢就是更虚更实。

运行模式：消化系统先处理完，进入到三焦系统，三焦再气化分布津液垃圾，有用的用掉，没有用的排泄掉。

二、三焦的功能

- 通行元气
  - ○元气是整个人的动力系统，相当于火气，是有温度的。
  - ○三焦是孤腑，如果元气不通畅，积在三焦就会闷在里面，就会化火，就有相火，特别容易郁热。
- 运行水谷
  - ○三焦分布营养物质：举例，去超市买了一堆食品，先把包装盒拆了（对应的是消化），然后就拿到了这个房子中（房子对应三焦，五脏六腑为三焦所容纳）。窗户相当于呼吸系统，对应肺。
  - ○厨房相当于脾胃，做饭就是腐熟食物。
  - ○动力（电力系统）对应肾。下水道对应膀胱。
  - ○三焦是决渎之官，决定这些东西放在哪里。三焦分布完之后，屋子里的人（对应的器官）用完以后，产生了新的垃圾，要从大门口扔出去——对应人体则是，食物从消化道进来，代谢产物从膀胱、大肠、皮肤和呼吸出去。
  - ○人的三焦，它有弹性。人吃了很多饭菜能量，不去运动，能量就积攒在三焦，形成痰湿。但是，它还可以转化为能量。
  - ○三焦容纳很多的痰湿和代谢产物。五脏主要是藏精气，是实的，不藏其他东西。六腑以通为用。在比较极端的情况下，痰湿实在太多了，可能会在五脏里面存一些。

○三焦运行水液，决渎之官，水道出焉。津液的布散，在三焦里面进行，它靠脾胃在三焦里升清降浊，肺宣发肃降，肝气去疏泄，另外还需要心肾要相交。

三、三焦代谢出现问题

●最主要的表现，津液布散出现问题，津不上潮。

○最主要的感受就是口干。同时大便干，排得不顺畅。

○问题出现在整个三焦的气化上，津液因为痰湿阻碍了气的运行，脾胃不能够把气往上升到口腔里面，叫做津不上潮。大便干燥是因为由三焦到大肠这个阶段不能更虚更实了。

●容易上火

○三焦的火，最主要表现在口苦。三焦通行元气，运行水液，它里面有水有火。痰湿一堵，元气运行不顺畅，就阻碍在那里，变成了火。所以三焦很容易上火。

○三焦属于手少阳三焦经，它跟足少阳胆经有直接经络联系的通道。三焦与胆相通，三焦火借胆走，所以会出现口苦，特别是早晨的时候口特别苦。

○并不是所有的口苦都是因为三焦有火或胆有火，其他地方的火，例如心火，有时候也会导致口苦，但是常见的还是胆有火导致的口苦。

○三焦与手厥阴心包经是表里经，衔接更强，而心包经也是一个空腔，有空腔的地方就容易容纳痰湿。

○痰湿填在心包，会出现胸闷、心烦、心慌。治疗这些症状要化痰，比如用温胆汤。

●通行元气不畅

○元气分布不正常，就会出现上热下寒，还会出现又怕冷又怕热的症状，盖被子的时候觉得热，掀开被子又觉得冷。

○元气是火，火性炎上，三焦不能正常运转，火就停留在上面，下面肾水就很寒。

○表现：脸上长痘痘，长口腔溃疡，睡不着觉，下半身膝盖又凉，

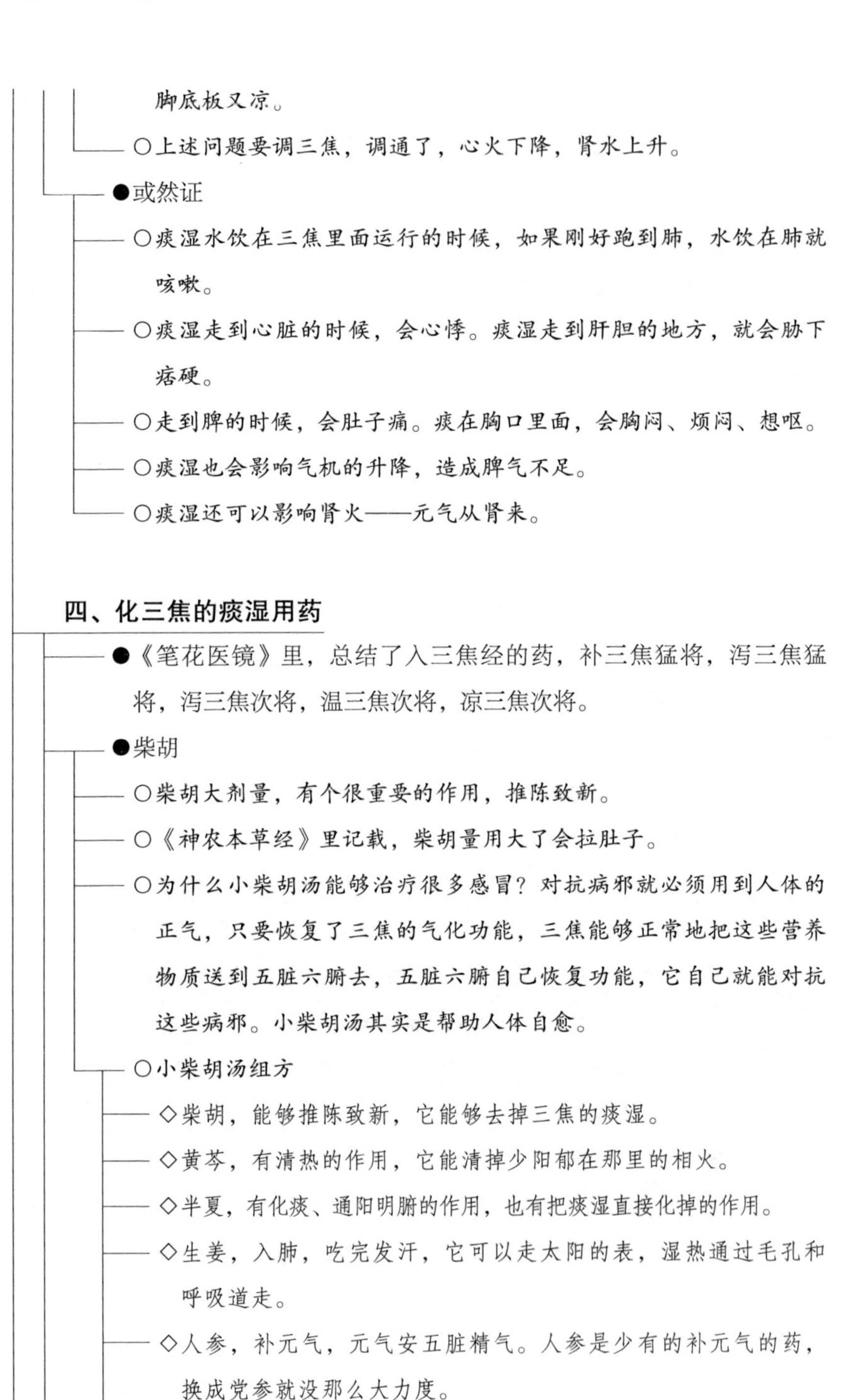

脚底板又凉。

- ○上述问题要调三焦，调通了，心火下降，肾水上升。

●或然证

- ○痰湿水饮在三焦里面运行的时候，如果刚好跑到肺，水饮在肺就咳嗽。
- ○痰湿走到心脏的时候，会心悸。痰湿走到肝胆的地方，就会胁下痞硬。
- ○走到脾的时候，会肚子痛。痰在胸口里面，会胸闷、烦闷、想呕。
- ○痰湿也会影响气机的升降，造成脾气不足。
- ○痰湿还可以影响肾火——元气从肾来。

四、化三焦的痰湿用药

●《笔花医镜》里，总结了入三焦经的药，补三焦猛将，泻三焦猛将，泻三焦次将，温三焦次将，凉三焦次将。

●柴胡

- ○柴胡大剂量，有个很重要的作用，推陈致新。
- ○《神农本草经》里记载，柴胡量用大了会拉肚子。
- ○为什么小柴胡汤能够治疗很多感冒？对抗病邪就必须用到人体的正气，只要恢复了三焦的气化功能，三焦能够正常地把这些营养物质送到五脏六腑去，五脏六腑自己恢复功能，它自己就能对抗这些病邪。小柴胡汤其实是帮助人体自愈。
- ○小柴胡汤组方
  - ◇柴胡，能够推陈致新，它能够去掉三焦的痰湿。
  - ◇黄芩，有清热的作用，它能清掉少阳郁在那里的相火。
  - ◇半夏，有化痰、通阳明腑的作用，也有把痰湿直接化掉的作用。
  - ◇生姜，入肺，吃完发汗，它可以走太阳的表，湿热通过毛孔和呼吸道走。
  - ◇人参，补元气，元气安五脏精气。人参是少有的补元气的药，换成党参就没那么大力度。

◇甘草、大枣，补脾的，还补气，它提供了元气来帮助三焦运行。

◇小柴胡汤虽然是少阳的主方，但是他其实兼顾了阳明，也兼顾了太阳。

●组合用药

○**小柴胡汤加保和丸**

◇用得最多的化三焦痰湿的组合。

◇适应症状：三焦湿热导致的发烧、咽干口苦、头晕目眩、胸闷、大肚腩、胆区不舒服。

◇适当的情况也用越鞠丸。

◇积食→往三焦满溢→使用小柴胡汤恢复三焦的气化，肠道通畅后，多余的痰湿就不会往三焦溢，这就是小柴胡汤在外感病里面的运用概率这么高的原因。

○**柴胡达原饮**

◇湿气如果特别重，小柴胡汤都去不掉的情况下，舌苔又是像积粉一样，可以在小柴胡汤基础加上达原饮（达原饮加上后成了柴胡达原饮），达原饮入膜原。

○**柴平汤：小柴胡汤加平胃散**

◇如果还有三焦的湿热还去不掉，除了用越鞠丸和达原饮之外，还可以用平胃散。平胃散兼顾了胃中的寒湿导致的胃气不降。

◇如果只是食积引起的胃气不降，放放屁就好了。而这种大便不是特别干，只是存在胃胀的情况。可以小柴胡汤合上平胃散，就是柴平汤。

○**小柴胡汤加甘露消毒丹**

◇三焦的湿热用小柴胡汤，如果湿特别重，可以合上甘露消毒丹。

◇甘露消毒丹里面的黄芩，它具有清郁热的作用。绵茵陈，它是肝胆脾胃的湿热都清，清肝胆时也间接地清了三焦，所以甘露消毒丹是可以治疗黄疸病的。

一、三焦通了，很多病就好了

我认为三焦是六腑的重中之重。

为什么我有这样的认识呢？缘于我自身的体验。

某段时间，我开始喝柴胡剂，原因是我喝柴胡剂之前大概有半年的便秘史，而且入睡困难，反复口腔溃疡，口臭，便秘，我吃祛湿的甘露消毒丹，得不到明显的效果，腻苔化不掉，口疮下不去。我用增液汤、保和丸、枳术丸甚至大黄等治疗都没有用（请在医生指导下使用本书文章涉及的药物和药方），也就是说，无论是用健脾或者祛湿的方法，还是用润肠的、泻下的方法都没有用，而且那半年时间里，我每天早上起来就觉得自己口苦。

刷完牙之后嘴苦就好了，但是睡一觉，第二天早上起来的那一瞬间还是口苦，我就搞不明白我这个症状到底怎么回事——我很明显看到自己有湿热，可是从阳明经去治，却怎么都没有用。

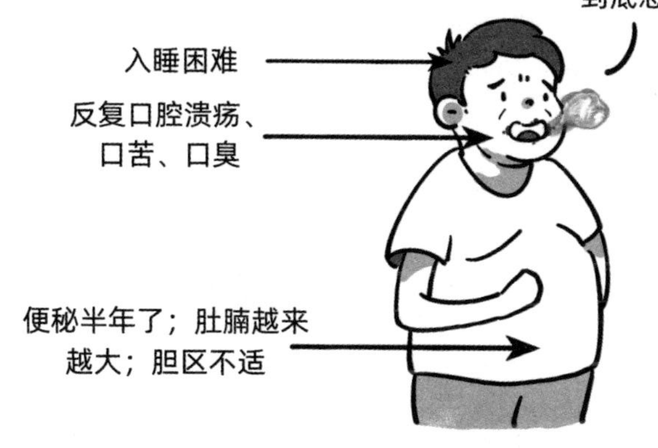

医不自医，我忽略了自己越来越大的肚腩，也忽略了经常出现的胆区不适，胆囊总是隐隐的，好像痛又不像痛，平时吃点消炎利胆片就能缓解。

于是，一个同行给我开了柴胡加龙骨牡蛎汤（请在医生指导下使用本书文章涉及的药物和药方）的方剂，它不是原方，他给我开的方子比较庞杂，我记不太清了，但是喝完药之后，我晚上口干的症状马上就缓解了，第三天完全不再口干，第四天开始大便正常了，然后吃到后面我就给自己开处方。

我开的就是大小柴胡汤合柴胡加龙骨牡蛎汤加减（请在医生指导下使用本书文章涉及的药物和药方），就是柴胡、黄芩、党参、半夏、炙甘草、生姜、大枣，再合上茯苓、桂枝、龙骨、牡蛎、白芍和枳壳（或者枳实）加酒大黄。

这十四味药吃了之后大便很通畅，因为有酒大黄，但是我在吃含柴胡的方子之前，我加大黄是没有用的，我大便通不下去，通下去也马上便秘，但是用了柴胡剂之后，整个情况就改变了，就是人的津液能够正常分布了，口不干了，持续半年的早上口苦消失了，然后大便开始通畅了，津液能够正常分布了（柴胡入三焦，且推陈致新，能疏通三焦，并改善三焦的气化），然后我就接着吃保和丸。

这个时候吃保和丸，大便就完全能通了。

之前吃保和丸是通不下大便的，但是自从我用柴胡剂恢复了三焦气化之后，再吃这个保和丸，大便就很通畅了，然后，吃一两瓶保和丸下去，肚腩就下去了，一下子瘦了五六斤。

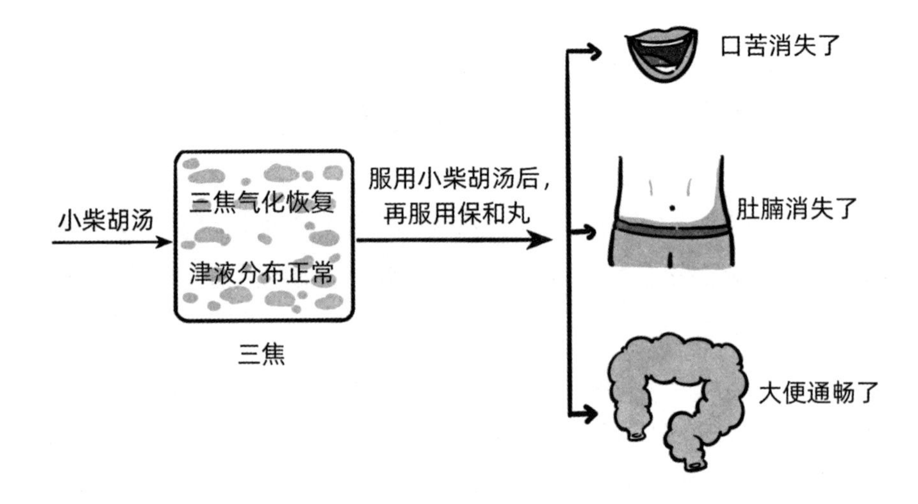

我由此开始深入思考三焦的问题。

我发现胃肠道满溢的痰湿一定是渗到三焦，三焦不通，大便就不得下，津液也不上潮，而且还要借胆的通道去排泄三焦的湿气，然后很容易造成胆囊的炎症，让胆区不适，从而影响到肝气的疏泄，于是就出现了脾气暴躁，口苦，然后心火还不下降，心慌，晚上睡不着觉，两三点都睡不着觉，睡着了又容易醒，但我还没有出现脚冷的下寒症状，上热症状却很明显了，我吃了这个柴胡龙骨牡蛎之后，就能够正常入睡了，口苦没有了，口干没有了，大便也正常了，再也没有便秘过，到现在几个月过去了，大便一直很通畅。

我发现三焦通完之后，我不仅吃保和丸能很顺畅地把我肚腩的痰湿化一化，食积化一化，而且我还能够吃龟鹿二仙胶，吃了不上火。我之前吃的时候是补不进去的，一补就会口腔溃疡，睡不着觉。

而现在我已经吃了一两个月的龟鹿二仙胶了，却一点都不上火，大便也很通畅。

而且自此之后，我就特别嗜睡，白天也是想睡，晚上也想睡，就是通完三焦之后，睡眠也改善了。

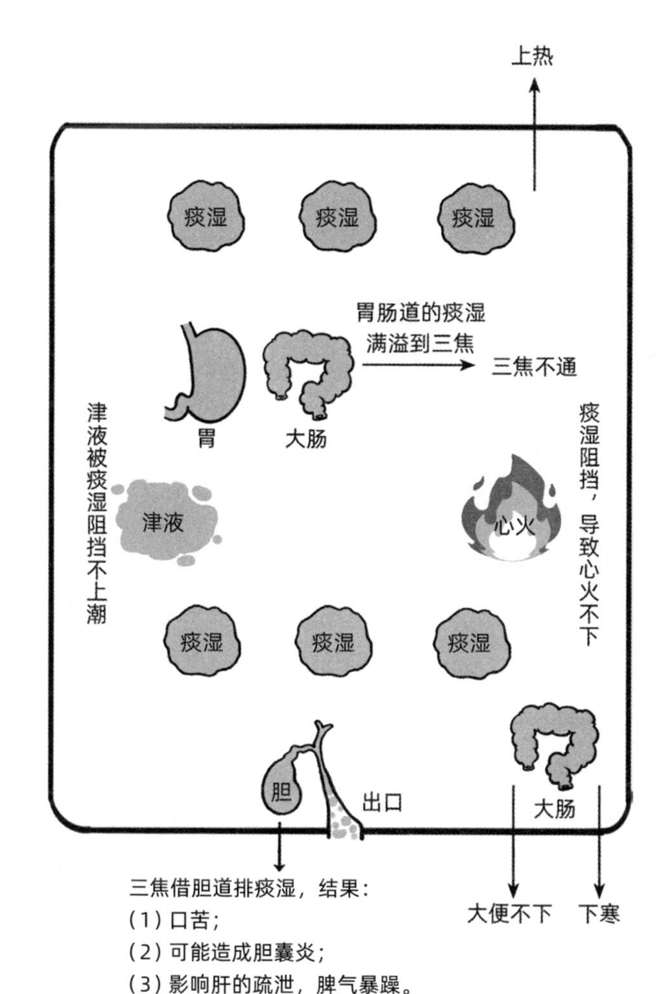

龟鹿二仙胶，是很补的药，我吃进去竟然不上火，而且，第二天神清气爽，所以我就越来越深刻地认识到三焦通畅有多么的重要，它不亚于肠道的通畅。

前面讲肠道湿热的时候，我们知道了整个消化道是津液代谢的第一个环节，第一个环节结束，接下来就进入下一个气化的场所，就是由肠道消化吸收之后，这些水液进入三焦，在三焦里面进行气化，再分布到全身五脏六腑及其他地方去营养全身。

三焦给各个脏腑运输津液的时候，它本身也要消耗津液，就是财务给各个部门发工资的时候，财务本身自己也要领工资。

二、三焦到底是什么

讲到三焦，大家会很困惑，三焦是什么？

三焦是个孤腑，是个有名无形的一个东西，它是一个空腔器官，它里面囊括了很多东西。

在陈潮祖教授的《中医治法与方剂》里面，讨论过三焦是什么。

足少阳胆由胆管和肝相连，有形可征，向无争议；唯手少阳三焦有无形质，《内》《难》伊始，即开争论之端。持《内经》之说者，谓其有形；宗《难经》之说者，谓其无形。其实，手少阳三焦是由膜原和腠理组成，确有形质可征，勿庸争辩。三焦之膜，大至胸腹之膜，小至细胞之膜，广阔无垠，故称膜原，是连接全身上下内外组织，膜外空隙，包括皮肤之中、分肉之中、胸腹肓膜、五脏经隧夹层、眼膜间隙、脑外腔隙、称其为腠，膜之所至，腠即随之，膜腠合称少阳三焦，成为卫气水津升降出入之路。因其随处异形，所在皆有，不似其他脏腑有其固定形态，仅居一隅，是故《难经·二十五难》才谓“心主与三焦为表里，俱有名而无形”。所谓有名而无形，是言有名而无一定形态。因其无处不有，漫无边际，景岳才谓三焦“际上极下，象同六合，而无所不包也”。所谓六合，乃指天地与其东南西北言也。

陈潮祖教授认为，三焦是由膜腠组成，就是说所有的膜形成的空腔，大的胸腹之膜、小至细胞之膜，广阔无垠，叫膜原，就是所有的空隙都可以称之为三焦，这些空隙的地方就是进行气化的场所，同时也是水液害化后变为痰湿并储存痰湿的地方，所以痰湿才能全身无处不到，也就是说痰湿在三焦里面作怪。

我这样讲大家可能有点不太好理解，既然都是三焦了，那为什么还分五脏六腑呢?

打个比方，人体是一个三焦，它里面住着五脏六腑，而五脏六腑里，则是不计其数的三焦的大小“机构”——我们可以把房子理解为一个三焦场所，房子里面有主卧，有次卧，有厨房，有厕所，有储物间，有进水系统，有电力系统，有下水道。

如果房子没有人住，那它就是空房子，空房子是个死物，那么它必须要有个主人，主人管理、主导着整个房子。房子的主人，对应的是人体三焦里的心，心主导着五脏六腑。

房子里要有窗户和外面通风，以便人们能够呼吸新鲜的空气，窗户就相当于我们的呼吸系统——对应的是在人体的三焦里面的肺。

在房子里，我们要做饭，要腐熟食物，那就需要厨房，厨房对应的是人体三焦里面的脾胃。

一个房子必须要有动力系统，房子里很多地方有插座，插上去插头之后，吹风机能吹风，电脑能打开，这是房间的动力（电力）系统，它对应的是三焦里的肾——肾主元气。

房子里的下水道，对应的人体三焦里的膀胱——州都之官，古人说“膀胱者，州都之官，津液藏焉，气化则能出矣”。

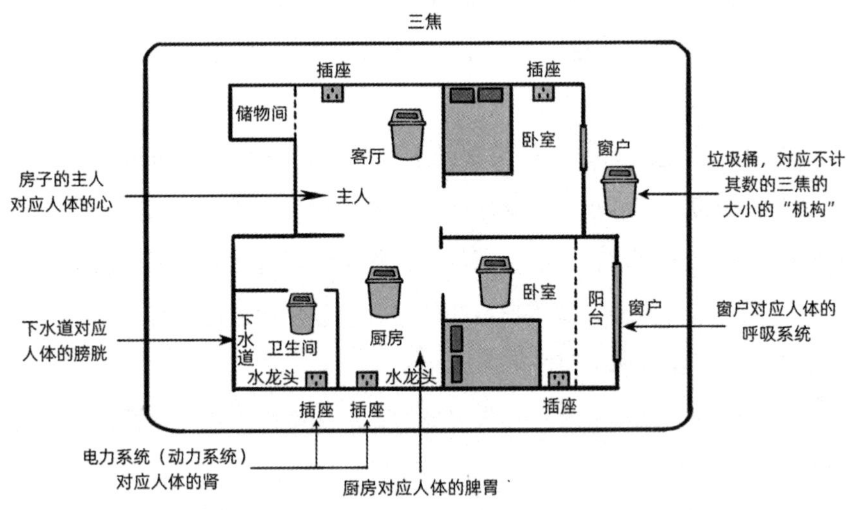

本示意图中三焦里，心不等于房子的主人，膀胱不等于下水道，肾不等于电力系统，脾胃不等于人体的厨房，呼吸系统不等于窗户，垃圾桶不等于三焦，图中所作比方，并不真实等于，只是为了方便读者理解。

三焦功能之一：决渎之官的比喻

如果你在主卧里面打盆水洗脚，洗完脚之后，你总不能把水泼在卧室里吧，你要把它倒到浴室的下水口，它就流走了，就像在三焦里面产生的废水，需要气化的作用排到膀胱。

房子的每个房间常常都有垃圾桶，卧室、客厅、书房、卫生间、厨房，各个地方都有垃圾桶，因为每个房间都会产生垃圾，这些垃圾在每个房间里产生，我们要统一去收起来，然后存到大垃圾桶里面倒掉。

对应到人体来说，三焦可以帮助人体里面搞清洁。

也就是说，心肝脾肺肾都可以产生痰湿，它往三焦里面排，痰湿都停留在三焦里面，所以三焦就成了一个藏污纳垢的地方，所以为什么三焦叫决渎之官呢？

所有垃圾都可以在三焦中收集、储存和处理，然后进入第三个环节——津液代谢结尾环节。

在津液的结尾环节里，该从大便走的就从大便走，该从小便走的就从小便走，该从呼吸走的就从呼吸走，该从汗走的就从汗走，各走各的。

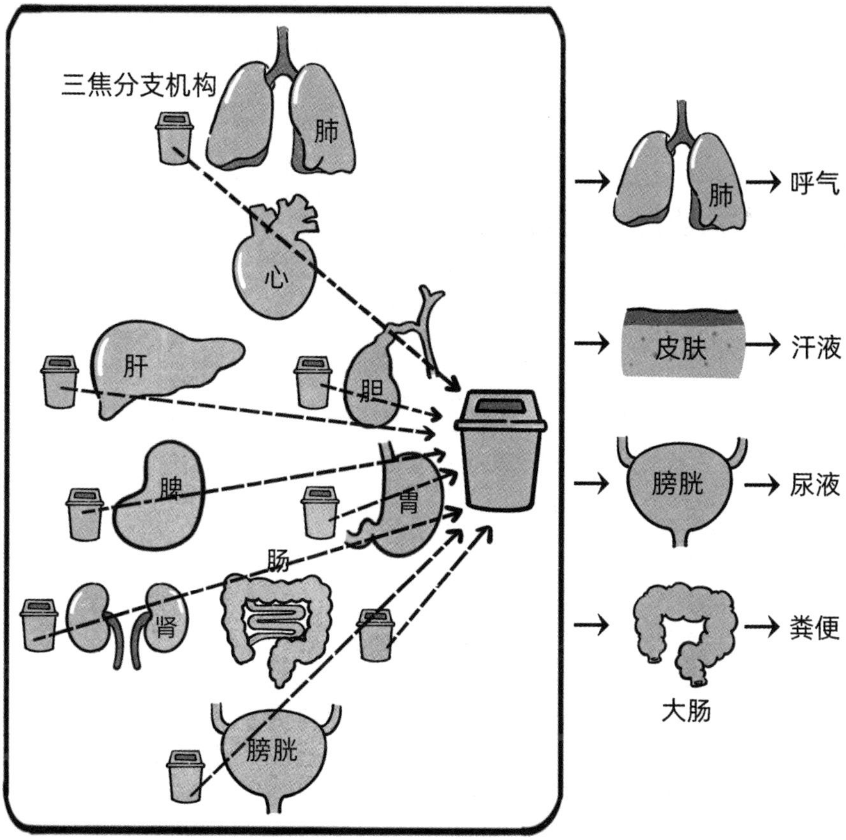

作为六腑之一的三焦参与了津液代谢，代谢就是更虚更实，就是津液进来，垃圾出去，那么参与这个环节的三焦，必然也遵循着这样的运行模式——消化系统先处理完食物后，津液进入了三焦系统，三焦再气化分布这些津液，就是有用的营养人体用掉，没用的废水排泄掉。

就像我们把一个糖果剥开，糖果就是有用的，我们吃掉，没用的糖果包装纸，它就是垃圾，我们丢到小垃圾桶，然后再统一地收集到一个大垃圾桶，再扔到外面去。

三焦是一个孤腑，就像一个房子一样容纳我们的五脏六腑，所有的一切组织都容纳在这个房子里面，但是这个房子又有不同的房间和不同的分区，它们有各自不同的功能。功能分区都会产生垃圾，垃圾都在这个房子里面，也就是在三焦里面，身体再统一处理这个垃圾，通过特定的排泄通道排掉。

三焦功能之二：通行元气

整个人的动力系统就像屋子里面的电力系统，屋子里面布了电线和装了插座才能通电，而人体里的三焦是元气运行的通道。

元气，它是有温度的。如果元气不通畅，积在三焦就会化火，就会产生相火，就会郁热——三焦是个孤腑，它没有正儿八经的通道往外面去，热会闷在里面，所以三焦特别容易郁热。

三焦功能之三：运行水谷、水液

就像你去超市买回来一堆东西，首先要把这些东西的包装盒给拆了，再把这些东西摆在房子的不同地方。例如，你把糖果放到收纳盒，把生鲜放到冰箱里。同理，水谷精微进入三焦以后，三焦就会把水谷精微分配给五脏六腑。

三焦分布完这些水谷精微之后，人体再利用它，但是利用完之后，就产生了垃圾。三焦再把垃圾渗透到肺通过呼吸排出去，渗透到皮毛出汗排出去，渗透到膀胱尿出去，渗透到大肠拉出去。

以下是水液在三焦里的具体运行过程。

第一步：胃、小肠从饮食中吸收水液，大肠回收饮食后残渣的水液，胃、小肠和大肠吸收水液以后，把水液运输到三焦。

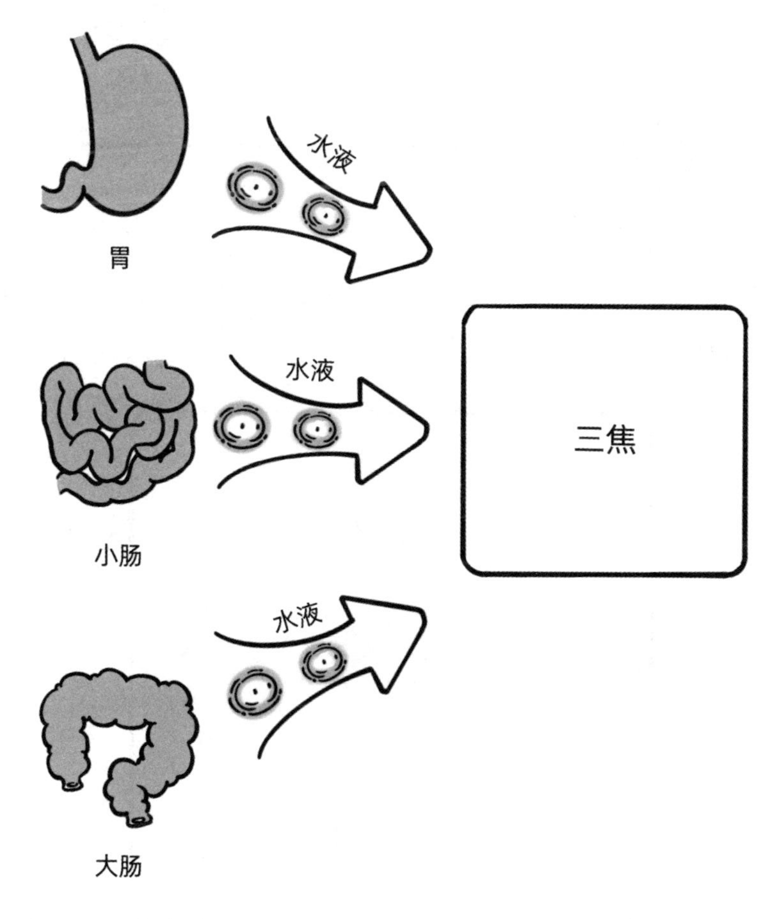

第二步：水液到了三焦之后，经过脾的气化，就变成了津液。

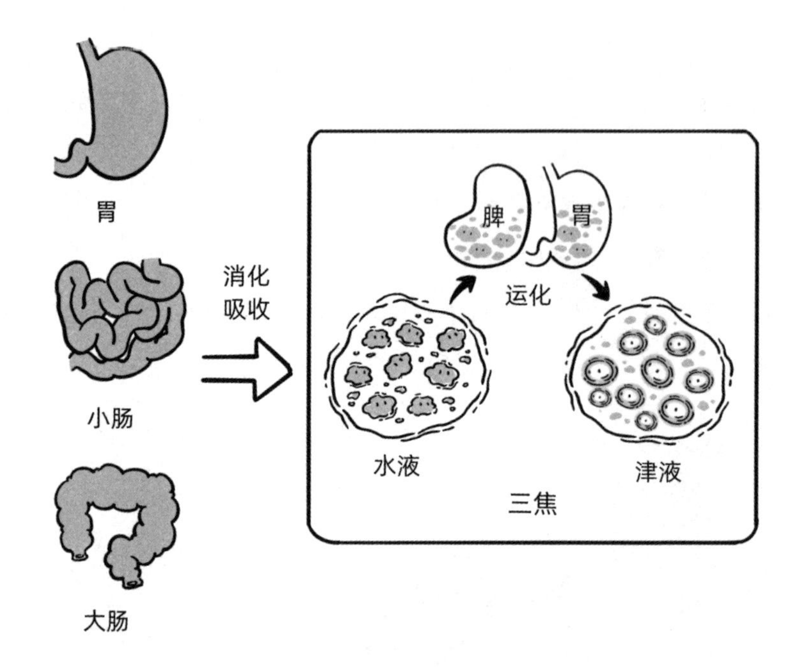

第三步：三焦就将津液四处分布，主要是分布给五脏——心、肾、脾、肝、肺。

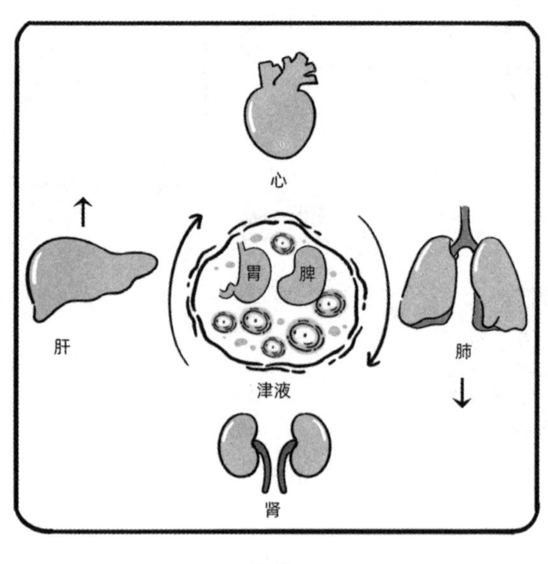

三焦

第四步：每个脏腑分配到津液之后，才能发挥各自的功能。心能把津液化成血，血才能够营养全身；肾能把津液化成精，才能主生殖；脾胃把津液化成气、营卫——有了气，全身才有力气，有了营卫才有免疫力；肝就能够主疏泄；肺就能司呼吸。

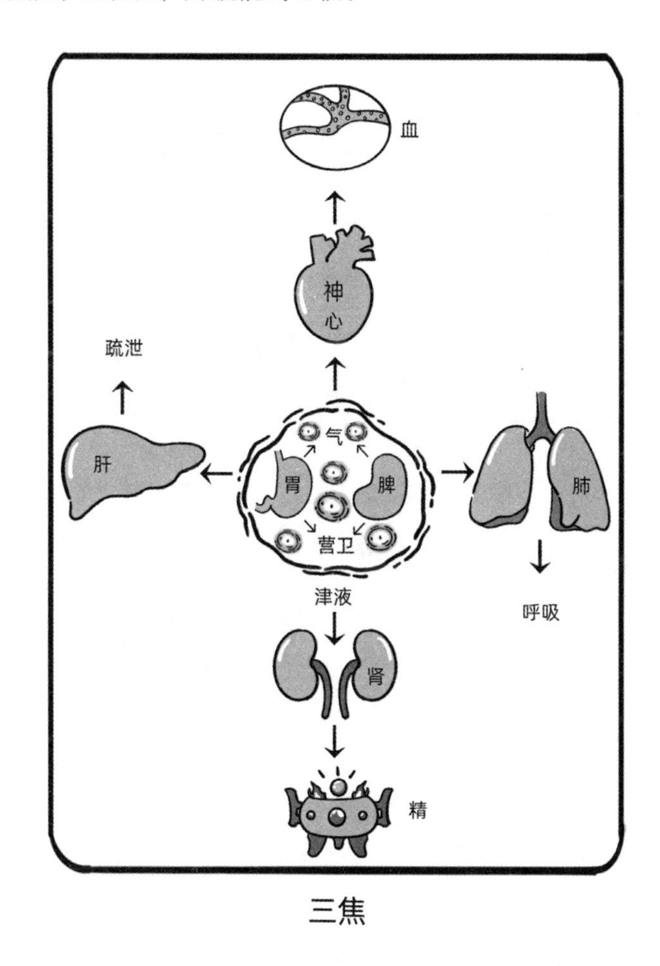

三焦

第五步：三焦里面的各个脏腑用过津液之后，津液变成了废物了，这些废物通过肺的呼吸排出去，通过皮肤出汗排出去，通过膀胱的尿排出去，通过大肠的粪便排出去，也就是说，这些津液和废物没有直接经络传递——它们的传递是在三焦内通过渗透的方式进行。

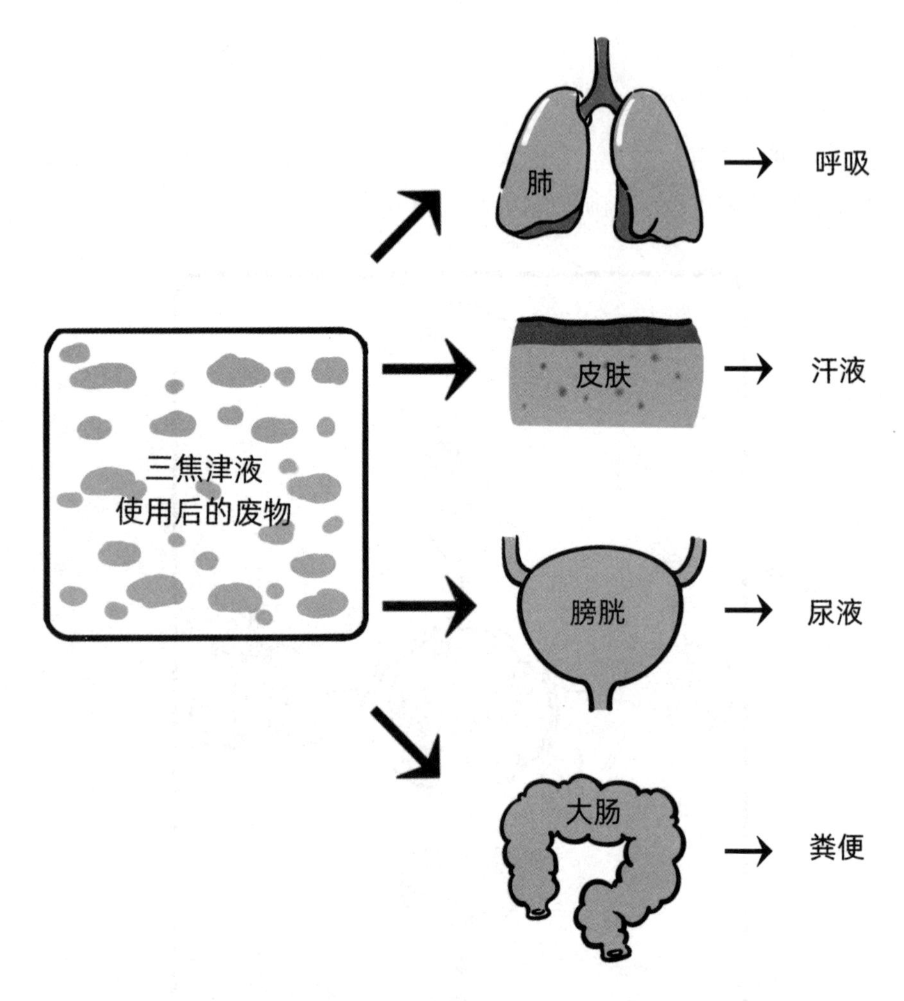

第六步：小肠是没有直接通道通到体外的，如果它有垃圾要排的话，只能借经络来到膀胱，通过膀胱经排。三焦也没有直接对外的通道，它要排垃圾，只能通过经络排到胆，再由胆排到小肠（胆的孔是开在小肠十二指肠附近），再由小肠排到大肠，由大肠排出来。

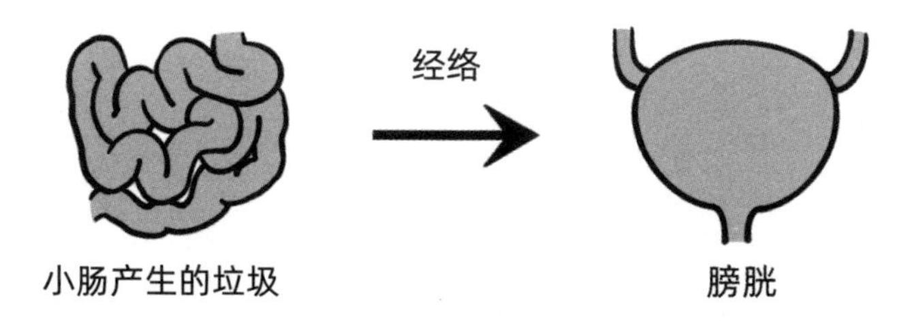

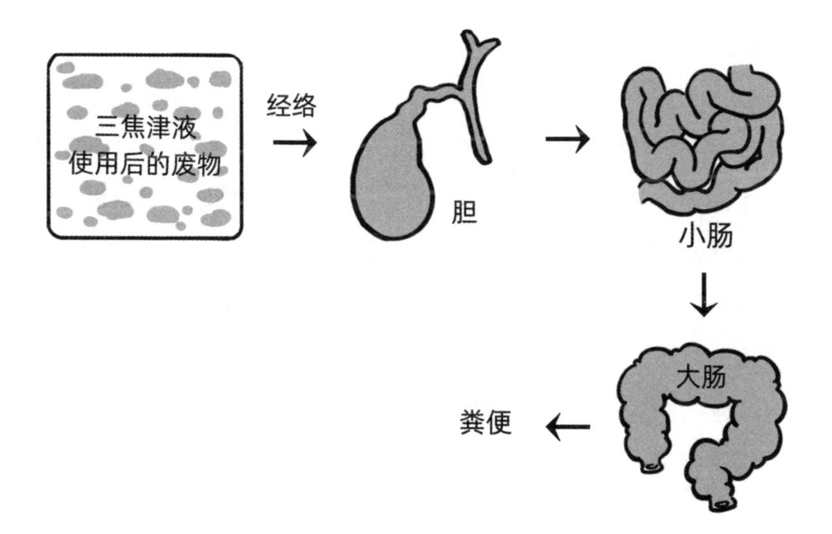

三焦体积有一定的伸缩性，内藏的痰湿有转化为津液的可能

人体五脏六腑的功能，很多地方能和房子里很多事物的功能对应起来，不过人体和房子有很多不同的地方。我们买的房子是多大面积，它就是多大面积，无法增加或者减少，但是人的三焦，它是有弹性的，肚腩会大，因为肚子里面有很多能拉伸的空腔。

比如，在一个人在房子住了十年，他有收藏的爱好，买了很多东西，尽管用不着，还是在那里放着——买了个跳绳，不用了，放在旁边；买了个跑步机，不用了，也放在那里；买了好多书不看，也堆在那里。慢慢地，这个房间里堆的东西就会越来越多，你说它是垃圾吧，它又不是垃圾，但占据了你的空间，你说它是垃圾吧，你又舍不得扔，它还有用。

慢慢地，你的房子显得越来越臃肿，就跟人一样，你吃了很多饭菜，吸收了很多能量，你不去用它，你不去运动，这个能量就积攒在三焦成为痰湿，但是它还可以转化为能量。

为什么这么说呢？

有些人去户外突然受伤了，与外界断绝联系，或者遇到了极端天气，不能回到社会，被困在一个孤独的环境之中，那么他没有吃的喝的，这个时候，身体就会消耗身上的一些痰湿——它原来就是我们吃的食物，没有及时利用，变成了痰湿，堆积到三焦里。在没有东西吃的情况下，就可以重新转化为我们所需要的津液，津液又转化成气，变成了可能使用的津液，痰湿就这样慢慢地被消耗掉了。

这就像我们房子里面囤了好多食物，平时不用，遇到了灾情，买不到饭，买不到菜，没有水，没有电，我们就吃干粮吧，很快就把干粮都吃空了。

三焦就有这样的功能。

三、深入认识三焦

尽管我们可以用空腔来形容三焦，但是等到真正运用的时候，等我们去要找它的时候，就会发现它是抽象化的一个概念，它是基于外在的事物的存在而存在的。

比如，我们平时可以看到墙上的缝隙，但是你却做不到把墙拆了，而把缝隙单独拎出来。三焦在人体里，就如同缝隙在墙上——三焦是一个空腔，但是你不能把空腔单独拎出来——三焦这个空间你不可能把它拎出来。

三焦是一个抽象的概念，但是尽管它抽象，但是它发挥着自己的功能。

打个比方，如果人是一个房子，那么三焦就像房子里的空间，但是房子里面的空间跟外面的空间有什么区别呢？

房子里的空间，它有自己的一套循环系统。比如，外面风呼呼地吹，但是在房子里面呢，人就感受不到外面的风在吹。

空间只有在相应的位置上才能发挥它独自的功能，同样一根塑料管，家里装修的时候，如果我们把它铺成了走水的管，那它就是水管；如果把它做成了穿电线过去的管，那它就是电线的管；如果把这个管用来穿网线，那它就是网线的管。

同样的管摆在不同的位置，它就有不同的功能。

我们要这样去理解空间——只要把它理解成是一个抽象概念就行了，同为空间——就是什么都没有的空间。

如果把空间放到河道上，那么这个空间就拥有了让水流过的能力。

如果把这个空间放在道路上，那么这个道路就拥有了让车辆行驶的功能。

如果把这个空间放到广场上，那么这个广场具备了让人们休闲活动和跳广场舞娱乐的功能。

它们都是空间，但是把它们放在不同的位置，它们就具备了不同的功能。

那么三焦这个空腔呢？它里面有很多分区，让它们具备了不同的功能。但是它们的共性都是要有津液流动，有元气流动。同时，它们都会产生垃圾，造成拥堵。

要理解这章必须要具备抽象思维能力，因为三焦不是真真正正具体的东西，就像墙壁上的缝，我们不能把缝单独拎下来，你把墙拆了也拿不到这个缝，但是这个缝就是确确实实的存在。

就像河流，你不能把河道拿出来，你能拿出来那个河道吗？河道只是一个空间，这个空间你掏不出来。

就像 A 地的广场，你能把这个广场搬走吗？你把广场拆了，搬到天津去，在天津建个人民广场，它还是 A 地的那个广场吗？

那在假设中被拆掉的广场，它再修复一下，这个广场还是在 A 地。

我可以在 A 地人民广场吃着炸鸡，但是我不能把 A 地广场拿出来给你。这个广场到底是什么呢？它是由很多东西构成的一个空间。讲的具体一点，它有地砖铺成的路，或者有一些围墙，或者有些植被，这样共同构成了一个广场，但是你能把这个广场单独拎出来说吗？

所以一定要有抽象思维能力才能更好地理解三焦，它很抽象，不过它又是多种介质构成的一个有多种功能的空间。

四、三焦的气化功能

关于三焦的气化功能，大家可能不是特别的清楚，我觉得要单独讲一下。

正常情况下我们吃下去的食物会先经过消化道，然后通过三焦，三焦再传到各个脏腑，用完之后再从结尾环节排出去。

三焦本身并没有往外的通道，只能够借助其他脏腑的通道往外排，如果三焦出现问题了，也就会在津液代谢中的头尾环节出现症状。

先讲头部的症状，即津液代谢起始环节的问题。

在代谢过程中，第一个环节就是消化道，也就是第四章内容讲述的。

到了中间环节的时候是三焦，三焦为水火之通道，即三焦本身是行水行火的通道，而水跟火本身又会消耗水火，那么如果三焦本身的水火不足了，具体一点说，三焦本身的运作就会消耗三焦的气阴，三焦本身的气阴不足之后，它会出现哪些症状呢？水不通，火也不通，就堵在三焦了。

六腑一个重要的生理变化是更虚更实。食物进入了代谢环节后，六腑必然要经过虚实的更替。三焦不工作，相当于中间环节堵实了，没有办法从起始环节过渡到中间环节了。食物在进到起始环节就停住了，在消化道停止了，不往三焦吸收转化了，这时候就会出现什么反应呢——往外吐。不吐也会有心烦喜呕[1]——吐是属于开始环节的问题。

除了这个症状呢？中间环节已经不工作了，或低效率工作，那么直接跳过了中间环节去，在结尾环节的四个方面出问题。

结尾环节有四个排泄通道，第一个是呼吸道，第二个是皮肤，第三个是膀胱，第四个是大肠下段。这四个通道会出现以下问题。

呼吸问题

肺的经络起于中焦，下络大肠，还循胃口，它是往上走到肺的。也就是说，这个人除了喜呕之外，还会出现咳嗽——胃气上逆，除了患者呕吐之外，会有一部分痰湿沿着经络往上走到肺，所以会出现咳嗽。而

① 这里指没有东西呕出来这么严重，但也有心烦想要呕吐的恶心感。

且很可能在咳嗽的时候，还伴随着出汗和漏尿。

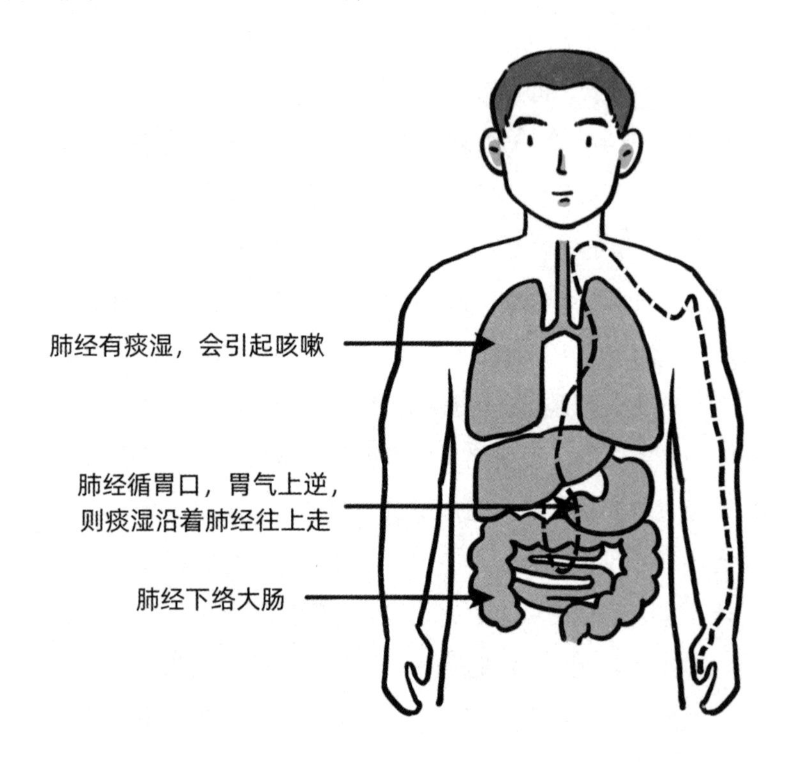
肺经有痰湿，会引起咳嗽
肺经循胃口，胃气上逆，
则痰湿沿着肺经往上走
肺经下络大肠

自汗问题

小肠是重要的营养吸收场所，小肠主液又泌别清浊，小肠属于津液代谢起始环节的部分，但三焦堵了，小肠的东西进不来，进不来就是吸收障碍。

同时三焦的气化弱了，这会导致整个脏腑得不到正常元气的补充，也得不到正常津液的补充，那么五脏六腑的功能都会下降。

那么，三焦里的中焦，既得不到小肠过来的营养，本身用于气化的能量也不足，中焦就没有办法化生出营气与卫气。

营卫不足，就会自汗，也就是说，咳嗽的时候，很可能伴有自汗。

而汗为心液，汗出多了，人就容易疲劳，且心悸。

排尿问题

人喝进去的水，也不入三焦，那水到了小肠怎么办呢？只好通过经络借道膀胱（同名经经络相连）尿出去，就会出现尿频，出现一种类似直肠子的反应，就是水喝下去之后没几分钟就有尿意，而且尿量还很多，因为水不经三焦气化了，没有津液输布了，直接就排出去了，因此患者虽然口渴，却无论怎么喝水都不解渴，因为他喝水之后就尿掉了，因此就会出现尿频。如果小孩子的三焦不好好工作，就尿频又尿床了。

排便问题

胃与大肠相表里，头尾都不行了，胃就往外吐，大肠就往下泄——患者在不知不觉之中，在没有便意的情况下，内裤上就可能粘有粪便残渣。

总之，三焦为水火通道，水不通火不通，除了头尾的本身症状之外，这些症状会继续演化，汗出多了，导致气阴不足，出现疲劳口干，心悸；再演化下去，小孩会因心阴不足不藏神而夜啼或多梦；三焦的气阴不足再加重，咳嗽的时候就会伴漏尿，再发展就是两小时起一次夜，或直接尿床；三焦的气阴不足，严重影响了水火的分布，水火不均匀就会出现上热下寒，上热咽干口苦，下寒多是足冷；水喝进去之后，失去了中间三焦的气化和分布之后，水分无法在体内停留和输布，而是直接尿掉和出汗排掉了，水不能输布则口渴饮水不能解，明明口干大便干，却胃里有水声。

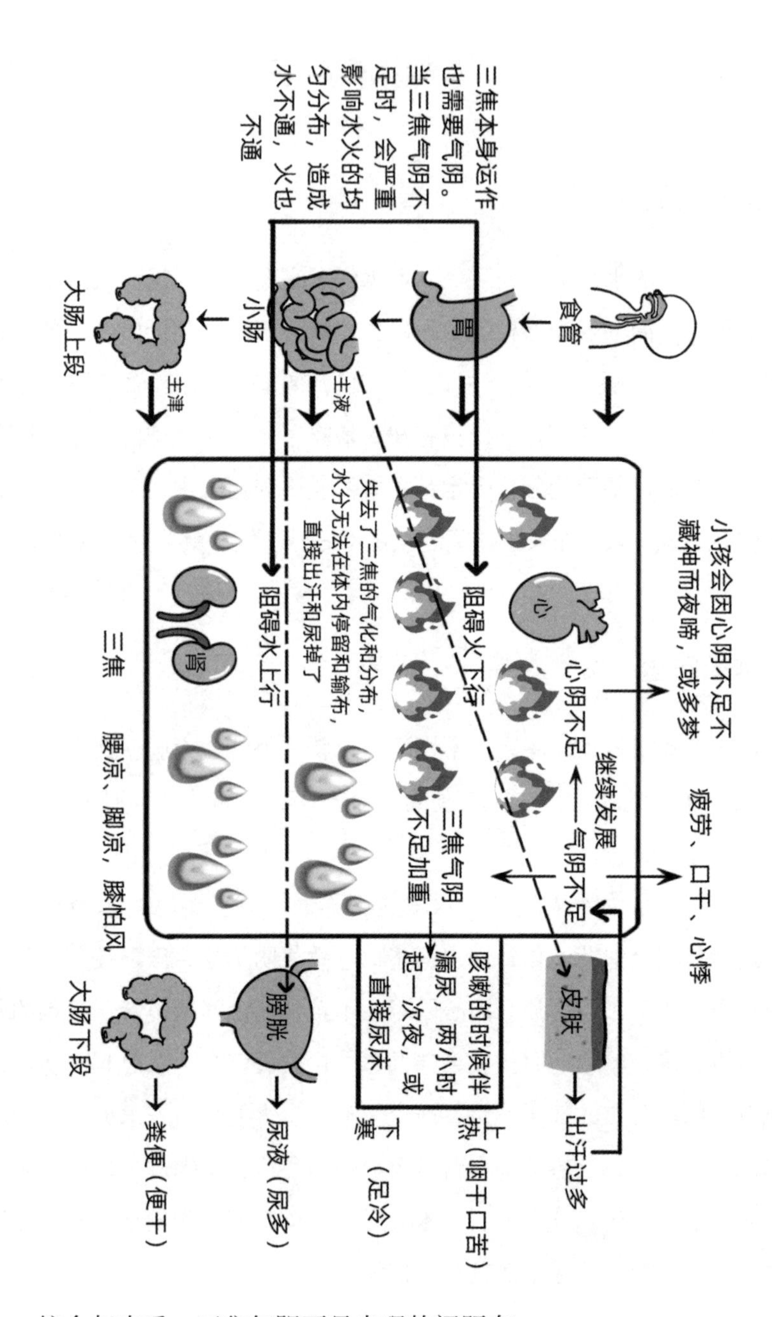

综合起来看，三焦气阴不足出现的问题有：

咽干——是喝的水直接排掉了且津液不能正常分布造成咽干；

口苦——是火不通，火不动了，停在上面，心火不能下降，三焦的火也郁住了，三焦本身的火借胆道往外排，胆汁之味上冲；

默默不欲饮食，就是喜呕；

营卫不足，就自汗了，汗为心液，出多了后，接着就会心悸；

然后还咳嗽；

尿频，还可能会漏粪。

这么分析下来，三焦气化功能弱化时的症状就越发清晰，但是我们用的方剂是不是小柴胡汤（请在医生指导下使用本书文章涉及的药物和药方）呢？我个人现在就没有用小柴胡汤，而是用半张小柴胡汤合生脉饮。组成就是柴胡、黄芩、半夏、党参、麦冬、五味子、炙甘草。根据患者的具体情况再确定加不加药，如果有气滞，可以加青皮、陈皮；如果有咳嗽，可以加紫菀；如果血虚，加当归、白芍；如果食积，加焦三仙、鸡矢藤；如果阳虚，加巴戟。

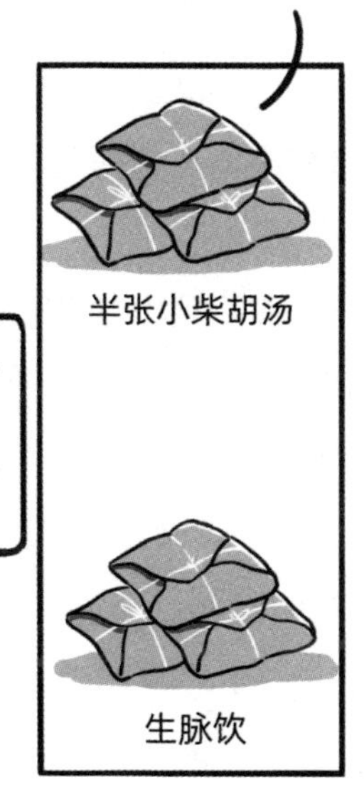
三焦，你的问题。我（小柴胡汤）
和生脉饮一起来给你解决。
三焦气化功能弱化，
会造成咽干、心烦
喜呕、口苦、默默
不欲饮食……
三焦
半张小柴胡汤
生脉饮
气滞→加青皮、陈皮
咳嗽→加紫菀
血虚→加当归、白芍
食积→加焦三仙、鸡矢藤
阳虚→加巴戟

三焦本身没有一条往外的通道，所以三焦会借道，通过经络中的同名经，借胆往外排泄它平时产生的废物，所以胆不能堵，胆堵了三焦就会出问题。

当然，三焦的痰湿不能多，多了也会堵住胆。

补充1：小肠的湿热外排方式

小肠处于消化道中段，对外也没有通道，它只能通过同名经——借道膀胱经，由膀胱排邪气。如果是小肠出现问题，比如有湿热的话，一定是借道膀胱走的。

补充2：肾阳与三焦之火有何不同

肾阳更主身上的阳气，所以肾阳虚的人更有寒冷的感觉，精神更加萎靡，还有腰酸、腰痛、生长发育迟缓，或者生殖系统功能衰退。

如果三焦有问题，则不会出现肾阳虚这些问题，三焦出问题，则会出现代谢性的问题，会伴随高血糖、高血脂、高血尿酸等。

三焦的火是从肾里面来的，源头在肾。

肾如果出现问题——腰为肾之府，更多会出现腰酸、腰痛以及下焦寒冷更常见，也会尿频，但是肾阳虚与三焦问题的尿频，其伴随症状不一样。

三焦的伴随症状有咽干口苦，而肾阳虚就没有咽干，没有口苦，没有口干，更多的是口淡，甚至不想喝水。

肾主骨生髓，脑为髓海，肾阳虚还伴有头晕、记忆力下降，还有就是生殖系统方面的病变退化，比如说月经不来，或者是阳痿、性冷淡等。

因为三焦为元气之别使，肾的元气就会进到三焦里面。它怎么进呢——你看肾俞穴跟三焦俞穴，两个穴位在腰上的背俞穴上是挨着的，所以肾的元气就会源源不断地提供给三焦。

三焦的气阴是怎么被耗掉的呢？大部分情况是因为饮食的问题导致气化变弱，你吃太多了，把它耗掉了，饮食在三焦里面进行气化和营养代谢，是要消耗很多水火的，所以三焦本身会自我消耗。

那肾阳是怎么被消耗的呢？肾阳的消耗更多或是因先天不足，或是因为说房事过频，或是用脑过度。

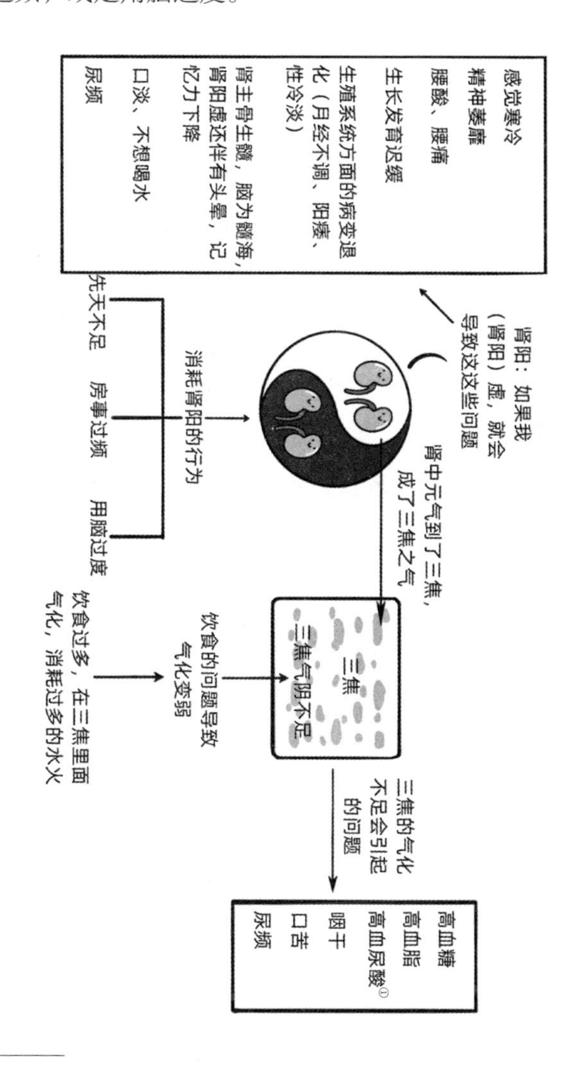

① 三焦的气化不足会造成高血糖、高血脂、高血尿酸，仅为范怨武医生的见解。

五、三焦出了问题，会出现哪些症状

1.脏腑的囊肿和瘤

我们要这样来理解三焦——三焦是个大空腔。

三焦的一个功能是运行元气。它是一个能量池，各个脏腑要用的能量都从三焦里面借，所以三焦里有火。三焦另一个功能是运行水液。各种营养物质进来三焦之后，由三焦进行分配，所以三焦里有水。

同时，三焦还有很大的空间，它能容纳很多的痰湿和代谢产物，因此你那个肚腩越来越大！

因为你吃得多，用得少，它没有地方放，就只能放在三焦，因为五脏只存精气，是不可能放垃圾的。

五脏是实的，它不会让你存垃圾，当然了，不是说完全不存垃圾，如果你的垃圾实在太多，多到没地方放的时候，非常严重的情况下，五脏里面可能会存一些痰湿，要不然为什么会有肝囊肿或肾囊肿，甚至心脏里面还长瘤——我一个亲戚就是心脏里面长了个乳头状弹力纤维瘤，动手术摘掉的。这些情况的出现，是因为痰湿实在是太多了，没地方放了，三焦都放不下了，只好把痰湿放在五脏里面。

学过《中医基础理论》的就知道，五脏主要是藏精气的，不藏其他的东西；而六腑以通为用，也不能存东西，更不能堵。

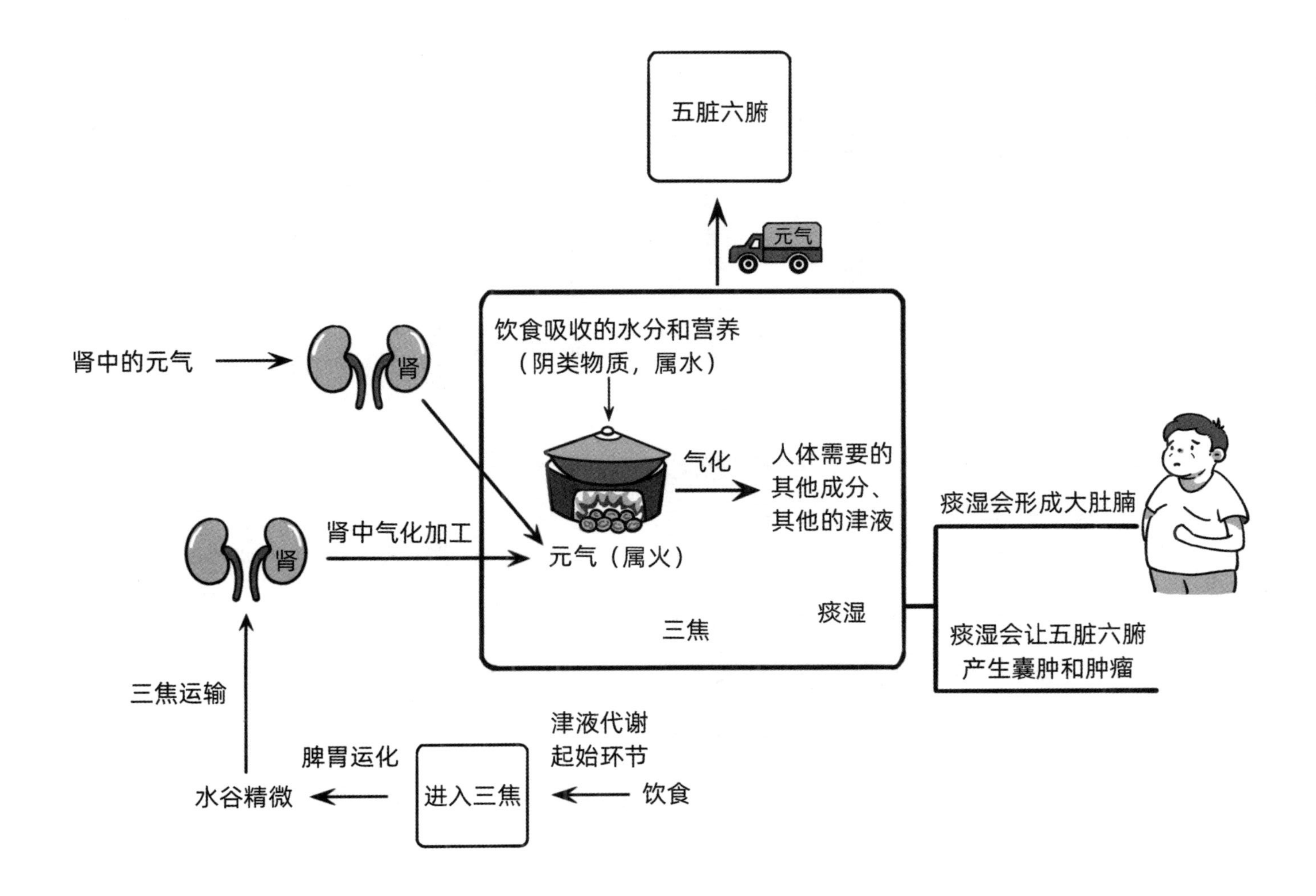

五脏六腑
元气
肾中的元气
肾
饮食吸收的水分和营养
（阴类物质，属水）
气化
人体需要的
其他成分、
其他的津液
肾
肾中气化加工
元气（属火）
三焦
痰湿
痰湿会形成大肚腩
痰湿会让五脏六腑
产生囊肿和肿瘤
三焦运输
津液代谢
起始环节
脾胃运化
水谷精微
进入三焦
饮食

2.口干、口苦和大便干

我们讲了三焦运行水液，并通行元气，又是决渎之官，水道出焉。就是说你吃进去的这个水液，必须是在三焦里面分布，再排出去。

你吃进去的营养物质，经过消化吸收之后，到了三焦之后由它决定分配每个房间多少东西。

所以津液的布散，一定是要在三焦里面进行的，但是三焦自己没有那么多能量，必须要靠脾胃在三焦里面升清降浊，肺宣发肃降，肝去疏泄，心肾要相交，五脏在里面运转气机，才能布输津液。

所以讲到底，三焦在津液代谢的过程中有着无与伦比的重要地位。

先说三焦通行水谷、水液

三焦出现问题，它最先体现就是津液的布散出现了问题，那我们最明显的感受就是什么呢？——口干，但是你吃养阴的药，口干不能缓解，你吃健脾的药，口干也不能缓解；同时还大便干，大便排得不顺畅，你吃润肠的药，大便不通，你吃泻药，它通一下，马上又不通。因为这些问题不是出现在肠道上，是出现在整个三焦的气化上，因为痰湿阻碍了气和津液的运行。

如果三焦堵塞了，导致脾气升不上去，那么津液就运行不上去，这叫作津不上潮，会口干。

津不上潮的意思就是这些津液不能往上潮，潮就是潮润人的上部，所以你会觉得口干舌燥，但是你喝水不解渴，你吃麦冬、玉竹、百合或莲子银耳等养阴润肺的药物都没有用，因为身上不缺水，只是水不能够传上来。

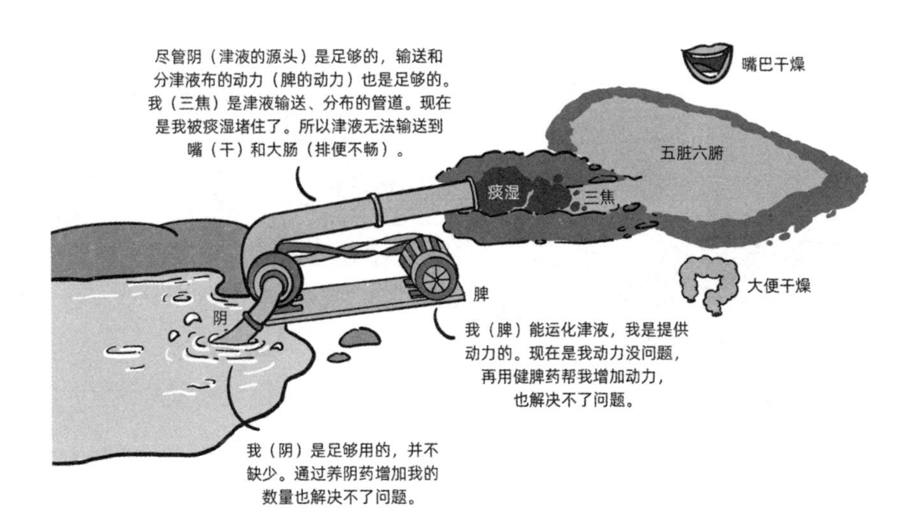

这时候去调理一下三焦，比如说喝小柴胡汤，口干就能改善，大便也会通畅。

这种情况下，大便干燥的原因是三焦堵住了，因为三焦不通，导致三焦的中间环节到结尾环节跨不过去（原理详见第一章），它卡住了，导致津液由三焦到大肠的阶段无法更虚更实，所以大便不通。现在三焦一通了，垃圾能顺畅倒了，大便也就通了。

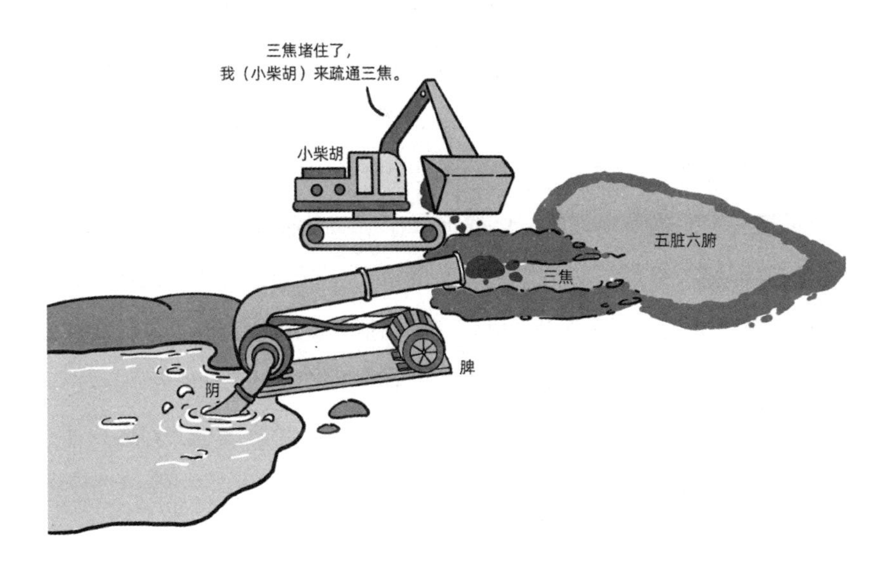

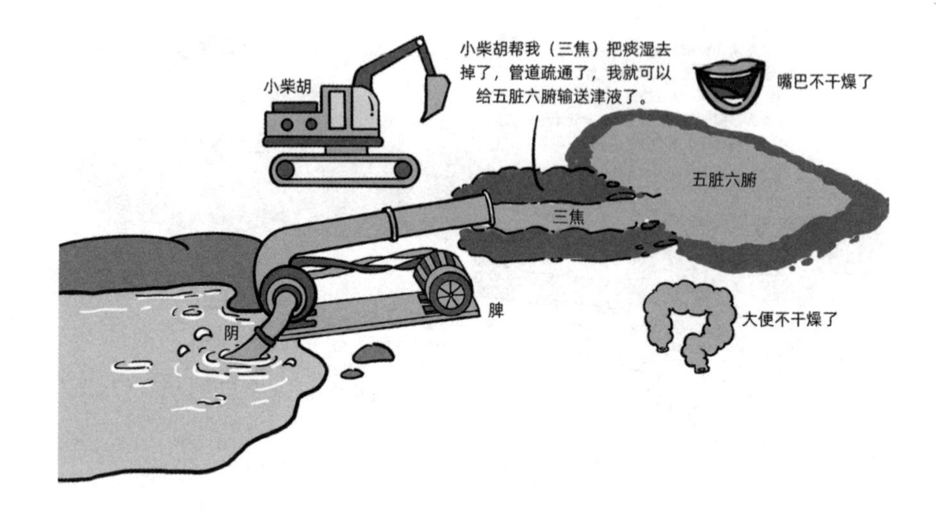

再说三焦通行元气

元气是有热量的，肾中元气进入三焦，才能给其他脏腑输送能量，如果三焦堵了，它很容易上火。因为痰湿一堵的话，元气过不去，运行不顺畅就停在那里，停在哪里，哪里就因郁而生火了，所以三焦很容易上火。三焦的火最主要表现在口苦这一块。

为什么口苦体现的是三焦问题？原因是与三焦的脏腑有关。

三焦如果出现问题的话，它会殃及谁？会殃及到足少阳胆经，因为足少阳胆经和手少阳三焦经是同名经，手足相连，有很直接经络联系的通道。三焦与胆是相通的，三焦本身是没有出口的，所以三焦只能通过经络借道胆。胆是有出口的，胆的出口在十二指肠那里。

三焦通过经络借道胆去排它多余的垃圾，三焦的火会借道胆腑走，所以会出现口苦，特别是在早晨。平躺时胆汁是可以溢到口的，但站起来后，胆汁由于重力的关系，就不会往上冲了，白天就不口苦。

并不是所有的口苦都是少阳郁火，手少阴心经有火也会口苦，不过以少阳郁火为多见。

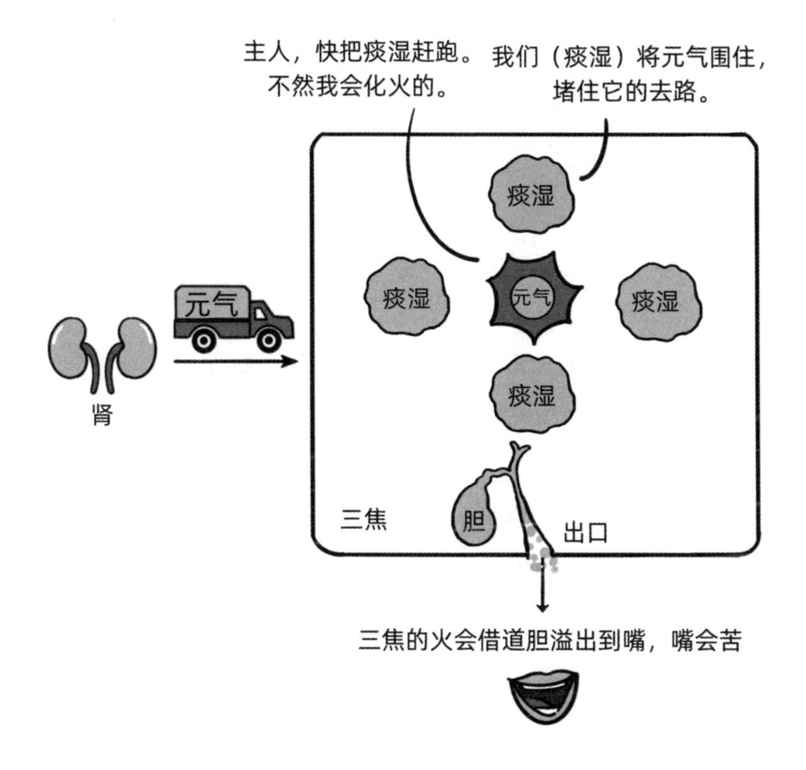
主人，快把痰湿赶跑。
不然我会化火的。
我们（痰湿）将元气围住，
堵住它的去路。
痰湿
痰湿
元气
痰湿
痰湿
元气
肾
胆
三焦
出口
三焦的火会借道胆溢出到嘴，嘴会苦

3.心脏问题与胆的问题

三焦与手厥阴心包经是表里经，通过经络相连接，而心包本身也是一个空腔，有空腔的地方就最容易藏纳痰湿。当三焦产生了很多痰湿的时候，就会通过经络，溢到心包，只要痰湿填在心包那里，会出现胸闷、心烦或心慌，这时候你就要化痰，比如说用温胆汤（请在医生指导下使用本书文章涉及的药物和药方）去化它。

这里提一下胆心综合征，胆出现问题的人，心脏常常也出现问题，那是因为三焦在中间作怪，胆是三焦的同名经器官，心包是三焦的表里经器官，两者都承受着三焦溢出来的痰湿。

我们观察一下肥胖的人，肥人多痰，肥胖的人很容易出现胆囊炎，心脏也容易出现问题，如冠状动脉粥样硬化。你去追溯源头，可能还是三焦上的问题，你去专门治胆，或者专门治心，都不一定有效，你调好三焦代谢之后，可能胆好了，心也好了。

脏腑全都在三焦里面，它们都需要津液去营养，以支持它们进行气化的生理活动，如果一个人的三焦出现了问题，不能够正常地分布津液和元气，每个脏腑的工作都不积极。

五脏都需要正常的津液来营养，需要元气去鼓动，才能进行气化。如果三焦没有恢复这个功能，五脏都缺营养，缺营养的话，五脏就不好好工作，就像胆心综合征。这时候只要恢复了三焦的气化功能，五脏都领到自己的“工资”，它们就会干活，只要五脏干活，很多病也就好了（可通过 32 页的图加深理解）。

4.上热下寒

三焦通行元气，如果三焦受阻，会导致元气不畅，若元气分布不正常，它常会造成气的升降异常出现上热下寒。

元气受郁则化火，火性炎上，三焦不能够正常运转，火就停留在上面，底下的肾水就很寒，所以我们心火要下降，肾水要上升，这样才能改变上热下寒的状况。

一个人脸上长痘痘，口腔溃疡，睡不着觉，下半身的膝盖又凉，脚底板又凉，他这种情况究竟是上火还是虚寒？

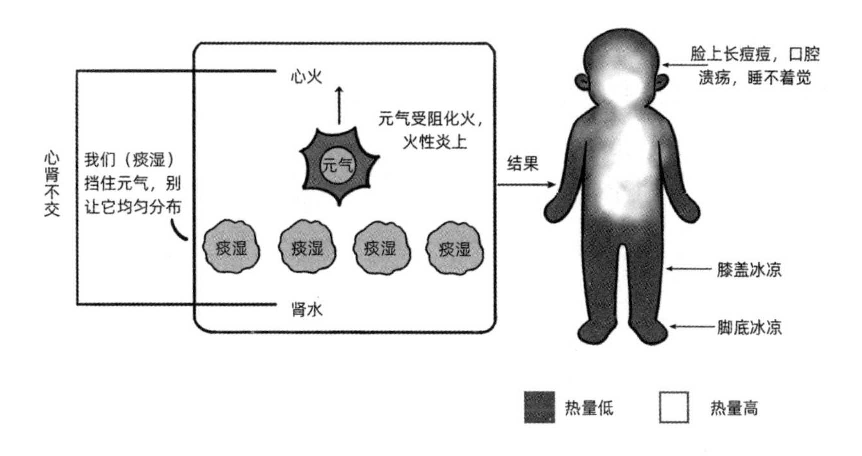

这种情况大多只能从三焦去调，三焦调通了，心火下降，肾水上升，这样患者的手脚也暖了，上面的火没了，人也能好好睡觉了，脸不红了，痘痘也不长了。

另外还有一种是气的出入异常，出现又怕冷又怕热的情况，如盖被子的时候觉得很热，掀开被子又觉得冷。

5.痰在三焦运行导致的其他常见症状

三焦出现问题，还有很多或然症[①]。

痰在三焦里面运行的时候，如果刚好跑到肺里面去，水饮在肺的话就咳嗽；如果走到心脏的时候，会心悸；如果走到了肝胆，就会胁下痞硬；如果走到脾，会腹痛；在胸口里面，会胸闷、烦闷或想呕；如果痰湿影响了气机的升降，升不上去，加上脾的气也不足，就不能升津，会出现口干口渴，出现这种气虚加口干症状就要加强健脾升清，把它升上去；如果堵在了肾，影响了肾的元气往三焦传导，那整体的火就不够了。

① 或然症，指主症以外或然或否地出现的副症或次要症状。

三焦是通行元气的地方，元气从肾来。你看膀胱经上，肾俞穴的上面是三焦俞，它们挨得很近——肾的能量直接就跑到三焦去了，再通过三焦分布到五脏六腑去。

因此一旦痰湿在三焦俞那块堵住了，元气进不去，在三焦俞附近就会出现怕冷、脉沉、脚底凉又上火的心肾不交症状。

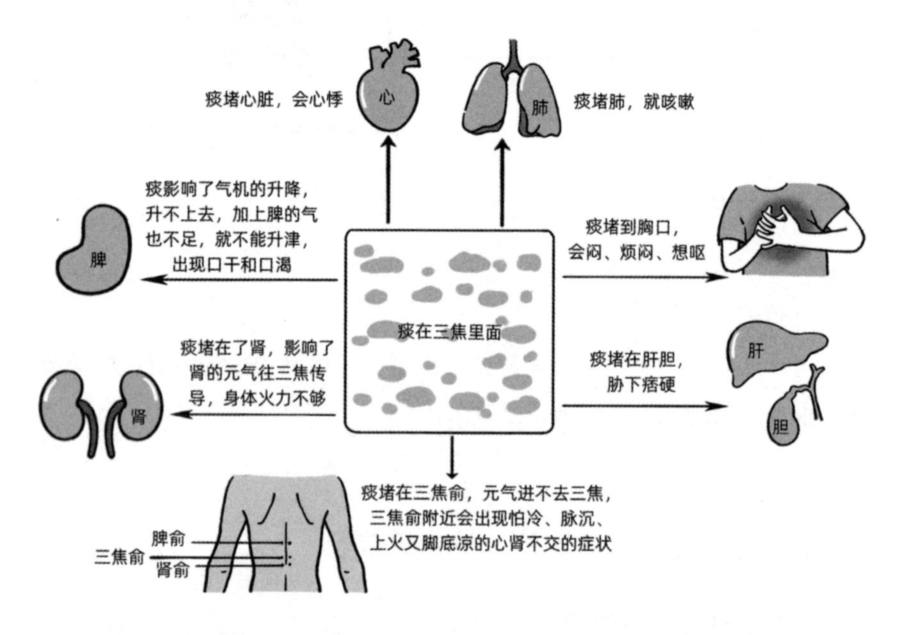
痰堵心脏，会心悸
心
肺
痰堵肺，就咳嗽
痰影响了气机的升降，
升不上去，加上脾的气
也不足，就不能升津，
出现口干和口渴
脾
痰堵到胸口，
会闷、烦闷、想呕
痰在三焦里面
痰堵在了肾，影响了
肾的元气往三焦传
导，身体火力不够
肾
痰堵在肝胆，
胁下痞硬
肝
胆
痰堵在三焦俞，元气进不去三焦，
三焦俞附近会出现怕冷、脉沉、
上火又脚底凉的心肾不交的症状
脾俞
三焦俞
肾俞

再捋一下三焦为什么有痰湿呢？

当津液在第一个环节（消化道）运行的时候，如果这个环节吸收不好，很多东西就变成了痰湿。若发现排便是正常，痰湿应该就不会停在消化道而是直接排出去，可却发现痰湿并没有排出，因为痰湿导致的症状还在，那痰湿不在消化道，又往哪里走了？

当以为是胃肠道有湿热时，用了清胃肠湿热的药，却发现用药无效，为何无效？湿热跑了，溢到了三焦。你用甘露消毒丹（请在医生指导下使用本书文章涉及的药物和药方）去清胃肠道的湿热，是没有效果的，因为湿不在胃肠了，这时只能够用入三焦的药物来治疗湿热，才能够把三焦里面的这个湿热给刮掉。

究竟用什么药方去三焦的痰湿呢？我最常用的就是小柴胡汤。

柴胡是入三焦经的药物。除了柴胡，入三焦的药其实并不多，我在这里稍微介绍一下入三焦经的药有哪些。《笔花医镜》对入三焦的药物总结如下：

补三焦猛将：淫羊藿、黄芪；

泻三焦猛将：青皮、木香；

泻三焦次将：柴胡、香附；

温三焦次将：乌药、白豆蔻、胡桃；

凉三焦次将：山栀、麦冬、黄柏、地骨、青蒿、连翘。

笔者目前用得最多的还是柴胡。

如果柴胡剂量用大了，它有一个很重要的作用——推陈致新。这是记录在《神农本草经》里面的，量用大了人会拉肚子，把垃圾排出去。

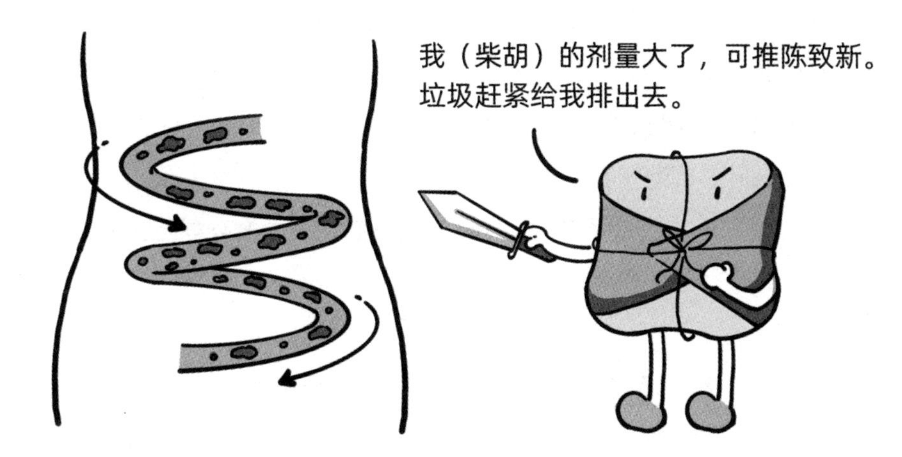

我（柴胡）的剂量大了，可推陈致新。
垃圾赶紧给我排出去。

某一天，我岳母着凉了——那天，她去按摩（去了那种专门忽悠老年人出钱开卡的理疗店，并不专业），按摩完之后觉得很累。

第二天她被风吹了，结果头有点痛，头晕，眼睛热，鼻子热（呼出的气是热的），喉咙热，咽干，口苦，目眩。

我开的是柴胡桂枝汤（请在医生指导下使用本书文章涉及的药物和药方）加味。我的辨证思路如下：

她有点怕冷，是被风吹得着凉了，外有风寒——要用祛风寒的药，如桂枝汤；

她又因为按摩之后，人很累，是气血给耗掉了——药中要有补虚成分，如四君子汤；

她的肚腩稍微有点大，这种体征的人，一般三焦有痰湿。最近几个月，她跟我反馈过胆区不适，我给她用过消炎利胆片，这个药有清热、祛湿、利胆的功效，她吃了以后是舒服的。胆区有不适的人，常提示三焦有痰湿——痰湿又导致三焦郁热的产生。风一吹，毛孔关闭，她的热散不出来，热就直接就入了三焦，本身三焦的郁热就没法宣泄，这时热上加热，所以她出现了咽干、口苦、目眩、头晕——提示药要入三焦，如小柴胡汤。

她鼻子呼出来的气是热的，这个症状要考虑阳明的热症——要有透阳明热的药，如葛根。

她头还痛，胆火窜到了肝经，肝经上头，会头痛，要清肝胆之火——如桑叶、野菊花。

整个处方里，我用了20克的柴胡，整个方子里没有泻药。处方具体如下：

柴胡20克，黄芩10克，党参10克，法半夏10克，炙甘草6克，大枣15克，桂枝10克，白芍10克，白术10克，茯苓10克，葛根10克，桔梗10克，桑叶10克，野菊花3克。

三剂，每日一剂，水煎服，早晚分服。

吃完这个药，她说肚子拉得很厉害，问我是不是开错药了。

我说，这个药里面没有泻药。除了拉得很厉害之外，精神状态怎么样？

她说，精神状态很好，除了拉肚子之外，其他原来的所有症状都逐渐改善。

因此她吃柴胡桂枝汤加味是对症了，因为里面的柴胡有推陈致新的作用，它会把三焦里的垃圾通过肠道排掉。

六、小柴胡汤为什么能治愈很多病

小柴胡汤（请在医生指导下使用本书文章涉及的药物和药方）为什么能治疗感冒呢——小柴胡汤能够帮助三焦恢复气化功能。

只要恢复了三焦的气化功能，三焦能够正常地把这些营养物质送到五脏六腑，五脏六腑就能各司其职地完成自己的气化功能，然后机体就有了足够的正气，可以对抗这些病邪了，很多病就能不治而愈——肺主皮毛，肺的气化功能恢复了，它就能通过发汗的方式把病邪去掉了；比如说大肠有湿热，肠的气化功能恢复了，就能恢复往下排泄从而实现更虚更实的功能，病邪直接随着大便排出去了；比如你胸胁闷胀，当肝的气化功能恢复了，它自己就疏泄了气郁；有心慌、心悸之类的不舒服，当心脏的气化功能恢复了，心脏的功能也就恢复了，这些问题往往也解决了；你的手脚怕凉了，恢复了肾的气化之后，肾的功能正常了，你手脚就不凉了。小柴胡汤看起来像个万金油的方子，其实它只是帮助人体自愈而已。

小柴胡汤的组方中，柴胡能推陈致新，能够去掉三焦的痰湿，黄芩有清热的作用，能够清掉少阳郁的相火，半夏本身有化痰和通阳明腑的作用，也有把痰湿直接化掉的作用，生姜可以走太阳的表，可以发汗，所以小柴胡汤虽然是少阳的主方，但是它其实兼顾了阳明，也兼顾了太阳。

小柴胡汤原方中还有人参，人参大补元气，安神。人参是少有的补元气的药，换成党参就没那么大的力度了。小柴胡汤中的甘草、大枣是补脾的，还补气。本方给机体提供了元气来帮助三焦运行，这样一来，三焦一通，头尾各环节就都通畅了。结尾环节中，该怎么排的就怎么排。

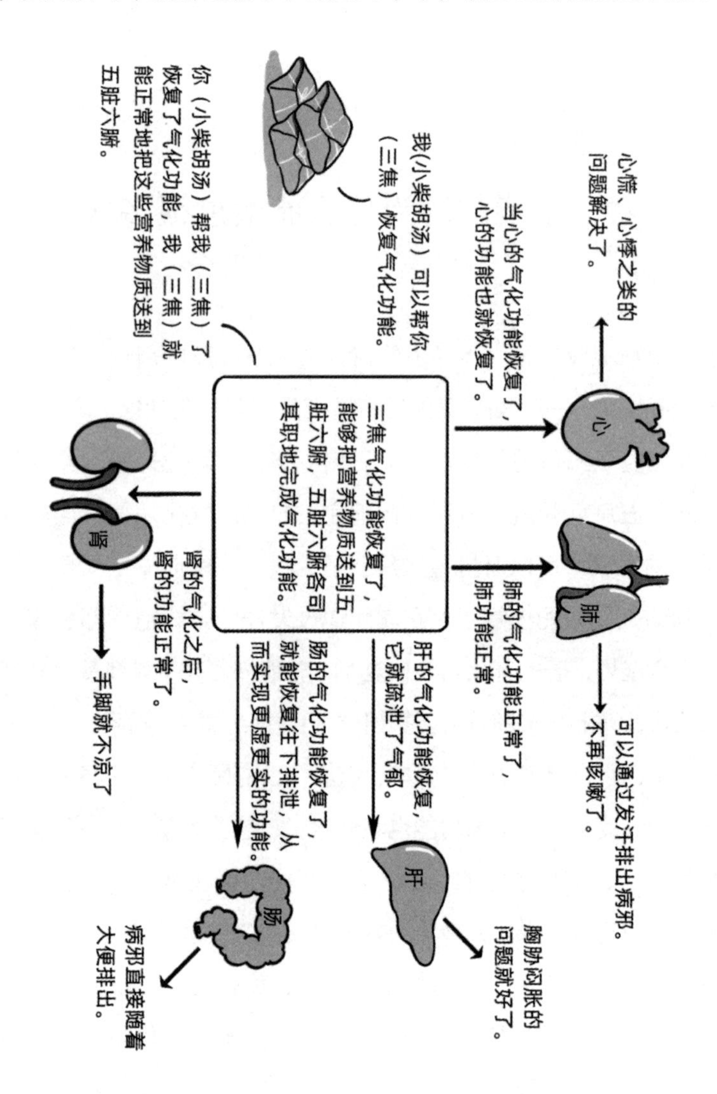

小柴胡汤通过清三焦的痰湿和补元气加强三焦的运转，这样一来，五脏六腑各司其职，很多病就不治而愈了。

综合上述，我们可以知道，津液是人体需要的营养物质，是五脏六腑都需要的营养物质，它靠三焦的元气来分发。

如果三焦出现了问题，五脏六腑就不够发“工资”，就没有人愿意老老实实干活。只有恢复了三焦的气化功能，它能够正常地分布这些津液，大家才能够各司其职，去对抗病邪。

由于三焦的结构的问题——三焦是一个孤腑，它没有正儿八经的通道，所以容易堆积垃圾与污水，它的结构决定了它出这种问题的概率比较高。（注：它必须借道，才能排垃圾，这也又加重了胆的负担，令胆易生病，胆出问题又可以反向推导三焦已有痰湿。）

针对垃圾，要么把这些污水和垃圾转化成有用的东西——转化为津液，重新利用；要么通过大便小便、出汗和呼吸来排掉它。只有这样，我们才能够让人体恢复正常。

三焦得上下运行水液保证五脏六腑有“饭”吃，如果三焦受阻，水液分布就会不均，导致津不上潮，出现口干、咽干或口苦的现象，还可能造成大便不通畅、便干。

三焦得实现元气的升降出入以温养五脏六腑，如果一个人的元气不能够正常地运转的话，造成热量分布不均匀，就很容易出现气的升降异常导致上热下寒，上面长痘痘，下面脚冰凉；气的出入异常如寒热往来或怕冷又怕热，盖被子感觉好热，掀开被子又好冷。

五脏六腑被包容在三焦里面，那三焦里堆积的痰湿跑到哪里，哪里就出问题，跑到心脏里就会出现心悸；跑到肺里面，就出现咳嗽；跑到胃里面，就干呕；跑到胸口里面，就胸闷；跑到肝胆，就会胸胁苦满；跑到肾的里面去，影响了肾的元气的生发，就出现怕冷，手脚冰凉的现象。所以通过小柴胡汤的加减可以治疗五脏六腑的很多疾病。

我用得最多的化三焦痰湿组合就是小柴胡颗粒冲剂加上保和丸。

我是从人的习惯入手的。贪吃是人的本性，尤其是小朋友，常常因贪吃而产生积食，积食在胃肠道不运化会变成痰湿，若痰湿不能及时经由肠道排出，则会往三焦溢，会出现三焦受阻，一方面津液分布不均匀，一方面元气分布不均匀，则出现咽干、口苦、目眩、往来寒热或怕冷怕热。

所以我用保和丸来消食积，又用小柴胡颗粒来清理继发于积食之后的三焦湿热。

这个药物组合治了很多三焦有痰湿或湿热并有积食的患者，他们的症状是以发烧合并怕冷怕热、喉咙干和嘴巴苦为主。

机理是用保和丸令肠道通畅后，肠道产生的多余痰湿就不会往三焦溢。使用小柴胡汤恢复三焦的气化，津液、热量分布均匀了，则发烧、喉咙干、嘴巴苦的症状就消失了。

这就是为什么小柴胡汤在外感病里面的运用概率这么高的原因。

在临床中，我用小柴胡汤颗粒加减的时候挺多。

患者出现了食积，如果主要症状是咽干口苦、头晕目眩、胸闷，我就用保和丸加上小柴胡汤颗粒。

如果患者还有大肚腩，胆区不舒服，就可以用小柴胡汤加上保和丸，也可以加上适量的越鞠丸。

如果患者湿气特别重，患者的舌苔像积粉一样，小柴胡汤也弄不掉，可以加上达原饮来治疗，因为达原饮能入膜原，也就是说，你可以在小柴胡汤和达原饮的基础上加减成柴胡达原饮治疗。

如果还有湿热在三焦去不掉，除了用越鞠丸和达原饮之外，还可以用平胃散。平胃散兼顾了胃中的寒湿导致的胃气不降。寒湿郁久了，会变成寒湿加郁热，热是继发的，只要降了寒湿，郁热就自行消散了。如果只是食积造成的胃气不降，患者放放屁就好了。这种患者的大便不是特别干，只是胃胀。治疗这种症状，小柴胡汤合上平胃散，就是柴平汤。

如果三焦湿热，三焦中的湿特别重，小柴胡汤可以和甘露消毒丹合用，甘露消毒丹里面的黄芩，具有清郁热的作用；里面的绵茵陈能清肝胆脾胃的湿和热，也能间接地清三焦的湿热，所以甘露消毒丹可以治疗黄疸病。

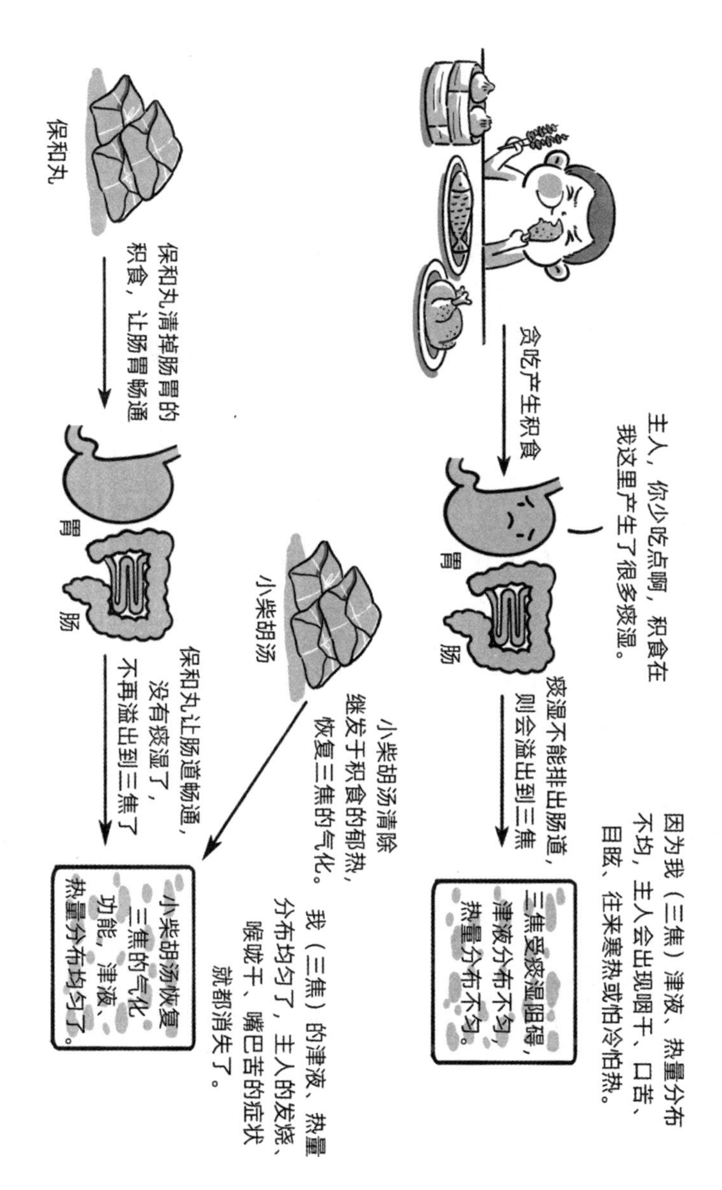

上一章讲了阳明湿热，这一章讲三焦的湿热。

阳明的湿热，可以通过甘露消毒丹这一类系列方解决。湿热从阳明经满溢到了少阳三焦经，就需要三焦去代谢，然后进入结尾环节，从太阳膀胱的尿走，或者从阳明大肠的大便走。你看，还是回到阳明，就是湿热转了一圈，又回到太阳与阳明往外排。手太阴肺经也能排泄湿热，肺主皮毛、司呼吸——湿热可以通过全身皮肤的出汗和咳痰而排出。

因此，湿热在人体中的正常运行路线就是这样的：先从阳明（胃、肠）产生，然后走到少阳（三焦、胆），再从手太阴（肺）或足太阳（膀胱）或手阳明（大肠）走。

六腑的更虚更实，除了食物在消化道的更虚更实之外，还有津液的代谢环节也必须更虚更实，它是在阳明、少阳、手太阴、足太阳、手阳明之间更虚更实，这中间是不能断的，不能堵的，一堵的话，两头都不通。

我正是因为自己曾经有半年里晨起口苦、口臭、反复胆区隐痛、大便干结，用清阳明湿热的方法不行，用泻阳明腑实的方法也不行，用养阴的方法也不行，最后是用了柴胡的类方，两三天内就解决了这一系统问题，这种亲身体验让我对三焦有了更深入的思考，我才能够讲出这么详细的内容给大家。

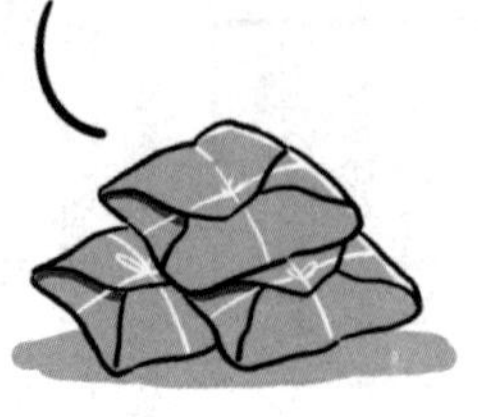

阳明的湿热，
交给我（甘露消毒丹）来解决。
甘露消毒丹

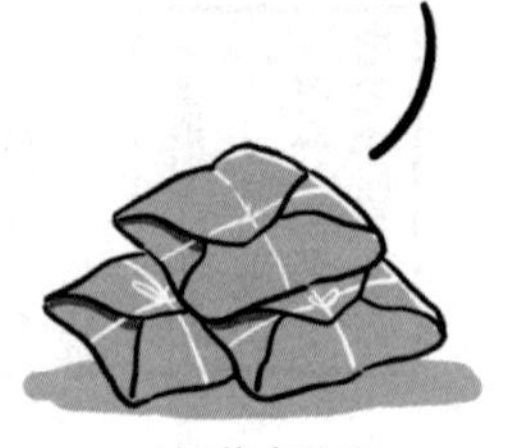

三焦的湿热，
交给我（小柴胡汤）来解决。
小柴胡汤

《中医内科学》教材里，对于大肠和三焦这两腑的病讲解很粗略，我可能还是讲得不够详细，等我再深入，条理性再好一点，可能会在本书修订的时候会给大家讲得更好点，但是需要我再去不断地体悟它。

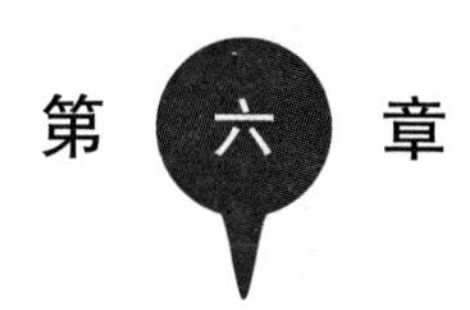

第六章 从津液代谢结尾环节看湿热

一、肺之湿热

津液代谢的结尾环节（详见第一章），有通过呼吸从气道而走，有通过皮肤从汗液而走。

肺司呼吸，肺又主皮毛，如果津液代谢的结尾环节出现了问题，有一部分是要从肺来调。

外界湿热通过皮肤或气管侵袭人体后，即出现了湿热在肺。

一方面（主皮毛异常）皮肤毛孔出来的汗，不仅不顺畅，还会很黏。一方面（司呼吸异常）因湿热在肺，宣发肃降不了，出现了咳嗽。

先讲司呼吸异常，病位在肺，主要症状表现为咳嗽。这种咳嗽十分难治，它表现为久咳不愈，痰黄黏腻，或根本就看不到痰，但是你能感觉到痰黏在气管上，咳不出来，咳的时候有种破裂的声音。

这种湿热咳嗽，常与现在常见的肺支原体感染相关。有时伴有发热，即便热退后，咳嗽也难愈。

我以前讲过肺支原体感染的主要病机是湿热。那时候是通过以药测证的方式认识到的。后来我复习了《病原生物学》，复习到支原体的致病机制内容的时候，我更加确信了之前的判断，那么，肺支原体感染的时候，会出现哪些产物和现象呢?

①黏附素，有些支原体（肺炎支原体、生殖支原体等）具有特殊烧瓶状顶端结构，是一种富含脯氨酸的蛋白质，能黏附于宿主呼吸道或泌尿生殖道上皮细胞的黏蛋白受体上。（这是什么特点？就是黏腻，就是

粘上了，你就甩不掉，符合中医的湿病机。）

②荚膜或微荚膜，具有抗吞噬作用，是支原体重要的毒力因子。

③毒性代谢产物，支原体生长过程代谢的产物会对黏膜上皮细胞或红细胞产生损伤。

④有超抗原，是支原体产生的一类具有免疫调节活性的蛋白质，能在感染部位刺激炎症细胞产生大量细胞因子，引起组织损伤。

②③④这三项，即相对应着的身体局部红肿热痛现象，就是中医里的热毒病机。

①②③④这四项合在一起的现象，对应了中医里的湿热，用清热利湿的方法来治，是没错的。

不管患者是肺炎支原体感染，还是生殖支原体感染，从中医的角度来看，就是湿热，用清热利湿的方法治疗就行，若有正虚，再合用扶正的药就可以了。

肺有湿热，自然影响津液代谢结尾环节的排泄，其连锁反应会引发六腑中津液代谢的更虚更实，令津液循环的中间三焦环节出现异常，若三焦气化受影响，自然就大大影响了营养的吸收，小孩容易出现内源性营养不良。

所以，一定要恢复肺的气化功能，要恢复肺的气化功能，就是一定要治好湿热咳嗽。

我们在各个版本的《中医内科学》中，看咳嗽篇的内容，里面对于外感咳嗽的分型，就分了三型：风寒咳嗽、风热犯肺与风燥伤肺。

湿热伤肺这个证型，在不同版本的《中医内科学》咳嗽篇中几乎是被遗漏的。但在临床中，湿热伤肺证型出现的概率又是极高的。但是教材中又没有讲，各大临床医家也很少提及湿热伤肺，有证无方，甚是苦恼。

直到 2013 年《新中医》上的一篇《伍炳彩教授辨治外感咳嗽经验

介绍》的文章，这篇文章专门分出湿热犯肺这一型，我才关注并运用了一个非常重要的方子——杏仁汤（请在医生指导下使用本书文章涉及的药物和药方）。

杏仁汤出自《温病条辨》，主要药物为：苦杏仁、黄芩、连翘、滑石、桑叶、茯苓、白豆蔻、梨皮。

在临床中，我遇到湿热在肺的咳嗽，或伴发热（常可高达 39℃或以上），或不发热，有口黏口臭、胸闷、欲食不振，大便不爽利偏黏，小便也不顺畅且量少而黄，有些因为反复服用阿奇霉素后出现绕脐腹痛，大多舌质红苔黄腻有时表现为草莓舌、脉弦滑、皮肤潮汗温润而黏腻。

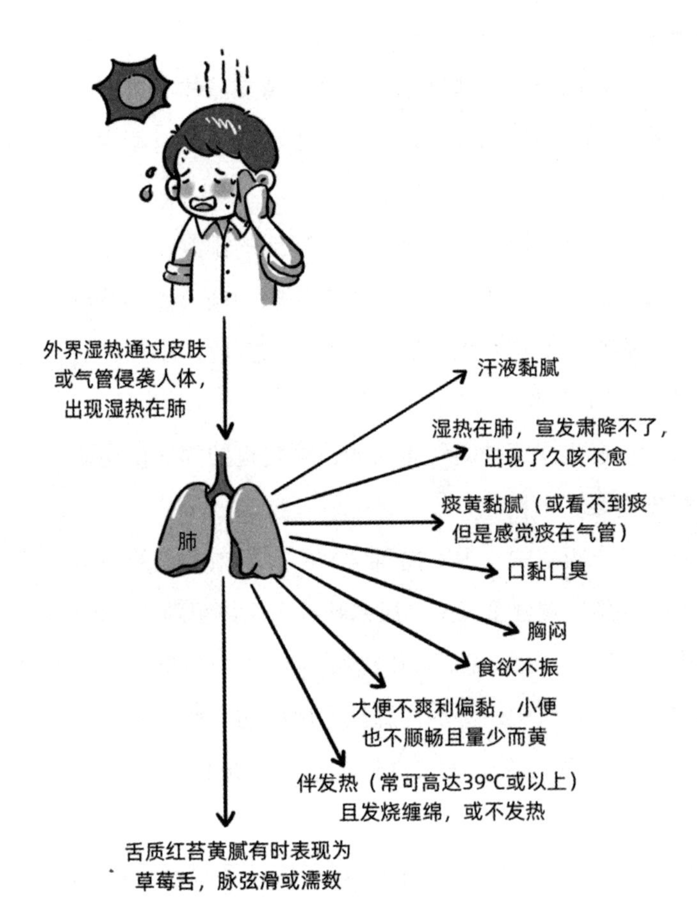
外界湿热通过皮肤
或气管侵袭人体，
出现湿热在肺
肺
汗液黏腻
湿热在肺，宣发肃降不了，
出现了久咳不愈
痰黄黏腻（或看不到痰
但是感觉痰在气管）
口黏口臭
胸闷
食欲不振
大便不爽利偏黏，小便
也不顺畅且量少而黄
伴发热（常可高达39℃或以上）
且发烧缠绵，或不发热
舌质红苔黄腻有时表现为
草莓舌，脉弦滑或濡数

无论有无口苦表现。我常在原方上加柴胡、法半夏。

如果患者无明显口干，则可以把方子的梨皮去掉。如果患者口干明显，我则让患者到水果店买雪梨，洗净，每剂药削一只梨的皮进去和药同煮。

不管患者有无食积，我常加炒麦芽、炒山楂和炒神曲。

这样下来，我的常用组方即变成如下这些：

柴胡 10 克、黄芩 10 克、法半夏 9 克、桑叶 10 克、苦杏仁（打碎）10 克、连翘 10 克、白豆蔻（打碎）10 克、滑石（包煎）10 克、茯苓 10 克、炒麦芽 10 克、炒山楂 10 克、炒神曲 10 克。

以上所有药物，放到药罐中，倒入适量的水，以水刚淹过药材表面即可，泡半小时，看看药材是否吸了水，如果吸了水，水位会下降，此时再添水至刚淹过药材表面即可。

开盖煮即可（沸腾时加盖，水容易溢出来），用大火将水煮开，看到冒泡了，赶紧转小火，再用筷子搅拌一会，保证所有药物都能在水面下滚一会儿，再滚 1 ~ 3 分钟，即可关火。里面的白豆蔻不可久煮，久煮就失去芳香化湿的作用了。

关完火后，马上把盖盖上，这样焖着就可以了。焖到水温刚好可以喝时，差不多是半小时后了，就可以把药倒出一碗来喝了，药罐里应该还剩一到两碗水，都倒在碗里备用，一般这种咳嗽，可以一天喝两三次药。

要是想再煎二道的水的话，也不是不可以，再添一点水，一煮开即关火，再倒出来，放温即可饮用。

以上方子，患者要是觉得太苦，可以再加 3 克甜叶菊进去用以调味，整个汤药就不难入口了，哪怕是怕苦的小朋友也愿意喝。

不管患者是什么病原体引起的咳嗽，只要符合我们中医证型中的肺中湿热咳嗽，都可以参考上述的方子。

前几年，门诊非常多外感发热的孩子，我只要见到出现咳嗽、咳黄痰、舌红苔腻和发烧（未发烧）缠绵难退的症状，我都用这个方子。当然，我会了解患者发病之前饮食方面的情况，有没有过饱，有没有过食肥甘厚味，晚上有没有盗汗磨牙，是否有口臭，大便黏不黏，如果是患者存在这些状况，基本上可以判定为湿热咳嗽，那患者服用了这个方子，基本上 24 小时内咳嗽就平稳了，慢慢地烧也会退下来。

患者不咳嗽了，也退烧了，这时再以麦门冬汤合薏苡竹叶散善后就可以了。

薏苡竹叶散

薏苡竹叶散，用于辛凉解表，淡渗利湿。

来源:《温病条辨》卷二。

组成：薏苡仁 15 克，竹叶 9 克，滑石 15 克，白蔻仁 4.5 克，连翘 9 克，茯苓 15 克，白通草 4.5 克。

用法：上药共为细末。每服 15 克，日三服。

我的经验是上药直接煎汤，方法如杏仁汤。

患者的湿热祛除之后，肺的气化功能恢复了，可以司呼吸了，三焦的功能也会跟着改善，津液的输布也就正常了，营养不良也就解决了。

其实以上湿热在肺，并不能完全地反映出津液代谢结尾环节的失常。

津液代谢结尾环节失常有代表性的症状，应该是汗出异常后，出现的水肿，这是津液代谢结尾环节的去路被堵之后出现的大问题——津液富集害化出现了水肿，当津液只进不出时，肯定会水肿。

有一年在老家，有位乡亲找到我，让我看一看他的体检报告。他就是有点尿蛋白，说是肾不好。

我看了看，他两小腿水肿，有时会痛，还觉得脚心热。他还说怕冷。他这问题有十几年了。你说他怕冷吧，他不喝热水，要喝凉水。

我问，你这问题什么时候开始的?

他想了想说，有一年，下地挖番薯垄，本来是烈日当空的，突然飘来了乌云，还刮起了大风，由于啥也没有准备，被浇了个落汤鸡，本来气温是很高的，但是风太大，身上又是湿的，这一吹，就浑身打冷战，从此开始怕冷，也不怎么出汗了。

慢慢地，他的下肢就开始浮肿，去医院查，医生说是肾炎。

他吃了一些药，总也不好，但也不坏。

我按、摸了一下他的皮肤，有点干涩，小腿也确实浮肿，按下去凹陷不起。

我看了一下他的舌头，舌红，苔滑腻，脉是浮紧的，就是受凉后那种血管收缩的感觉，稍重按下去，又是滑中带数。这是表有寒，里有痰热。

为什么他表有寒呢？其实这是一种慢性应激反应，十几年前淋的一场暴雨，深深刻入了他的脑海里，他一直不能解除这种记忆，身体的反应，还是被雨淋了又被大风刮着的感觉，所以血管一直收缩，毛孔也收缩着，才会有浮紧的脉相。

为什么又里有痰热？应该是那天烈日当空下，他的毛孔大开，暑湿之气侵入肌腠，转入经络，关节作痛，经络较之于皮肤为里，所以湿热在里。

最后的结果，就是他这个汗一直出不顺畅。

好在他一直务农，身体素质可以，病邪一直僵持未深入，所以还有表证可解，表邪一解，浮肿即会消退。

他这个浮肿，即是津液代谢异常，就是因为汗出不透，在最后一个排泄环节堵住了，那么必然会影响其他环节的更虚更实，出现了津液的害化，形成了水肿。

要想治疗他的病，必须让他正常出汗，要解表，解十几年前受的寒，把紧脉[①]松下来，津液的代谢才能恢复正常，同时还要清一清经络里面的湿热。

于是我给他开了一个方子：

生麻黄6克、炙甘草6克、生姜10克、大枣10克、生石膏15克、苍术10克。

三剂，每日一剂，水煎服，早晚分服。

隔天他来找我，说喝了药后没有出大汗啊，就是晚上起了两次夜。

我问：你看看你腿还肿不肿？

他说：是啊，腿没那么胀了，好像脚心也不热了。对了，你这么一问，我早上起床的时候，下地一踩，没有了往常的那种疼痛了。

这个方子，是《金匮要略》里治疗皮水[②]的越婢加术汤，我没有按照书的原方原量用药，因为南方人的毛孔比较松，另外，我用的是苍术，没有用白术。苍术加生石膏，是我临床中常用的治疗湿热的一组药对[③]。

他三剂药喝完，十几年的浮肿与踝关节作痛一去不复返，汗出也正常，不再怕冷了。

这个案例还是为了说明，皮肤出汗也影响着身上的津液代谢，要是汗出不畅，人就会肿。

---

① 紧脉，常提示有寒邪，脉管触手紧绷。如果将寒邪祛除，脉管自然会柔软下来。

② 皮水，病名。水汽泛溢皮肤而见水肿的病症。

③ 药对，两味药成对相配，多有协同增效或减毒作用。

二、大肠之湿热

在津液代谢的结尾环节，也包含了粪便的排泄，所以大肠不能出问题。

湿热在肠令排泄不畅，是大便干稀不调为主。这种肠道的湿热多半是由饮食造成，煎炸、烘烤、辛辣的食物和酒水最容易造成肠道湿热。另外，久坐湿热之地，湿热之气由下而上侵袭肠道，也会造成肠道湿热。

既然湿热影响的是排泄，那么粪便的质地就会有所改变，大便要么是干燥硬结，要么是稠糊不爽。不管大便是干的还是稀的，它们都有共同的特点——黏腻。即便是干粪球，粪球表面有时候也会裹着黏液；拉着稀便，纸巾反复擦也难以擦干净。

无论何种质地的大便，总是以不爽利为主。

这种排泄不爽的大便，最终会影响津液的代谢，导致了湿热的产生。这种湿热会循着经络倒灌。

首先沿着本经即手阳明大肠经往上走，最常见的就是鼻咽部的不适，鼻塞应该是最常见的伴随症状之一，针对这种状况，我仍以甘露消毒丹为主方治疗。

其次是湿热倒灌至肺，因为肺与大肠通过表里经络相连接，这时候会出现那种湿热的咳嗽，与本章第一节中描述的症状相近，用治肺的思路来治疗，效果可能并不理想，但从大肠来治反而效果好。

这个经验仍然要从我曾经治过的医案中去讲述。

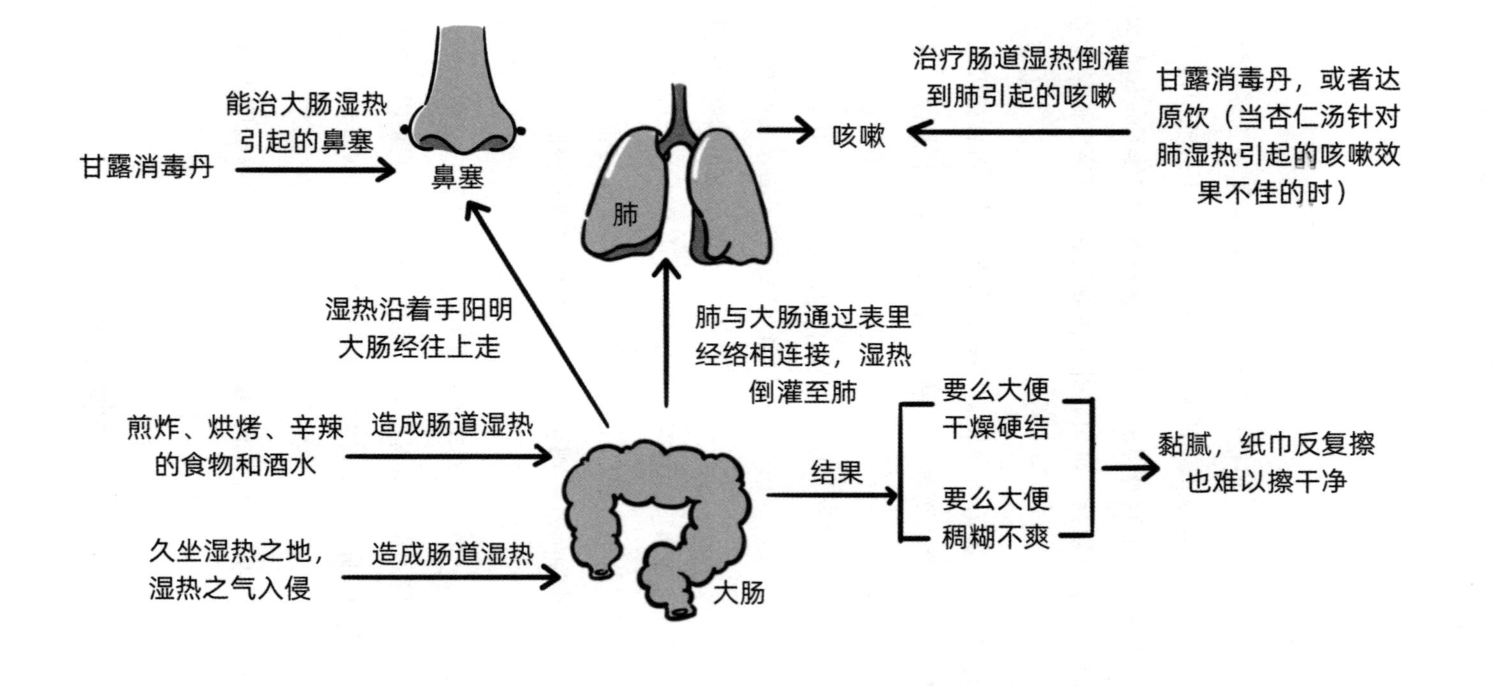

甘露消毒丹
能治大肠湿热引起的鼻塞
鼻塞
肺
咳嗽
治疗肠道湿热倒灌到肺引起的咳嗽
甘露消毒丹，或者达原饮（当杏仁汤针对肺湿热引起的咳嗽效果不佳的时）
湿热沿着手阳明大肠经往上走
肺与大肠通过表里经络相连接，湿热倒灌至肺
煎炸、烘烤、辛辣的食物和酒水
造成肠道湿热
久坐湿热之地，湿热之气入侵
造成肠道湿热
大肠
结果
要么大便干燥硬结
要么大便稠糊不爽
黏腻，纸巾反复擦也难以擦干净

多年前，我治疗了一例肺支炎体感染的患者。他有绕脐腹痛的症状，我推测该患者肠道有湿热。

治疗肠道湿热，我除了惯用甘露消毒丹（请在医生指导下使用本书涉及的药物和药方）之外，还常用达原饮（由槟榔、厚朴、草果、知母、黄芩、白芍、甘草组成）这个方子。

从立方的角度来看，它是治疗膜原湿热的一个方子。但实际上通过加减之后，却化为治疗肠道湿热的方子，这个经验，我是从何炎燊前辈的书中学来的。

你看，厚朴、槟榔这一对是通腑的药，能治阳明出现的症状。

黄芩、白芍、甘草这三味药，其实是《伤寒论》中的黄芩汤（黄芩、白芍、甘草、大枣组成）去掉了大枣而已，黄芩汤本就是治疗腹痛下痢、祛肠道湿热的名方。大枣偏补，去掉了才方便祛湿热。

达原饮主药应为草果与知母，《本草备要》认为“草果治太阴独胜之寒，知母治阳明独胜之热”，连知母也是走阳明。所以，尽管创方之人，认为本方开达膜原，辟秽化浊。但再怎么看，也是以走手大肠阳明经为主。

这个膜原是什么？上面已经讲述过了，但有些人理解起来有一定难度，这里再简略讲述下。

广义膜原，泛指伏邪在体内潜伏的部位。清代医家周学海提出“伏邪皆在膜原”说。他认为人感受[1]四时不正之气，变为伏邪潜伏于体内，附着于“膜原”部位。此膜原为广义之膜原，即伏邪在体内潜伏之所。

狭义膜原，为内外交界之地，乃一身之半表半里，居于卫表肌腠之内，五脏六腑之外的膜及膜所围成的空腔结构。膜原与肠胃相联系，上连于宗筋。它既是外邪侵入体内的必由途径，又是体内邪气排出体外的

---

①感受：遭受。

必经通路。

说膜原为半表半里（三焦），但就我临床经验来看，大多数时候，膜原有症状的时候，是表现为半表半里的症状，但多半伴有肠道问题，所以我认为膜原仅是三焦的一部分，且是三焦中包裹大肠的部分。湿热到了这个地方，你用刮肠子的方法，是刮不掉的，因为病邪渗进去了，只有草果能把这个渗进去的病邪给搞出来，所以本方的灵魂，应该就是草果。

你可能疑惑草果是啥——你去吃火锅的时候，看到的漂在火锅上面经常被人误以为是“罂粟壳”的香料就是草果。牛羊肉骨头火锅汤时常放草果，一方面可以去除牛羊肉的膻味；另一方面除寒燥湿，开郁化食，利膈上痰，解面食鱼肉诸毒。

吃的肉食多了，脾胃化不开吸收不了，湿热会到哪里？必然是三焦，若三焦拥堵了怎么办——草果放在火锅汤料中，就能预防饮食化不开的湿热进入三焦。

我前面刚讲到肠道湿热的倒灌，湿热通过经络倒灌到肺里，会出现难以治愈的缠绵的湿热——肺湿热的咳嗽，可以用杏仁汤加减治疗，杏仁汤用药着重点在肺，但它对肠道湿热倒灌引起咳嗽的治疗效果要弱一点。

如果患者当下的主要症状是咳嗽，且是湿热在肺的咳嗽，用了杏仁汤却效果不佳，不如改用达原饮，达原饮既治肠又兼治肺，而且还可以兼顾倒灌到三焦里的湿热。

但凡碰到大便不爽，常里急腹痛，或不排便时绕脐作痛的患者所出现的咳嗽，也就是说你看见主诉为咳嗽，他还有绕脐腹痛伴有肠道排便不顺畅病状的时候，且舌苔厚腻如积粉的时候，可以用达原饮。

治这类咳嗽的时候，其实舌苔也并不一定是厚腻的，只要它符合肠道有湿热兼咳嗽，就可以用。

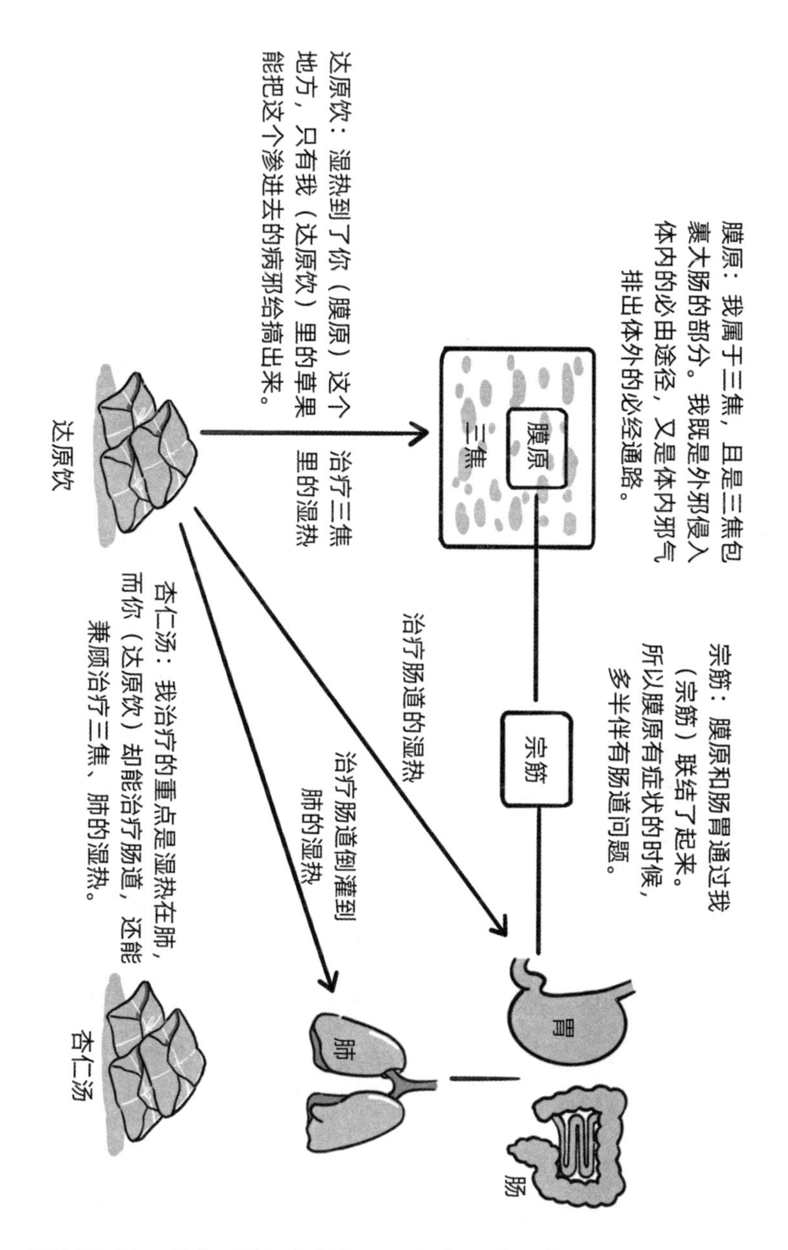

膜原：我属于三焦，且是三焦包裹大肠的部分。我既是外邪侵入体内的必由途径，又是体内邪气排出体外的必经通路。
膜原
三焦
宗筋：膜原和肠胃通过我（宗筋）联结了起来。所以膜原有症状的时候，多半伴有肠道问题。
宗筋
胃
肠
肺
达原饮：湿热到了你（膜原）这个地方，只有我（达原饮）里的草果能把这个渗进去的病邪给搞出来。
治疗三焦里的湿热
达原饮
治疗肠道的湿热
治疗肠道倒灌到肺的湿热
杏仁汤：我治疗的重点是湿热在肺，而你（达原饮）却能治疗肠道，还能兼顾治疗三焦、肺的湿热。
杏仁汤

到了这里，我们不得不讨论一下这个肠道湿热是从哪里来的。在儿科这里，我在临床中见得最多的应该是牛奶。牛奶真是一个非常重要的导致湿热的因素，可能和我们亚洲人的体质有关，就是食物不耐受。

具体呢，我要稍微再论述一下牛奶不耐受时人体的反应，从中医的角度看是一个什么证型。

据一些营养专家说，牛奶好处挺多的。

①促进骨生长，防止骨质疏松；②改善视力，防治近视；③改善脑部营养；④美容作用；⑤改善睡眠。

但营养专家又提醒并非人人适合喝牛奶，比如牛奶可能引起以下问题：①乳糖不耐受人群（引起腹胀）；②对牛奶过敏的人（腹痛、腹胀）；③腹痛的人（加重腹痛）；④胆囊炎和胰腺炎患者（加重胆胰负担）；⑤胃肠道手术后（会引起腹胀）；⑥肝硬化患者出现肝昏迷时（升高血氨浓度）。

我又翻了一下美国作者贾尼斯·维克斯塔夫·乔内贾著的《食物过敏与食物不耐受》，这本书中关于牛奶过敏的一些论述如下：

> 由于确诊困难、研究人群的差异以及诊断标准不一致等原因，导致对牛奶过敏的确切发病率难以定论。（范怨武注：从我的角度看，某种体质容易过敏，这种体质是从中医的角度划分，就是太阴虚寒）
>
> 然而目前研究表明：牛奶过敏在婴幼儿时期最常见，发病率为 2% ~ 7.5%；绝大多数婴幼儿在 1 岁内发病。（范怨武注：临床中，确实遇到非常多）
>
> 而这些早期出现过敏的儿童多数在 5 岁后而耐受牛奶。（范怨武注：儿童的体质随着年龄的增长逐渐改善，太阴的虚寒表现随着年龄的增长得到后天的阳气补充改善）
>
> 牛奶过敏的症状以皮肤及胃肠道症状最为常见。
>
> 牛奶导致皮肤过敏的症状通常表现为湿疹、荨麻疹、血管性

水肿。（范怨武注：我在门诊遇到这种的病例非常多，尤其是湿疹见多。患儿的皮肤烂得整张脸都像要毁了一样的，家长非常心疼。我用很多方法都治不好。后来很多家长告诉我好了——停掉奶粉后，患儿的湿疹慢慢地就没有了）

牛奶导致胃肠道的过敏通常以腹胀、腹痛、积气、腹泻、便秘、恶心、呕吐为常见，偶可出现血便（便潜血）。（范怨武注：我在门诊遇到的这种病例也很多，患儿会腹痛，通常表现为绕脐痛，有的就会伴发热，且以高热多见）

部分个体（范怨武注：我认为不是部分个体）在进食牛奶或乳制品后可能出现或加重上呼吸道卡他症状[1]及哮喘症状（范怨武注：这个问题将在本文后面细谈，并分享经验和处方）

患儿长期大便潜血要十分注意，这种大便潜血是肉眼不可见的，患儿抽血检查可见贫血，可是这种症状，仅仅补充营养治贫血是没效果的，要从源头上查查有无便血，再观察是否与牛奶有关。若有相关性，停掉牛奶，贫血的症状可在两三个月内得到改善。

还有一些长期便秘（范怨武注：平均每 3 ~ 15 天排便 1 次），用普通手段治疗无效的孩子，可以观察停止食用牛奶后，便秘是否能得到改善。

在我看来，以上牛奶引起的种种胃肠道反应，很符合肠道湿热甚至湿热入血分的证型，这种观点我不是信口开河，一方面是《食物过敏与食物不耐受》提供了大量的依据，另一个方面就是我的临床所见及治疗经验。

牛奶并不适合所有人饮用，我自己喝多就会恶心、腹痛、腹泻，所

① 卡他的含义是渗出物沿着黏膜表面顺势下流。上呼吸道卡他症状包括咳嗽、流涕、打喷嚏、鼻塞等上呼吸道症状，这是临床上常见的症状。引起发热伴上呼吸道卡他症状的疾病常见有普通感冒、流行性感冒、鼻白喉、咽结膜热、麻疹前驱期和百日咳卡他期等。

以我一向不喜欢饮用。

但有的人适合饮用牛奶，有些虚弱劳损、反胃噎膈、消渴或便秘的人就适合吃，有门诊上的家长跟我反馈，小朋友长身体时膝盖痛，喝了牛奶后就不痛，可见并非人人不能喝。

但是不能牛奶至上。

营养物质有 6 大类（糖类、脂肪、蛋白质、维生素、水和无机盐），它们并没有高低贵贱之分，并不是说你喝牛奶就能处于鄙视链上端，也不是说牛奶就一定比水更有营养，缺水也会对人体造成重大伤害。

不管怎么讲，肠道的湿热如果不能顺畅地往外排，它就只能循着大肠经往上往后倒灌。

所以，湿热向后会深入三焦膜原，循着大肠经本经会堵鼻子，传表里经会堵肺。

在儿科上，我遇到肺支原体感染的咳嗽，且兼有肠道湿热症状的，我常用下面这个组方：

槟榔 7 克，草果 7 克，厚朴 7 克，黄芩 7 克，知母 7 克，白芍 7 克，炙甘草 3 克，瓜蒌皮 10 克，薤白 7 克，茯苓 7 克，苦杏仁 7 克，陈皮 7 克，前胡 7 克，桔梗 7 克，麦芽 10 克，神曲 10 克，山楂 10 克。

本方太苦，可以加 3 ～ 10 克甜叶菊作为矫味剂[①]。

以上为 3 ～ 7 岁儿童的常用剂量 。

注意，这个方子，只是一个基础方，临床上，无论药味与药量，我

① 矫味剂系指药品中用以改善或屏蔽药物不良气味和味道，使患者难以觉察药物的强烈苦味（或其他异味如辛辣、刺激等等）的药用辅料。矫味剂新品种不断涌现，但涉及中药矫味剂的研究较为迟缓，药品中擅自添加矫味剂等不规范的现象时有发生。

都是根据患者的症状进行调整的。

服用本方，部分患者会有五天到七天的排痰期，一般前五天咳嗽会加重，且十分剧烈，痰吐尽后，咳嗽突然就没有了。还有小部分患者，服药以后什么反应都没有，咳嗽就好了。

不过，患者最好服药服够十四天。为什么要喝够十四天呢？因为在门诊上，我经常碰到患者连续喝了五天这个方子后好了，就停药了，结果没有一个星期，症状又发作了。

我观察了一下，患者喝这个方子十四天左右，基本不怎么发作了。

如果患者能在 3 ~ 6 月内不饮牛奶的话，这个支原体引起的咳嗽，基本就能很长时间不再犯，或者痊愈。

但是家长仍然认为孩子不喝牛奶就没有营养。

我发现很难劝住家长停止给孩子饮用牛奶，我也就不再劝了。

若患者再咳嗽，我再治就是了。

三、膀胱之湿热

膀胱湿热是怎么来的呢？

有一部分是从饮食来的，有些人是吃了一些辛辣的，上火了就尿热尿痛。

问题是你吃的东西在消化道啊，怎么会跑到尿道去了呢？

这个现象，没学过中医的人可能不太明白也不太理解，但是你要是学过中医后懂得经络的知识，你就知道了手太阳小肠经跟足太阳膀胱经是同名经，手足相连啊，它们的经络是直接相连的。

因此你吃一些上火的东西，小肠之火通过经络直接下移到膀胱，出现了尿热尿痛。

你懂得经络的循行路线之后，就会知道经络从生理结构上有相连的关系。

为什么有一些舌尖疼痛或口腔糜烂的患者，又伴有尿热尿痛的症状，我们认为是心火——因为心火通过表里经络下移至小肠，小肠又通过经络借道膀胱，才会出现尿热尿痛。

当然了，小肠消化吸收之后，通过三焦的布输，津液也可以渗到膀胱，这是另一种路径。

但是，如果食物的偏性比较大引起的上火，机体上火反应比较快的，湿热一般都是借经络相连的这一路径到膀胱，而不是通过三焦气化再渗到膀胱。

工作和生活环境也会造成膀胱湿热，比如久坐不动。像司机开车，如果是夏天的时候坐一天在那里几乎不动，憋了一天尿，小便的时候就很容易有尿热尿痛的症状。

有些人在办公室上班，在办公椅上一坐就是一天，屁股底下的热气捂在那里不散，如果天气又热，出汗多，喝的水少，就容易出现尿热尿痛的症状。

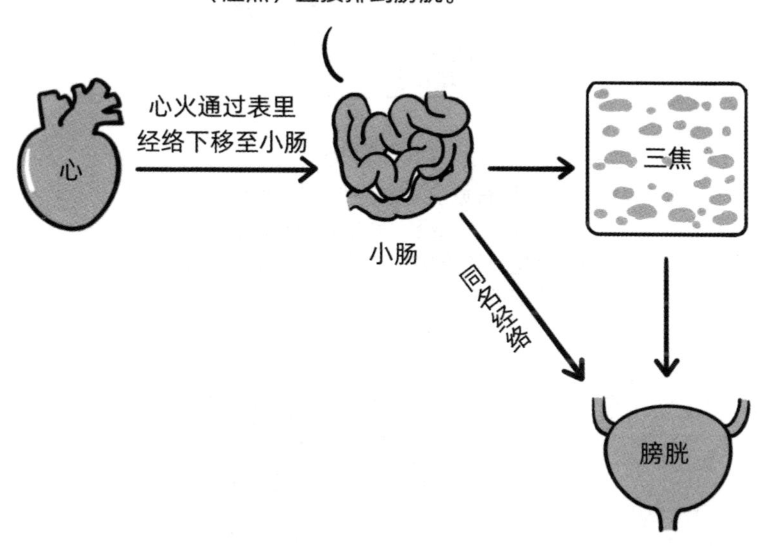
小肠：一般的时候，我吸收的
津液通过三焦渗透到膀胱。
如果是主人吃了火气重的食物
而上火的时候，我会把津液
（湿热）直接排到膀胱。
心火通过表里
经络下移至小肠
心
小肠
三焦
同名经络
膀胱

这就是外来环境的湿热导致的膀胱湿热，这种病例是非常常见的。

像这种膀胱湿热除了有尿热尿痛之外，有少部分人有发热，体温很高，甚至出现打冷战的反应，会让你误以为他是风寒感冒。

这时候，用辛温解表的药只能适得其反，起不了作用。

太阳之上寒气治之，病邪入侵太阳经后，会让人有寒冷的反应，这只是一种反应，并不代表病邪是寒的，它只是导致你太阳经病变后产生了一个寒冷的反应而已，本质上的病因不一定是寒邪。

有一次，我就碰到这种膀胱尿热尿痛，还伴有发烧、冷战的患者，我被他的发热和冷战给迷惑了，以为是太阳表寒证，用了辛温解表的药，结果没有效果。

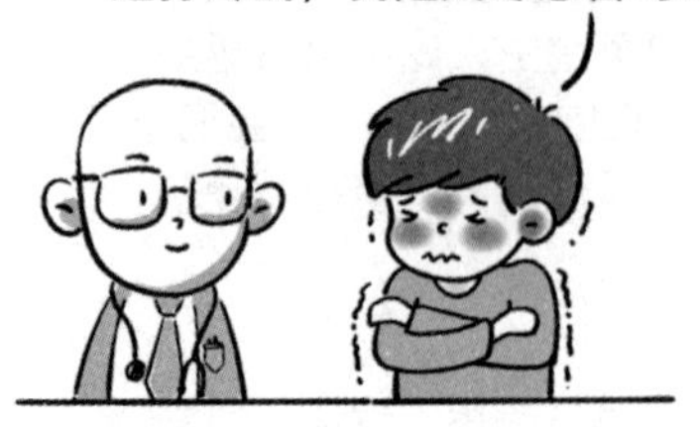
范医生，我发烧得厉害，
还打冷战，我是风寒感冒吗？

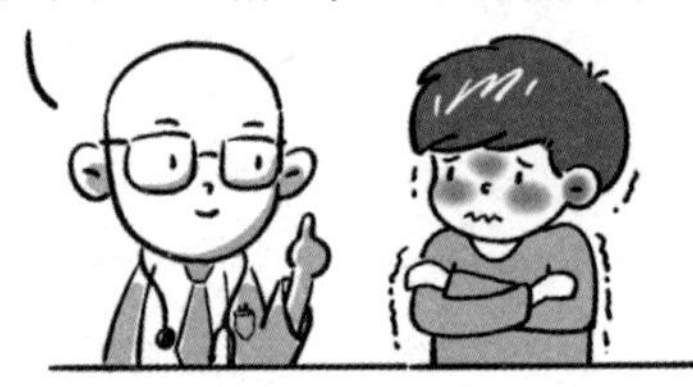
除了你讲的症状之外，
你还有尿热尿痛，是膀胱湿热证。
病邪入侵太阳经，会让人有寒冷的反应，
这只是一种反应，并不代表病邪是寒的。
这种情况要认真辨别，我也曾被迷惑过。

之后，我改弦易辙，用了小时候从我妈那学来的治疗尿热尿痛的草药，车前草 15 克，还用了我在广州上班学到的老广[①]煲凉茶喝的白茅根，放了 30 克；还用了治疗尿热尿痛并可以止血（血热妄行的出血）的小蓟，这味药是药食同源的，放了 10 克（请在医生指导下使用本书文章涉及的药物和药方）。

患者用这三味药煮水喝后，这种急性尿热尿痛的症状很快就缓解了，冷战也跟着好了。

只要治好尿热与尿痛，膀胱的湿热及时清除了，津液的气化就正常了。

但如果膀胱的湿热缠绵不愈，你一直没有去治好它，它的湿热就会倒灌，会往上行，有一部分人就会出现慢性肾盂肾炎。

①老广，泛指广东人，这里特指广府人。

一旦患者得了肾炎，他的身体就会出现水肿，这是肾的气化功能出现问题的表现。

肾主水，如果肾的功能失常，不能主水，就会出现水肿。这种病症出现的时候，就不仅是膀胱的问题了，多半是下焦湿热伴有肾的损伤，这时候常用什么治疗呢？知柏地黄丸，很简单的一个方子，可以长期以此方为基础加减调理。

还有一种情况叫膀胱蓄水证。

膀胱蓄水证多是外邪导致，尤其是多是寒邪所致，人体受凉了，跟膀胱里的水汽结合在一起了，导致了膀胱的气化失常，尿不出去了。这跟受了寒邪汗排不出去是一个机理。只不过一个在毛孔，一个在膀胱。

总之都是最后的排泄环节出现了津液排不出去的问题，这个时候水汽就倒灌到三焦了，引起全身性的水肿，这种情况，用五苓散（由桂枝、白术、茯苓、猪苓、泽泻组成）治疗。

膀胱蓄水证常见于一些阳虚的女性，患者倒不见得是全身性的水肿。有些女孩子，平时尿得比较少，早上起来还双下肢比较肿，这个肿不至于是凹陷性的水肿，就是有点浮肿，这是因为她身上的水汽无法通过尿液排出去。有的人双腿看不出肿来，但她觉得双腿发沉发重，她也没有尿热尿痛，就是尿少，这也是膀胱气化出现问题的一种表现，这种女性常喜欢在夏天穿得凉爽单薄，比如穿短裤、短裙和露腰、露肚脐的衣服。有些年纪大了的女性怕冷，已经穿厚了，她出现膀胱蓄水证，是因为年轻的时候喜欢穿得少，而留下的病根。

一些女性出现了膀胱蓄水证，就是因为受的凉跟膀胱水汽相结合，结果尿排得不畅或排得少引起的水肿，它倒不至于伤到肾，但还是出现了浮肿，这种病症用五苓散来治疗，效果就很好。

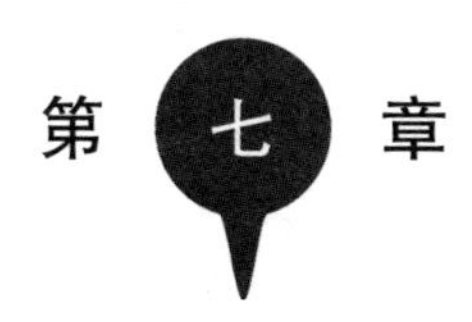

诊治经络湿热的一些体会

一、湿热在经络

对于经络湿热的这个说法，在其他文献上，你也许会看到湿热阻络的说法。

我并不想标新立异地去造什么概念，我是要在本书语境中，用定位的方法，把湿热定位在经络这个部位来认识并治疗它。

经络湿热这个说法，我想表达的意思是湿热这个病邪，它没有深入到脏腑，它只是在经络这个部位，相对来说病邪比较浅，所以外来的湿热入侵经络治起来没那么困难。

湿热在经络，并不指具体在哪一条经络，当然也可以具体到哪一条经络，但多数时候我们所看到的是多条经络被湿热同时所伤导致局部经络循行的部位或者是一个部位的肢节成片弥漫性的疼痛、酸胀、无力、灼热或者发冷。

那么，湿热是怎么入侵经络的呢？

我小时候在老家，夏天喜欢到河里游泳，要么到水圳去覆鱼①。

老人们经常会劝我们，那个水（河里的水，或者田里的水）被太阳晒得很热很烫。这个时候就不要随便下水，会被水滋到。

这个“滋”是拟声词，就像烧红的铁块放到冷水里的那种“滋”。

---

①覆鱼：此为根据作者客家话的音译，在水圳或水渠的两端用泥巴封堵，将其中的水舀掉，被封的水渠段没水了，就可以抓里面的鱼。

因为这个时候水是很烫的，你这个脚迈进去的时候，湿热马上就侵入脚的经络，脚上有六条经络。湿热入侵以后，要么造成脚上溃烂，要么造成脚会变得酸软无力或者红肿热痛，久了之后会肌肉萎缩。

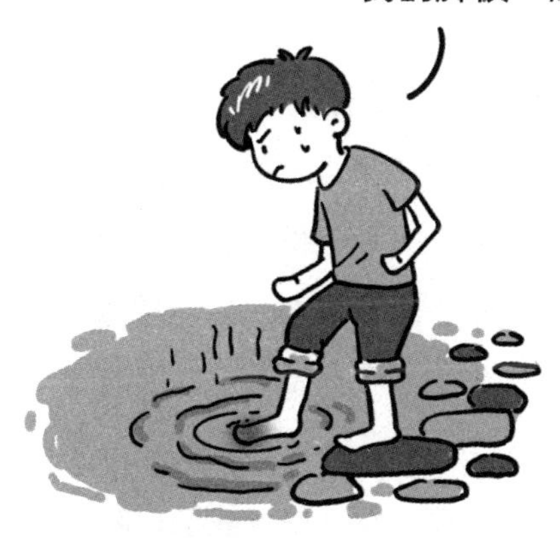

太阳真毒，把水晒得很烫。
我的脚被“滋”到了。

被水“滋”到以后，要么造成脚上溃烂，
要么造成脚会变得酸软无力或者红肿热痛，
久了之后会肌肉萎缩。

湿热入侵腿上的经络以后，可能不是马上发作疾病，有些人老了之后才出问题，常见为腿痛，我们当地常常叫这种病为“老损”。

在岭南，地气是很湿的，而且是混杂着热。尤其是夏天，下一场十几分钟的雨，然后太阳一晒，地面附近水汽腾腾，这时候要是人或动物在这种地面行走或呆立，湿热就会入侵腿部的经络。

学生碰到体育课或课间，在这种有热气和湿气蒸腾的操场活动或锻炼，腿部经络也一样容易受湿热入侵。

二、民间治疗湿热的方法和古籍记载

我妹妹在乡下，养的鸡鸭很容易病。鸡也会得气管炎，她能听到鸡的气管发出呼噜呼噜的声音，问我有什么办法。

我说试试麻杏石甘汤。

记得她买了兽用的麻杏石甘汤，还真治好了鸡的气管炎。

后来有一次，我在研究我们岭南当地的一味药，当地叫它布荆（学名为牡荆，牡荆并不限于岭南，其他省份也有，但我们岭南有本地的应用经验）。她又跟我提起了两件事，都跟湿热入侵有关。

有一阵子，我妹妹常回娘家给我爸做针灸调理脑鸣，跟隔壁的叔婆打了个照面，闲聊了几句。

叔婆说，前几天，我身子痛，发冷得打战了，你妈说拿点布荆叶和臭牡丹叶煮点水洗澡。我去洗了，现在好多了（请在医生指导下使用本书文章涉及的药物和药方）。

我们陆河县本地居民称之为布荆叶，它能够祛风化湿，祛痰平喘，解毒。它是岭南人用来治疗外感湿气的良药，偏温，却又可以解暑气。

平素在擂茶中会放些牡荆叶，它是药膳原料之一。有些农村人家，采摘新鲜牡荆叶，如茶叶般炒制成牡荆茶，用以泡茶饮用，以防暑湿之气。

笔者 9 岁半的外甥女发烧退后，出现腿疼无法走路，焗牡荆茶一杯，服一次即愈。

臭牡丹叶的主要作用是祛风湿，平肝化痰解毒，以治内风为主。（部分地区认为有健脾养血的作用）

两个药，一个治外风，一个治内风。

那阵子当地经常下阵雨，下雨的时候气温也会有所下降，而且雨一大，潮气就重，但是一会儿又会出太阳，暑气又来。

你看，这一下子，就是风寒暑湿全来了。

老年体弱血虚之人，本就容易头晕目眩，血虚生风，同时又容易受风。外风引起内风，又是身痛，又是阵寒阵热。

湿热伤了经络就会身痛。

湿为阴邪，有湿会怕冷；热为阳邪，有热会怕热，所以会阵寒阵热。

这种病机在岭南农村非常多见，用这两个草药治疗，是再合适不过了。

所以，叔婆用了能好转。

我妹说："说到布荆，我想起几年前家里养的一群鸭子，那年天气很坏，上午太阳很猛烈，到午时就下大雨，连着几天下去鸭子就受不了了，一只只都站不稳了，翅膀不断地扑腾。我家婆说这叫软脚病，有传染性，致病力很强，就算赶紧灌药也无济于事，果然死了好多。后来听说用布荆枝条带叶绑一小捆用火烤一下能治好鸡鸭的这种病，于是我就照做，给鸭子熏，病得不严重的鸭子后来没事了，严重的救不活。如果当时这样处理，也许鸭子就不会死那么多了。"

我查阅了一下文献中关于牡荆枝条的用法。

《永类钤方》中是用牡荆茎放到坛中烧烟，去熏下肢，用以治疗脚软。

《海上集验方》中是牡荆叶不限多少，蒸置大瓮中，其下着火温之。

总之就是弄热了，用来熏蒸脚，达到治疗的目的。

我妹妹用来治疗鸭子软脚病的方法，与古法并无二致。

牡荆这味岭南草药，也仅在岭南潮汕客家地区的农村用，再往后，也许很多人都不清楚了，今天顺便在这里为它记了一笔。

讲到脚软，我们不得不提一个病名，脚气。

此脚气非大家理解的"香港脚""烂脚丫"。

中医所谓的脚气是以两脚软弱无力，脚胫肿满强直，或虽不肿满而缓弱麻木，甚至心胸筑筑悸动，进则危及生命为特征的一种疾病。因病从脚起，故名脚气。

西医学所谓的脚气病，一般指多发性神经炎，各系统疾病和某些毒物、药物或重金属等引发的脚气样症候群。又认为是维生素 B_1 缺乏引起的一系列神经系统与循环系统症状。

《备急千金要方》及《外台秘要》将脚气分为三种类型，软弱麻木无力脚肿的叫湿脚气，麻木酸痛不肿的叫干脚气，脚软兼心悸气急的叫脚气冲心。

其实这个脚气病初起，大多就是湿热入侵经络，也就是我们老家老人说的，被水“滋”到，水（湿）“滋”（热），就是湿热的生动描述。

三、湿热侵袭人体后，可能会从阴化寒

并不是所有人被湿热侵袭后都会患湿热的病。

几年前有一位女患者，从新疆来深圳就业，属北人南居，本身先天不足，幼时常有尿床，又不知保温，来深圳，毛孔即开，岭南特有之湿热，随时可以入侵正虚之人，虽然是湿热入侵了，可人是虚寒的，又是随着体质转为寒湿。

她是 2017 年底至深圳的，于 2018 年发病。

2020 年我跟她交流，回忆了整个病程。

2018 年初的时候，白天她的腿很沉，下午浮肿，当时回家

有一条路是上坡，晚上回家走都走不动，腿很沉重。到了半夜心脏会“突突突”地跳起来，令她惊醒。“突突突”的心跳让她没法再睡着。

那段时间月经前会怕冷，冒虚汗，月经期间痛经到没法上班。需要请假，吃止疼药。

她平时气色就不好，脸苍白，累了就会头晕。当时就是吃范医生给她开的方子，因为没时间，所以没扎针。

据她说，吃药以后，各种症状就有缓解了，其中痛经的症状改善最明显，但她当时工作压力非常大，加班强度也大，就算是坚持吃药，也抵不过加班的消耗，浮肿和心悸的症状反反复复的。

当时最不能忍受的不适，是睡觉的时候腿脚特别冷，寒气从骨头里往外冒，被窝里像刮小风似的，用暖宝宝都没用，尤其是月经前会加重，特别难熬，没法睡好觉。（她又补充道：“这两年一直在你那吃药、扎针，这个毛病我都不记得具体什么时候完全好的。”）

她说很难描述腿上刮风的感觉，整条腿都是吹凉风的感觉，从骨头缝里冒，寒气在肉里、皮肤里凉飕飕的。把暖宝宝放在腿上，只觉得腿上放暖宝宝的那一块皮肤暖和，但肉里面、骨头里的寒气还是在冒，人根本无法暖和起来。那会儿她租的房子有个浴缸，就老泡热水澡。但热敷、泡澡都够不到那个骨头中的深度，人还是冷的。

一直到2019年，她上班的时候，累到心绞痛，就决定辞职了。

辞职后下半年就没上班，时间比较空闲，开始在范医生这里加上了针灸，药也没断过，双管齐下。

一周扎两到三次针。

扎上针，她的脚下会冒寒气，持续了一段时间。

扎针以后，寒气就从身体里面往外出，说是从皮肤里冒出来，本来是深层的寒气，这些寒气，热敷、泡澡都无法弄出来，包在里面很难受的。扎针了后，寒气很明显地往外冒，从脚上，脚踝、足底处往外冒，感觉从皮肤出来散掉了，说是很舒服的那散寒。

很难用文字准确描述这种感觉，就觉得这个冷风寒气不是从深层到浅层透发这种方式，就像扎针后给了寒气开了个出口。

针了一些日子之后，再扎针的时候，就能感觉到身体从内到外热乎乎的，扎上针，散寒一会儿之后，她就开始出汗，就会睡着。取针的时候，总是一头汗。

现在，她的腿脚再也不凉了，月经前也只是肚子和腰有点凉。

到 2020 年之后再扎针，寒气只会从腰和肚子冒了，脚下没什么感觉了。

原本 2018 年的时候，她还有足跟痛的问题，痛了好几个月。后来经过治疗，也不知不觉地好了。具体什么时候好的，她也不记得了。

她说她记得特别清楚，有一段时间药方里加了龟甲胶、鹿角胶，每次的药都要上千，但是效果特别明显，改善了她的很多症状。吃的时候，人都是红润水滑的，原来的阴道干涩、皮肤干涩，大量地掉头发的症状，都得到了明显的改善。

在吃药、针灸的期间，她感觉状态很好，浮肿和心悸在不知不觉之间已经完全好了，当时痛经也完全好了。

2019 年底回家过年，父母逼她回新疆。家里给了她很多压力，她又不舒服了，心悸马上反复并加重，还出现了肛门坠疼（不是痔疮）的症状。说那会来月经的时候，简直要痛死她了，整个盆腔和肛门都坠着疼，当时血量也特别少。

当时在新疆只能吃着范医生开出的让医馆代熬的膏方扛着，也找了当地的针灸医生针了一段时间，心悸得到缓解。

2020年初，她逃离家里，回深圳上班，压力一轻，心情不错，状态都还不错。

这段时间她一直没断过膏方，一直到2020年的立秋，又有点心悸了，腿浮肿，就在2020年11月又去找范医生开药、针灸了，调完浮肿就消退了。

最后又顺便说起她小时候家里的饮食习惯，每天起来一杯冰的鲜榨果汁，从小光脚在地板走，父母没教过女孩子要脚下保暖之类的知识。

其实现在她的寒气也是这种感觉。她说：现在不是肚子和腰感觉凉吗？用暖宝宝给自己热敷，就是敷完前面，后腰还是凉。再把暖宝宝放在腰上，敷了左边，右边还凉。但是等范医生扎她的肚子后，她腰后面就开始散寒气了。偶尔会痛经，但不再是那种坠痛了。2020年10月，来月经的前一天，开始小腹凉，又胀又疼，但是不严重。月经的第一天，血量很少，有点疼，到了第二天的时候，血量大点，感觉是通畅了，就不疼了。

她笑着说：现在的这种小疼，对我来说都不是事儿了。

因为工作的需要，她需要经常加班、出差，现在她的精力还是不好，需要的睡眠时间很久，老是很疲惫，老想睡觉。

说基本没有过起床以后“今天又是元气满满的一天”的状态，累了就容易头晕、耳鸣或头疼，但是她不着急，慢慢调理吧。

外地人一来到岭南，尤其是干燥地区体弱的人来了，很容易爱到外湿的入侵。

其实她泡澡，也不是很适合，一泡毛孔就开，一开湿气就进来了，从小体寒的她，阳气根本不足以立刻驱散这些湿气，结果这些湿就在经络上，主要是腿部的经络，让她腿软无力，继而浮肿，然后出现心悸。

如果不是写这篇文章的时候复习脚气，我还联想不起来她这个病例。她的病，我完全是分为两个病治疗，一个是水肿，一个是心悸，结果当时都算是治好了。

我用的是温针法，即针柄上烧艾炷，有温通又散寒之力，比如我取建里、天枢、关元或气海，又取内关、足三里、阴陵泉、三阴交、太溪等，很快就出现了排寒的反应。

用的药物，有时以炙甘草汤（请在医生指导下使用本书文章涉及的药物和药方）为主，有时以归脾汤为主，有时又以祛风湿、强筋骨、补肝肾的药物为主，交替使用，大多有效，但总不能断根。

治病不能断根，一是因为她先天底子弱，幼时又不知保养；二是工作非常忙常加班，又常出差，经常出高铁站回到家已是半夜三更。

这种情况，无论是我用针补还是药补，都不足以抵消她日常的消耗。

这就像是我们小时候学的数学题。

一个水池有两个水管甲和乙，一个进水管甲，一个出水管乙。

若打开甲，关闭乙，20 小时注满水池。

或满水时，关闭甲，打开乙，则 10 小时排空水池。

问，一个有半池水的水池，同时打开甲、乙两管，能否把水池注满？何时注满？

这是我临时编的题。

答案是注不满。

能不能注满，你得看哪个管子开得大，究竟是进的大，还是出的大。

这个是要自己选择的。

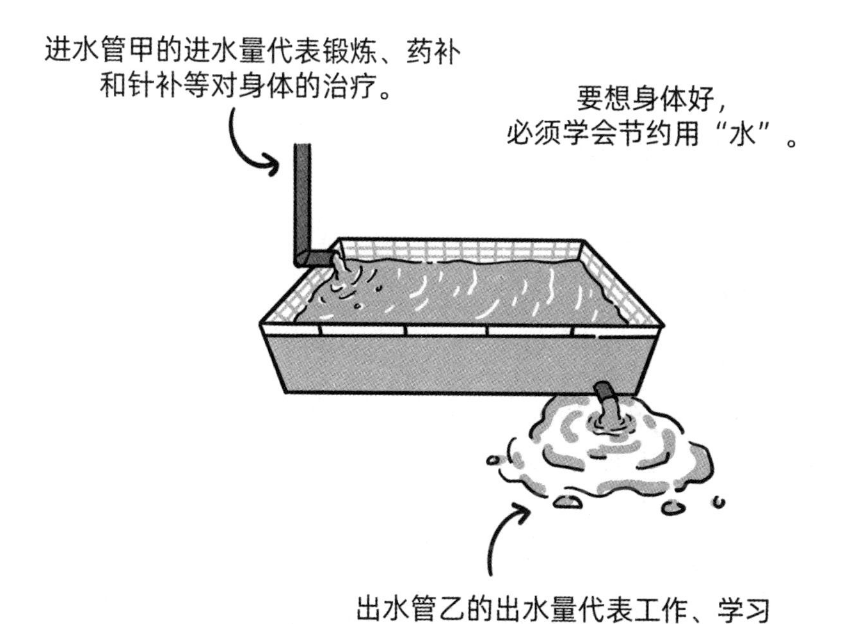
进水管甲的进水量代表锻炼、药补
和针补等对身体的治疗。
要想身体好，
必须学会节约用“水”。
出水管乙的出水量代表工作、学习
以及生活对身体的消耗。

以上说的脚气，在我的认知里，仍然属于经络湿热的范畴，只是这个案例不以湿热为主要表现。

这个案例中，湿热进入人体以后产生了变化，从阴化寒，随着人体体质寒化了，而且，已经从经络入侵到脏腑去了，尤其是心脏，但是不要紧，这个可以用中医的办法治疗。

四、经络湿热，有的患者也会感觉冷

我还要继续讲讲经络湿热的变化。

2021 年 6 月 4 号我接诊一位女患者，她是左小腿发冷发麻了三年。

她这个病症不知道怎么引起来的，就是左侧腿冷，冷到刺骨，晚上睡觉必须要穿袜子。

她找我治疗的时候，连她的右小腿也开始冷了。她说自己冬天手脚冰凉，可是我看她衣服却穿得并不厚。

她平素胃纳还可以，有时口干；睡眠比较浅容易醒；大便质地偏干；吃豆豉的话，会引起咳嗽，可能是过敏；舌淡嫩苔薄，脉紧细稍数却有力。

一般人看到腿冰凉的，会不会就用温经通络散寒的药呢?

一开始，我也确实是这么想的，但是理智又阻止了我，三年了，难道她就没有吃过热药吗？或者用热性食物食疗过?

于是我就思考起来，她身上有以下几个现象是需要注意的。

其一，如果她真的寒，必定是会穿厚衣的，可她的穿着并不像是畏寒的样子，表示她不是寒性体质。

其二，她口干、大便干，而通常寒证之人，大便应该以溏稀为主，口应该是偏淡偏多涎，而不是口干。口干表示她有阴亏。

其三，舌质表面看起来淡嫩、苔薄，如虚寒之象，但这应该是湿，上面我没有描述她的舌底，她的舌底是暗红，表面无津液，表示有阴亏。

其四，就是她的脉虽紧，但是细的，且数而有力，表示脉尽管有点紧，象为寒，但细数有力，却是阴虚火旺了。

综上所述，我认为她是阴亏夹有湿热。

她为什么怕冷，是因为湿热造成了闭郁，阻碍了阳气的下达。

湿热在下焦经络，一方面伤了阴，一方面可能久病入络造成了瘀血。

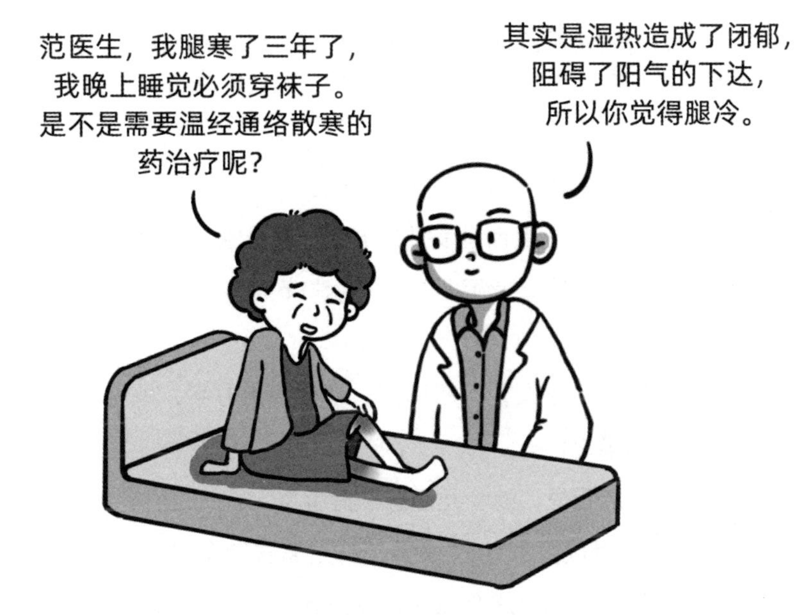
范医生，我腿寒了三年了，
我晚上睡觉必须穿袜子。
是不是需要温经通络散寒的
药治疗呢？
其实是湿热造成了闭郁，
阻碍了阳气的下达，
所以你觉得腿冷。

所以我认为她需要清热祛湿活血养阴，开方如下：

苍术10克，黄柏10克，怀牛膝15克，薏米15克（此为四妙散专祛下焦湿热），桃仁10克，生地15克（桃仁活血，质润力柔，以免过于伤正，而生地养阴又通痹（请在医生指导下使用本书文章涉及的药物和药方）。

五剂，日服一剂，水煎服，早晚分服。

患者一周后复诊，她的小腿就不再有畏寒刺骨之感了。守方加减共服十五剂。症状基本消失了。

我用的是清热祛湿的方子，却治好了她腿部的异常寒冷。湿为阴邪，本来会有凉感，湿阻碍了阳气，导致阳气不能下达，更加重了凉感。用如此简单的方子，却治好了三年顽疾，如果我对经络湿热没有足够的认识，一定不会有这么快速的疗效。

五、经络湿热造成的髋关节疼痛

我想起来 2014 年的一件事，刚认识的一个人的女儿得了一次感冒，经过治疗烧是退了，然而她女儿却开始了卧床生活，髋关节痛得不能动，我很纳闷，为什么感冒了要卧床？跟关节有什么关系？

她问我有什么办法。

但是我和她刚认识不久，医不叩门，即便我出方案，她也不一定执行，我也就没有再多说什么。

后来，她又告诉我说，她女儿是患了滑膜炎。

我就纳闷了，滑膜炎我治过很多，都是膝关节部位，针灸就可以了，很快可以治好，但是她这个怎么是髋关节呢？

毕竟交浅，不敢言深，便没有多说。

但是我留了心，经过深入的学习，我认为这个感冒后引起的髋关节作痛，在岭南最常见的病机，应该是湿热入侵经络。

而且我也想出了对应的药，丝瓜络 30 克、木瓜 15 克（此木瓜为药用宣木瓜，非广东人煲汤用的水果番木瓜。请在医生指导下使用本书文章涉及的药物和药方）。

丝瓜络祛风、通络、活血，祛经络中的湿邪。

木瓜具有舒筋活络、和胃化湿的功效，常治湿痹拘挛，腰膝关节酸重疼痛，还可加工成各种食品和饮料等。

丝瓜络 30 克、木瓜 15 克，能够平和地祛湿又不伤正。

有一位女患者，平素找我调理癫痫。有一次她感冒治愈后，出现了左髋关节剧痛，医院说是滑膜炎。平素坐轮椅本就活动不便，这次关节作痛，如厕时起身异常痛苦，家属也同样痛苦万分，问我是否有办法。

于是我在该患者平素调理的方药中，加丝瓜络 30 克、木瓜 15 克。

患者仅服三天，其痛就消失了。

类似这位女患者髋关节剧痛的症状多是外侵湿热，这种病来得很快，但是只要用对药，去得也快。

还有一位女生，患肠胃炎，呕吐，大便黏，排出不畅，三天才排便一次，伴肛门灼热，这种症状一看就是肠道有了湿热。她烧退了后，也是髋关节作痛。我给开了：

木瓜 10 克，丝瓜络 10 克，薏米 10 克，白扁豆 10 克，生白术 30 克，木香 3 克。

三剂，每日一剂，水煎服，早晚分服。

患者连服三天后，病就好了。

这种经络的湿热，在岭南是非常普遍的。

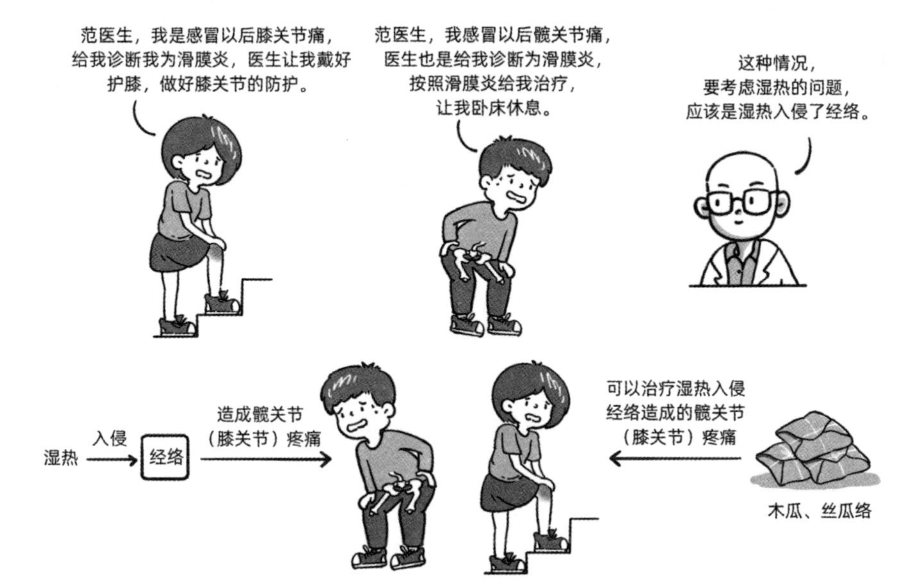
范医生，我是感冒以后膝关节痛，给我诊断我为滑膜炎，医生让我戴好护膝，做好膝关节的防护。
范医生，我感冒以后髋关节痛，医生也是给我诊断为滑膜炎，按照滑膜炎给我治疗，让我卧床休息。
这种情况，要考虑湿热的问题，应该是湿热入侵了经络。
湿热
入侵
经络
造成髋关节（膝关节）疼痛
可以治疗湿热入侵经络造成的髋关节（膝关节）疼痛
木瓜、丝瓜络

六、湿热与痿症

上述的一些湿热算是好辨证的了，其实还有一些，看起来非常严重的外感湿热病，你不好判断有没有入侵了经络。

2017 年 12 月 28 日，我记录了下面这段文字：

可能对于一些人来说，走路都是奢侈。

很多人没有意识到健康的重要，大多人都觉得自己还行，没毛病。

可是有一天，突然发现自己连路都无法走的时候，才发现，这么简单的事，对自己来说，竟然是一种奢望。

就像我，一直觉得自己还年轻，常常熬夜看书，2017 年 6 月底的时候，心脏严重抗议，一直悸动，连睡个觉都是奢望。

小学五年级的时候，我就立志要当医生，当时只是觉得当医生能受到别人的尊重。

可是却不知道为什么会受到别人的尊重。

后来慢慢地明白了，那是因为学了医在恰当的时候是能够帮助到别人的。

当医生最大的成就感，莫过于看到经过治疗的患者在慢慢康复。

真的希望大家都爱惜这来之不易的身体，不要肆意挥霍。

你不知道，你现在所拥有的可能正是别人所渴望的。

今天分享这个病例，没有其他目的，只是希望更多的人，去了解到这个病的解决方法，以备不时之需。

2017年10月11号，我接诊了一位患者，只有1岁3个月，我已经想不起当初的情形了，但我只记得她还不能站起来。

现在想想自己的女儿，刚8个月就能扶着站起来了，所以，15个月还不能站，说明发育得慢了点。

尽管有的孩子走得慢，说到了15个月才能走，但是，她却是连站都不能站起来。

我又不是很确定自己的回忆是不是出错了，2017年12月28日再一次向家长确认。

家长回复道：

孩子不到九个月龄的时候，找了××医馆的医生看了，说是厌食症，脾虚夹积化热，推拿了一段时间后食欲确实好一些，但是孩子的大动作一直慢，而且很瘦，九个月的时候才十斤二两。（范怨武注：这身高体重就跟不上了）

孩子一岁十几天的时候，有一天发烧，烧到最高40.4℃，三天都没退烧，后在儿童医院看了，建议我们立刻住院，辗转到××医院后，医院确诊是川崎病，同时心脏动脉管略有扩张。

川崎病治好了后，找中医给孩子调理，调理了一段时间，孩子开始长重了，一个月长一斤。

但是一岁三个月的时候，孩子又厌食了半个月，体重的增长就又慢下来了。这时还不能站不能走，连手膝爬也不会，只会腹爬。

当时这个孩子的情况，是很不妙的。

很多人会说，这就是五迟五软。

但我并没有这么认为。

我分析后，觉得这是痿症——热病后的痿症。

一定要从湿热论治才行。

一诊用方如下：

枇杷叶 6 克，郁金 6 克，石菖蒲 6 克，射干 6 克，淡豆豉 6 克，通草 3 克（上焦宣痹汤，治外感后遗痰湿）；

太子参 6 克，白术 6 克，茯苓 6 克，法半夏 6 克，陈皮 6 克，炙甘草 3 克（六君子汤，健脾化痰）；

山药 10 克（加强健脾）；

三棱 3 克，莪术 3 克，丝瓜络 6 克，伸筋草 10 克（通经络，请在医生指导下使用本书文章涉及的药物和药方）。

七剂，每日一剂，水煎服，早晚分服。

因为患者有过川崎病史，这肯定是外感热病，湿温为主。

脾主肌肉，不能走，肌肉无力，要健脾。

方中的三棱与莪术，除通经络外，能治痞积，辅助健脾，量不能大，大了会破气血。

她一周后再来复诊，效果并不是很理想，但好像有点进步。

第二诊，用方差不多，进展仍不大。

2017 年 11 月 1 日，家长给我发很多的信息：

范医生，您好，我是 ×× 的妈妈，把孩子病情跟您说一下，希望有助您的诊断。

孩子出生时是 6.6 斤。孩子出生的第二天开始有黄疸。晚上，外婆给孩子喝了些黄连水后，第三天黄疸还是升到比较高的值，同时 C 反应蛋白有 21mg/L，疑似新生儿感染。后来我把孩子送去住院了，也打了抗生素。

出院后我去了月子中心，我天天给孩子称体重。头两天，孩子的体重还是正常地长，后来有一个星期几乎没什么变化，护士觉得是我奶水不足，于是添加了奶粉。但是孩子的体重依然不太理想。

孩子喝了奶粉以后，脸上起了些湿疹。快满月的时候，孩子体重增长还算正常。

我出月子回家后，家里天天吃鸡炒酒。当时孩子每天傍晚就开始闹，想睡睡不着，要么睡着了一放就醒，于是只好奶睡。但到了第二天白天孩子能正常睡。

我自己出月子后反复堵奶，每月都会堵到发烧一次。

等到孩子快出生一百天的时候，我的奶明显少了，然后又踏上追奶的路。

孩子快九个月大的时候，医生说是厌食症，脾虚夹积化热，当时推拿后孩子确实吃得多了，也不知道是不是在月子中心游泳造成的。我听其他医生说过游泳湿气重，有些体质没那么好的孩子游个泳可能就厌食了。

后来孩子爸爸给孩子喂多了，孩子又有点厌食了。体重又不能正常增加，晚上也睡得差。

孩子刚一岁的时候，当时因为高烧与精神不好，去了某个医院，医生说疑似川崎病，住院九天，打抗生素，服退烧药，但是体温降下来几个小时又升上去。后来，我用藿香正气水化小柴胡冲剂给她敷肚脐，体温就降了下来（一般川崎病退烧医院要等烧满五天才确诊，用丙球蛋白来退烧）。医院给孩子检查后，确诊为川崎病。

孩子出院后，我找到之前推拿的医生给调理。孩子两个月体重长得还可以，每个月增重有一斤多一点。

读完以上孩子的家长给我说的话，我对病情有了比较清楚的判断。通过这段话，我明白了，虽然她不能站，不能走，肌肉无力，但这并不是一个虚证，这是一个实证。

是湿热伤到孩子的经络，虽然我之前看出来了，但是我用方并不准确。

看了家长的信息后，我猛然想起了一个方子。李士懋前辈曾经大力推荐一个方子，即薛氏四号方。多读书的好处，这会儿就体现出来了。

薛氏四号方出自清代薛方白的《湿热病篇》：湿热证三四日即口噤，四肢牵引拘急，甚则角弓反张，此湿热侵入经络脉隧中，宜鲜地龙、秦艽、威灵仙、滑石、苍耳子、丝瓜藤、海风藤、酒炒黄连等味。

因书中未给出具体方名，故按书中顺序命名为四号方。

虽然她没有这么重的症状，不到四肢拘急或角弓反张的程度，但是，湿热入经络是确定的，于是我毫不犹豫用了此方并作了加减。

党参 6 克，炒白扁豆 6 克，生石膏 6 克，泽泻 6 克，黄柏 6 克，熟地 10 克，地龙 6 克，秦艽 3 克，威灵仙 3 克，滑石 6 克，苍耳子 3 克，丝瓜络 10 克，海风藤 6 克，酒炒黄连 1 克，伸筋草 10 克，槟榔 6 克，莪术 6 克。

五剂，每日一剂，水煎服，早晚分服。

为什么用石膏呢？石膏清热，扁豆去湿，合用是清阳明湿热极佳的药对。

要知道，治痿独取阳明，不是让你一定要去补，是告诉你，阳明出了问题，可以是虚，也可以是实。

实证多是以湿热为主。

阳明多气多血，受阻了，气血就供应不上，自然肌肉无力。

祛阳明湿热来治痿证，是我通过学习何炎燊前辈的医案学来的（在《何炎燊医案集》里有记载多发性神经炎一例，就是用祛阳明湿热的思路，用药如生石膏、知母、薏米、丝瓜络、桑枝等）。

用完此方一周后，小孩竟能站起来了。

也就是说，还是在经络湿热的认识范围内，把这个问题给解决了。

你可能会说，小孩只不过发育慢，再等等也许自己就能走，可万一要是错过了呢？谁对孩子的人生负责？

总之，我是觉得万幸，彼此成全，让我对经络湿热的认识又一次加深。

七、内生的湿热入侵经络

以上讲了这么多，全是从外湿的角度去谈的。

那有没有内生的湿热入侵经络呢？

有。

我讲一下 2019 年治疗时间比较长的两个案例。

第一例

男患者，广西人，约四十岁，每隔半个月到一个月会来复诊一次。

他有精索静脉曲张，精子质量差——弱精。他还有痛风，经常踝关节肿胀，痛得不能行走，还有一个特别的症状，就是脚底心出汗——他脚底出汗非常厉害，每天出门回来鞋子都湿透了，必须要用吹风机把鞋子吹干，每天如此重复。除此之外，他还夜尿频多。

这是很典型的下焦湿热的病证。痛风的主要病机是湿热，脚底心出汗（在他这里是湿热下注），伴随有阴囊潮湿。

那他的精索静脉曲张呢？这个是存在瘀血的问题。

他就是下焦有湿热，同时也有瘀血。

他夜尿频，大概率也肾亏。

然后我就给开了什么方子呢？——知柏地黄丸（请在医生指导下使用本书文章涉及的药物和药方）。这个方子能补肾，同时去下焦湿热。再然后我合上什么呢？——桂枝茯苓丸。这个方子活血化瘀。再加些土鳖虫等。

黄柏10克，知母10克，生地15克，熟地15克，山萸肉15克，山药15克，茯苓10克，丹皮10克，泽泻10克，陈皮10克，桂枝10克，桃仁10克，赤芍10克，土鳖虫10克，蛇床子10克，车前子10克，怀牛膝10克。

我就以这个基础方为主，给他前后调了有小半年。

他每次来都说改变不大，但是，慢慢地发现脚底竟然不出汗了。

经过半年的治疗之后，他来的时候，痛风发作的频率是越来越少了，夜尿也越来越少。

他以前发作的时候，必须要吃那些治痛风的西药——一旦发作脚就肿得不行，并且痛得不能走路，而且发作期可达半月之久。

但自从经过中药调理了这半年之后，他痛风的发作频率越来越少了，就算发作了，他也可以忍，而且一两天症状就消退下去了。

当然，痛风发作，是因为他不注意饮食，吃到高嘌呤食物。但是，发作的频率跟程度，相比以前刚刚来找我的时候要减轻很多。

这个就是一个很典型的案例——他是下焦湿热，有瘀血，合上肾虚。针对这些问题，我用知柏地黄丸，合上桂枝茯苓丸，加上其他活血化瘀的药，再加上一些广东、广西的道地药材，比如千斤拔、千年健和牛大力等，用祛风湿又强筋骨的药物，效果会更加好。当你抓对了病机，用对了药物，他发作痛风的症状也好，足底出汗也好，精索静脉曲张也好，这些症状都能得到缓解。

当然了，他吃药的时间还不够长，也就是半年左右（患者在广西，未能坚持复诊，我号源紧张，不好挂，所以中断了）。

但是他的各项症状都在逐渐好转，这给我一个提示，就是说，有些慢性病，得的时间长了，治疗的时间也可能是很漫长的。

所以慢性病呢，要有方子，有方有守，我们才能够看到效果——王道无近功。

这种慢性病，它就是需要慢慢地改善患者的体质，一点一点地修复，不可能迅速地治好，迅速地治好反而可能不利于身体康复。

第二例

患者，男，三十多岁。他是全身的筋骨交接的地方会觉得痛，扯着痛，按压也痛。

他平时还有腹泻、大便不成形的症状。经常要裹一条腰带一样的东西，但是他不是用来束身，而是裹着肚脐，因为他的腹部不能见风遇冷，一遇冷则腹痛腹泻。

这是他当时治疗的主要症状。

治疗这个病，我用附子理中汤为主，当然了，没有用附子，去掉了附子，用葫芦巴替代附子。

就这么给他调理了有一年的时间。

他跟我讲，他不仅腹泻好了，肚子也可以不用东西包住了，他全身筋骨的疼痛也缓解了，基本上不疼了。

还有他以前尿酸长期是偏高的，这个他以前没有给我讲过，现在是属于正常值了。

我这个处方里面是没有针对尿酸的，因为他当时也没有讲这个问题。

另外，他已经异常十年的肝功能指标也越来越正常了。

所以，一个人正气足的时候，他的慢性病就能慢慢地改善。

附子理中汤这个方子，我不是完全照原方，我去掉了附子，有时候用巴戟天代替，有时候用仙灵脾代替，有时候用葫芦巴等代替。

用这个方子之后，他的脾肾功能都得到了提升，这样就能够代谢身上的湿邪。

久而久之，他的肝功能也慢慢恢复正常。

也就是说王道无近功，我们要改善体质，这个过程是很漫长的，这是需要坚持才能做到的事情。

以上两位患者，他们没有催我，也没有问我什么时候能好。

我就说，你吃吧，有好转就继续找我，没好转就找别人，肯定有比我强的人在。

他们一位吃了半年，坚持来；另一位吃了一年，也坚持来。

为什么？因为他们越吃越好了啊！

我也想有金手指，点一下病灶就没有了。但是我不是神仙啊！身体修复有它自身的规律，着急也没有用啊！再着急，有的病我也没办法迅速治好。

以上两案，都有关节作痛，都有尿酸指标偏高，都有湿热在经络的表现，但是用方，一个用阴虚思路，一个用阳虚思路，而且都不是针对着湿来治的，都是针对着正气来治。

像案例一是阴虚——肾阴虚，不能主水，补肾阴就好了，湿就开始化了。

像案例二是脾肾阳虚，脾不运化，肾不主水，都能生湿，补脾肾阳气就好，补上了，脾肾自己就化湿了。

所以不要见湿就只去治湿，要找到根源在哪。

现在有很多孩子（尤其小学生），在生长发育的时候，出现了下肢关节作痛或酸楚，尤其是在运动后。

人在运动时，毛孔张开，很容易就进了湿热，出现酸楚。孩子因为长个，是要实质性的物质支撑的，所谓的阴成形，即长出有形的身高是需要阴气的，主要是需要肾阴，所以，肾阴的消耗是很快的。肾主骨生髓，肾阴耗掉了，不能滋养骨头，所以骨头会痛，这时候吃点六味地黄丸，吃几天就能缓解。

当然也不排除有一些人是肾阳虚，肾阳虚的人是非常怕冷的，这种生长骨头痛的孩子，可以吃几天金匮肾气丸。

这些都是因为正气不足，导到湿热入侵下肢经络出现酸痛，稍微补一下肾，就能通过主水功能，把这个湿给化掉，自然就不酸了。

以上就是我对经络湿热的大体认识。

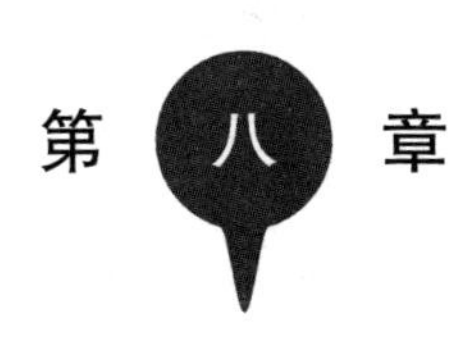

坐月子落下的一些湿热病症

一、坐月子避免过饱和湿热食物

生完孩子之后，大多数产妇气血两亏，记住，我说的是大多数，有少数气血旺盛的产妇不在此列，所以大多数产妇应该坐月子。

坐月子的目的是让产妇的气血得到恢复，松开的骨节有时间收回去，所以产妇必须好好地休养。

问题在这个休养上，很多产妇的方法不正确。

产妇怎么休养，这是很关键的。

坐月子这个坐代表着“不干活”，要休养。

但是不干活不是坐着不动啊，是可以轻微活动，但是头几天还是少动为好。

最关键的在于这个月子时间的长短，很多人以为“月子”是坐一个月的时间，其实月子是一个约数，坐月子要多久，得因人而异。

体质好的产妇坐的时间短一点，不到一个月就可以恢复正常，体质差一点的人坐的时间长一点，长达一年的都有。

坐月子啊，除了少干活之外，饮食也要注意。

在改革开放以前，很多中国人特别是农村地区，营养并没有那么好，平时吃顿带荤的饭菜都不容易，所以生完孩子一定要吃好的。平时除了累死累活，也缺衣少食的，生完孩子，鬼门关里转过一回，必须吃好的，大量补充蛋白质。

我妻子生完孩子之后，一顿饭能吃两三个鸡蛋。

我妈说她当年生完我之后，胃感觉像个空洞一样，一顿能吃六个鸡蛋，还感觉不够，没有饱腹感。

所以，在以往缺衣少食的年代，那样的吃法是可以的，因为产妇坐完月子之后，就没有那么多好吃的了，很快就能把积攒在身上的这些大量的营养给代谢掉了。

换到现在这个人们都不愁吃喝的年代，很多家庭每顿饭都有荤有素，营养是完全不缺的。你坐完月子之后还是一直维持着这样的饮食，其实会给脾胃造成负担，最后多余的饮食都化成了痰湿。痰湿久了又生热，变成湿热。然后就会衍生出一系列的问题。

讲到饮食这一块呢，广东这边的客家人特别爱用鸡酒[①]。

酒性是很湿热的，吃多了之后，就会容易造成中焦的湿热。

所以产妇吃了鸡酒，往往会有一系列湿热的反应，比如说湿热容易造成盗汗，这种汗是非常黏的，人也怕热，会造成一系列上火的症状，比如喉咙痛、口干口苦、耳朵疼等。

而且湿重的产妇，特别容易堵住足阳明胃经，而足阳明胃经所经过的一个部位就是乳房，产妇的湿热特别容易堵在乳房上，把奶堵住了，引起乳腺炎，而且产妇的奶水都是偏浓稠的、湿热的。

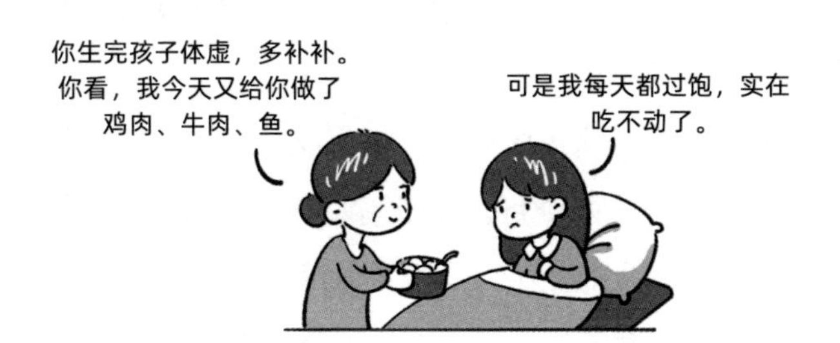
你生完孩子体虚，多补补。
你看，我今天又给你做了
鸡肉、牛肉、鱼。
可是我每天都过饱，实在
吃不动了。

①鸡酒是一道美食，主要材料是鸡、姜、米酒、糖。

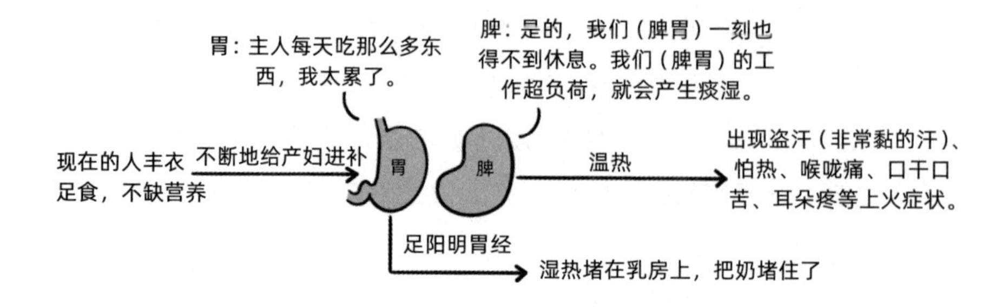

二、母亲的湿热会影响到吃奶的孩子

我去年接诊过一个孩子，就是母乳不耐受。孩子喝了妈妈的奶后，大便有血丝，有好几个月都这样。我给他妈妈开达原饮（请在医生指导下使用本书文章涉及的药物和药方）加地榆、槐花、马齿苋的方子，治疗孩子妈妈的肠道湿热。其中，地榆和槐花是可以治疗肠道出血的。

孩子的妈妈喝了我开的这个中药后，小孩的大便就没有血丝了，但是她一停药，孩子又会拉血丝。

后来，我就一直开这个中药让她妈妈吃，同时让孩子的妈妈也注意饮食。就这么调理了一两个月，孩子妈妈身上的湿热慢慢给清掉了，孩子再喝奶时，大便就没血丝了，连潜血也没有了。

可见这个湿热，对于产妇来说也是十分需要避忌的东西。

三、很多产妇（人）既有湿热又有寒

有的产妇情况就比较复杂了。

她好像很怕风、很怕冷。吹着风就头痛。手不能接触冷水，手指碰到冷水就会剧痛，像冰刀刮一样痛。膝盖也怕冷，腰也怕冷。

人也十分疲劳，没有耐心，容易发脾气，很急躁。

有时奶水还不够。

你说她寒吧，有时身上还燥热，一阵一阵的，突然一阵燥热，出一身汗，汗出了又极端怕冷。

吃饭的时候，饭菜稍热，她身上好像是开了口子似的一直在冒汗，哪怕喝口热水都冒汗。

平时要是稍微活动一下，那汗也不停地流。

她身上既有汗，也有晚上睡着了的盗汗，她既怕冷也怕热。

她关节还酸痛。

她不仅疲劳难缓解，一动还心慌气短，气短的时候还出虚汗，严重时还会出现濒死感。

大家想过她这是什么问题吗？

她这个身体究竟是热还是寒？

其实她身上的热是真热，寒也是真寒。

一个人身上可以同时具备湿热与虚寒吗？

为什么不能？

人的体质可以是复杂的。

我这么说可能不够直观，现实里有类似的情况，在冬天的时候，水龙头冻住了，要用火去烤化冰——尤其北方是农村水管都在院子里，晚上的时候水龙头会结冰。第二天，人们要用水，可是水龙头冻住了，出不了水，怎么办呢？人们就会用火去烤水管的管身，用火一烤，冰就能融化，但是冰并不是突然化掉的，往往需要七八分钟甚至更长时间。在冰融化的过程中，往往火烤的地方很热了，但是里面还是冰的。这种情况，就是水管很热，可是它里面又有冰，类似人体的有湿热又有寒。

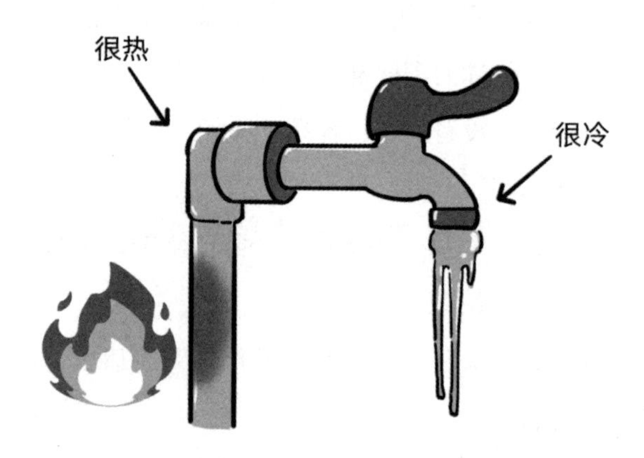

在冰化的过程中，一边很热，一边很冷，人体在病态的情况下，也会出现类似状况，比如寒包火、上热下寒

四、产后病的常见治法

就前文产后妇女的体质复杂性，我想再多说几句。

人的体表要感觉到温暖，必须是营卫之气充足，产后气血大亏，同时由于骨节要开，所以在开骨节的时候，毛孔其实也是松弛的，这就是卫气也虚了，卫气不能卫外，毛孔又是大开的，产后就会怕风怕冷，这是真冷。

同时由于岭南之地（或其他地区的女性若居处潮湿），湿热之气无处不在，产后的身体很容易被湿热乘虚而入，加上饮食不注意，过食肥甘厚味、酒及补品又易滋生湿热，也就是说，中焦之湿热也是真的湿热。

营卫从脾胃运化饮食水谷而来，现在脾胃中焦被湿热所伤所阻，饮食不能正常化为卫外之气以抗寒。这就形成了一个恶性循环，中焦因湿热而影响营养吸收导致营卫不足而不能抗寒。

所以怕冷是真怕冷，湿热又是真湿热。

人的复杂体质暂时就这样形成了，所以最后才会有这样复杂又矛盾的症状，在同一时间出现在同一个人身上。

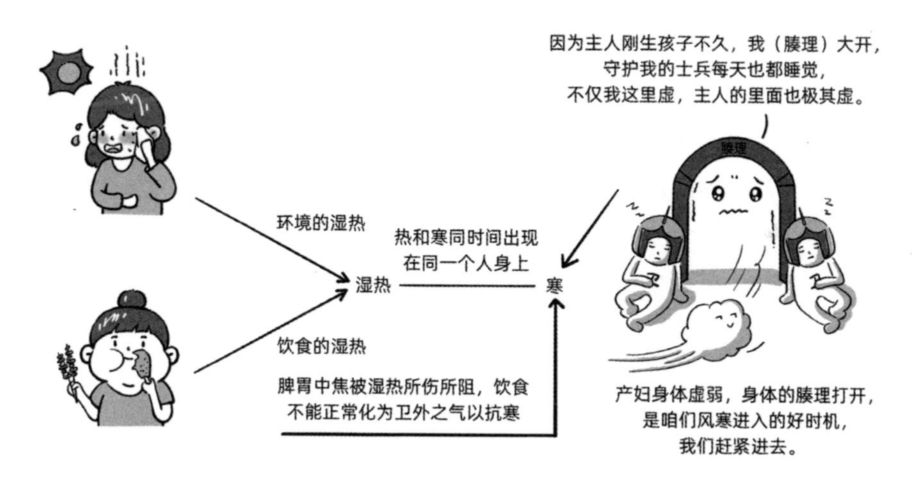

你看到她冷了，给她温阳，结果她吃了，就喉咙痛、入睡困难，甚至出鼻血、发烧；于是你给她清热利湿，一清热利湿，结果整个人又像掉进冰窟窿了。

所以，处方用药，必须要两者兼顾。

你不能光补，也不能光清。

就像你路上看到一个衣不遮体的乞丐，他冷是真冷，因为没有衣服；脏也是真脏，因为没条件洗澡；他穷也是真穷，没钱买衣服，更没钱去搓澡。

你就算给他买了一件新衣服，他也可能拿去换钱买吃的。

你就算给他去搓了个澡，两天就又脏了。

真正的扶贫，应该是教会他自力更生，教会他自己去创造价值，不至于返贫。

只有中焦湿热清了，机体才能自己产生气血，才是真的扶贫。

所以，中焦湿热要清，气血两亏要补，卫虚要固。

如果气血两亏，用当归补血汤（请在医生指导下使用本书文章涉及的药物和药方），即黄芪和当归。

如果心气不足，心慌气短乏力又口干自汗，用生脉饮，即党参、麦冬、五味子。

如果气虚下陷，腹中有下坠感，可用提一下气的升麻、葛根。

如果气滞，胃纳不开，胃中胀气或嗳气，可以用行气的青皮和陈皮。

如果脾虚不知饥，可以用白术、炙甘草，再加神曲开胃。

如果中焦湿热，可以用二妙散，即苍术和黄柏。

如果下焦还有一点湿热，长湿疹，或白带发黄，再加泽泻。

那么畏寒不管了吗?

我告诉你，不是不管，畏寒是继发的，继发于气血不足，我把气血补上了，畏寒自然就消失了。

可是你中焦有湿热啊，湿热不清，没办法化生气血啊，所以中焦的湿热也要清。

到了如此复杂的地步，是必定要多管齐下的。

所以以上这些方面，组成了什么?

答案就是：清暑益气汤。以下是我常用的剂量：

黄芪10克，当归10克，党参10克，麦冬10克，五味子6克，升麻6克，葛根10克，青皮10克，陈皮10克，白术10克，神曲10克，炙甘草6克，苍术10克，黄柏10克，泽泻10克。

这个方子，我调理了大量有上述症状的人，尤其是在坐月子期间着了凉怕冷，又吃了湿热重的食物引起盗汗，同时又气血亏虚、疲劳自汗的患者，我常用此方加减。

以上十五味药，放药煲里泡上水，水保持没过药材表面，泡半小时，如果泡药期间，药材吸水导致水位下降，仍要再添水至没过药材表面，大火煮开，转小火再煮十分钟，关火，再焖半小时，就可以倒出来饮用。

隔三四小时后可以再煎一下，加水没过药材，大火煮开，转小火再煮一分钟，即可关火，倒出放温饮用。

尤其上方中的黄柏、青皮，口感较苦，我常再添甜叶菊6～10克，以矫正口感。

清暑益气汤中并无驱风寒之药，是以祛除中焦湿热并补益气血为主，让人体自身去恢复抗寒能力。

其实清暑益气汤所针对的祛除产妇寒气的药物成分并不是太重——她说冷，但你会发现她衣服穿得并不多，没汗的时候，她还敢站在风口下，只有出汗了，她才会说怕冷，所以少用了祛寒药，但确实有寒重（极畏寒）同时中焦湿热也极重的产妇，我还有一个经验方，从雷昌明前辈那学来的。

此方并无方名，常用药味及药量如下：

黄芪30克，桂枝10克（若风寒重，还可再加防风10克，细辛3克），生石膏15克，苍术15克（若热重口干，还可以再加白茅根30克），枳壳10克，仙灵脾10克，巴戟天10克（腰酸痛重着，还可以再加桑寄生30克）。

就是这么几味药，不用多，煎煮方法同上即可。

我写的上一本书《做自己的中医》中提及的麻桂各半汤合二仙汤也可以用。

但是在临床中，并不是所有的人月子期间受到的都是风寒湿或湿热，都适合用这个方子。

比如有气血大亏的患者，特别的虚弱无力，也受到经络湿热的侵扰，关节作痛的，用独活寄生汤或三痹汤效果就很好，独活寄生汤处方中的秦艽就可以祛经络中的湿热。

五、产妇的骨质疏松症

更有甚者，肾亏严重，骨缝打开了，骨质疏松严重了，骨头发痛的，阳和汤（请在医生指导下使用本书文章涉及的药物和药方）更适合，阳和汤中的白芥子可化骨节中的痰湿，而鹿角胶填肾精。

我在几年前的微信公众号的一篇推文中偶然提起过，我用阳和汤治过几例产后骨质疏松且骨头剧痛的患者，均收到良好的效果，有一微信公众号读者在公众号的其中一篇文章后留言（根据事后再次随访稍作补充）：

看了您的微信公众号文章后，真的太激动了，我感觉我有救了。

我产后身上就各种疼，肩胛骨非常疼，腰疼。最困扰我的是骨盆疼，走不了路，只要一动骨盆那儿就咯噔咯噔地响，每天只能一跛一跛慢慢走，一直以为是耻骨分离造成的。

在这种病痛之下，我咬着牙坚持照顾孩子，直到我女儿近8个月的时候，我严重到几乎挪步都挪不动的地步了。我就开始四处求医，拍片子、做CT，甚至核磁共振都做了，结果都是没问题。

看了4个专家，都没确诊。

"医生，我真的走不了路啊！"这是我对医生说得最多的话，他们却是无言以对。

我是一个婴儿的妈妈，我的女儿这时候最需要我，我却动不了，我多希望有个医生能帮我治好啊！

真的觉得对不起孩子！

但其中有一个医生说，你这全身疼，会不会缺钙？

我就去测了一下骨密度T值，结果是3.05，我上网一查这值属于骨质疏松症。

我就吃了些钙片，吃了近一个月，症状见轻。可以走些路了，但症状还很多，身上哪里都疼，跑不了，蹲不下，最严重的就是跛，走不了路，感觉身上很疲惫。

我想问问您，我这症状就是您说的产后骨质疏松症导致的疼痛吗？

还有阳和汤的配方是这个吗？

熟地30克，肉桂（去皮，研粉）3克，麻黄2克，鹿角胶9克，白芥子6克，姜炭2克，生甘草3克。

如果对，这一服药分几次喝？一天喝几次？

希望您可以帮帮我!

我真想可以照顾好我的女儿，做一个合格的母亲!

我离您太远了，去您那儿来回得几天，我不放心孩子，所以很期待您的答复!

如果哪句话说得不对，请您原谅我的孕傻!

她表述了很多，其实她这种情况属于中医讲的肾亏，肾主骨生髓。方子是她自行在网上搜索到的，我看了一下方子是对的，就回了一下说，你吃两天看看。

她在一周后又回复我:

我是产后骨质疏松症引起全身疼痛的那个人，首先祝您健康快乐!

然后再和您反馈一下，我听了您的话，每天一剂阳和汤，已服用一周了，疼痛和乏力症状明显减轻，真心地感谢您!

我终于可以动了，可以抱着孩子在屋里走走了!

但还是会感觉浑身没劲，请问需不需要在阳和汤里加点什么?

求指教!

当时我又让她再守方半个月。

最后她又断断续续地服了三个月，基本上就没有再痛过了。

阳和汤，适合治疗肾精大亏骨头作痛，里面含熟地和鹿角胶补肾;又适合治疗骨头缝里进了风的冷，里面有麻黄、桂枝祛风寒;同时又适合治疗关节有点无菌性炎症造成的积液，因为白芥子可以化痰。

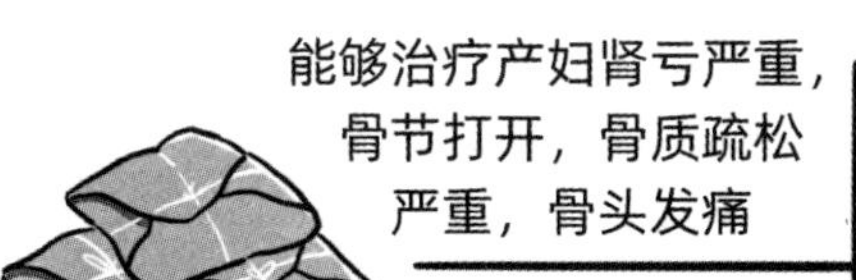
能够治疗产妇肾亏严重，
骨节打开，骨质疏松
严重，骨头发痛
熟地和鹿角胶
补肾
麻黄、桂枝
祛风寒（骨头缝里进了风寒）
白芥子
化痰（关节无菌性炎症造成的积液）
阳和汤

某日再随访，她说：“我的病是喝了阳和汤好的。当时，不知为什么，我妈也有和我同样的症状，我给我妈也吃了阳和汤，效果也很好！”

另外，我们岭南这边客家人还有一些药膳，用以祛风湿止痹痛，如艾根、艾纳香叶、白牛胆根、臭牡丹根、臭牡丹叶，这些都可以炖鸡汤，有点药味，但回甘，最后会有鲜甜的口感，又祛风湿止痹痛。关于这些药，后文会再详说。

本文最想说的是，患者体质复杂，虽然有湿热，但是虚实并见，所以处方用药，就不能盯着湿热只顾湿热。

由于脾胃虚而气血不足继发的湿热，就要解决气血问题；由于肾精亏虚而继发的湿热，就要解决肾亏的问题。

清暑益气汤中有当归补血汤和生脉饮等。

独活寄生汤中有八珍汤。

阳和汤中有熟地和鹿角胶。

雷昌明前辈的经验方中有黄芪、仙灵脾和巴戟天等。

而麻桂各半汤合二仙汤中也有仙灵脾、仙茅和巴戟天等。

所以用药，也是要扶正祛邪同用。

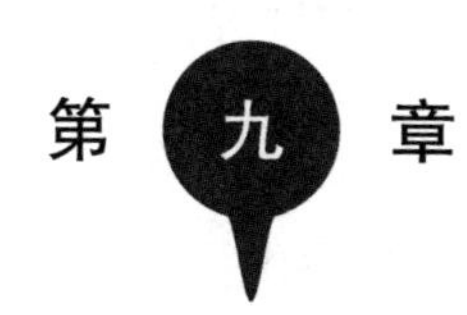

痰热在心

一、我的早搏经历

我有过三次比较严重的早搏经历，这让我对心悸认识颇深。

记忆中第一次心悸是在 2005 年的 8 月，那是刚实习的第二个月，那段时间，出于对前途的担心，觉得跟诊学的东西不够用，不能把希望寄托在别人身上，得自己学处方用药，于是沉迷于学习，开始大范围地阅读，每天只睡 3~4 个小时，天天看医案医话以及各种名方的论文。

一边学着书本的知识，一边给人开处方用药。

由于长时间的睡眠不足，最后出现了早搏，尤其是到了晚上，心脏感觉要跳出来似的，让人难以入睡——睡不好又加重了症状，进入了恶性循环，当时因为阅历有限，经验也有限，不知道怎么去治疗，那时的带教老师也只是让我多休息而已。

我就只能是每天早睡。

慢慢地，一两个月后，这种心脏突突跳的反应就没有了。

但当时我真的怕得要死，这还没毕业呢，身体就垮了？

第二次大发作，是在 2017 年，距离第一次相隔 12 年。

当时一是由于长时间睡眠不足（有时看书，有时刷手机），二是因工作极度繁忙（长期超负荷工作，当时没有限号），三是因情绪不稳定。

这种状况又引发了心悸，症状大概持续了一个半月。中间休养也不能缓解，早睡也不能缓解，最后只好辞职了，不上班了。

不上班后，约朋友去爬罗浮山散心，又回老家散心，到妻子娘家放松。

跟着还是奶娃的女儿一样早睡，同时服用中药调理。

在深圳时，先是服用方剂如桂甘龙牡汤（请在医生指导下使用本书文章涉及的药物和药方）、生脉饮，不对症，后自行把脉，自觉脉相弦滑有力，于是用温胆汤，服数剂后缓解，中间又因睡眠问题而反复，后到丹东时再服用玄参养阴，大概一个半月后就好了。

第三次发作，是在2020年初，在新冠肺炎疫情初起的两个月，居家隔离，因实在无聊，晚上刷手机不睡觉，这样一段时间后，又诱发了心悸，这次有了上次的经验，马上用温胆汤加味后才得以缓解。

二、温胆汤治疗痰湿在心、胸、胃的心得

为了写本章的内容，我又翻了微信朋友圈，看到了近两年前的一个医案。其中有个医案是我表妹的。

我表妹当时心前区作痛几天不得缓解，说是像被打的痛，当时被送去了抢救室，医院做了一堆检查说是没有事，给开了止痛药，后来吃了也没有用。

她于是向我求助。

因为她的工作、性格，以及过往我给她开药治病的经历，我就知道是怎么回事。

我了解她的工作，她在深圳某公司做招商运营经理，在一家商场负责租赁，将商铺租出去。她平时工作比较忙；她人年轻，喜欢参加各种群体活动，晚上经常跟同事吃吃喝喝；她又打算存钱买房，工作特别卖

力；年底了，吃得比平时要多很多；她性格以前是比较暴躁的，不过现在好多了。

她以前腋下长脓疮，右边在医院做手术切掉，后来她左边腋下再发，我给用升散化痰法治好的。

她的身体本身是有痰核的基础，在熬夜后总会出现阴虚，工作卖力又易气虚，心前区的疼八成有瘀血。所以，我的治则就是给她化痰活血，气阴两补。

根据我这么多年来治疗心悸、心慌及心痛的经验，最高频的一个方子就是用温胆汤（请在医生指导下使用本书文章涉及的药物和药方）。

在我的认知里面，温胆汤可以治疗心胸胃的痰热。

包括了我表妹的这种心痛。

于是，我给她用了温胆汤（化痰）、当归补血汤（补气血）、生脉饮（补气阴）的组合，再加上苏木活血，这个经验学自赵锡武前辈。方子具体如下：

竹茹10克，枳壳10克，法半夏10克，茯苓10克，陈皮10克，黄芪10克，当归10克，党参10克，麦冬10克，五味子10克，苏木6克。

五剂，水煎服，每日一剂，早晚分服。

开完药的第二天，我问她：你感觉怎么样了？

她说：哇。太神奇了！昨天喝了第一包，喝之前是去过洗手间的。喝完半小时突然急着去厕所，去厕所小便之后好像整个神经通了，就已经很缓解了。到十一点多心前区就轻微痛，不影响动作了，没喝药前举手、转身、扭动都不行，一使劲也疼。今天中午又喝了一包，基本没症状了，深呼吸也不痛了。

你看，她当天喝药，即取得了明显的效果。

心与小肠相表里，心有问题（病邪）会传给小肠，而小肠与膀胱是同名经，有经络相连，小肠的问题又会传给膀胱，所以她出现了尿急。也就是说，她吃了药后，痰热病邪从心移动到小肠，又从小肠移动到膀胱，从膀胱直接排出去了。

我觉得这个方子，对于绝大多数怕过劳死的人，都应该学习一下，当然要在医生的指导下使用。

我对温胆汤的认识是在 2005 年，那时买了何绍奇教授的著作《读书析疑与临证得失》，里面有几篇相关论文，但我也仅仅会用此方来化痰，最多治治胸闷。

后来学习了《中医痰病学》后，有一段时间，用此方加减治疗青春痘。

我用的温胆汤，仅取五味药：

竹茹 10 克，枳壳（或枳实）10 克，法半夏 10 克，茯苓 10 克，陈皮 10（或橘红）克。

我没有按照《三因极一病证方论》原方的用法，还有炙甘草、生姜、大枣，我一般没有加这三味药。

我在 2017 年那次心悸的时候，用过生脉饮。这个方子，我受刘仕昌前辈的影响，一直在气阴两亏的症状中会用到，尤其是夏天的时候。但是那次我用得过早了，没有取得效果。没有效果的原因是我有比较严重的痰阻心脉，本应该先化痰，再补气阴，或者化湿与补气阴同用，效果就会更好，但那时的我对虚实同调的用法并不熟练。不过，幸好在后期用温胆汤化过痰后，又用了以玄参为主的养阴的方子善后，才最终把心悸给治好了。

现在看来，每一次的磕磕碰碰，都是自己成长的契机。

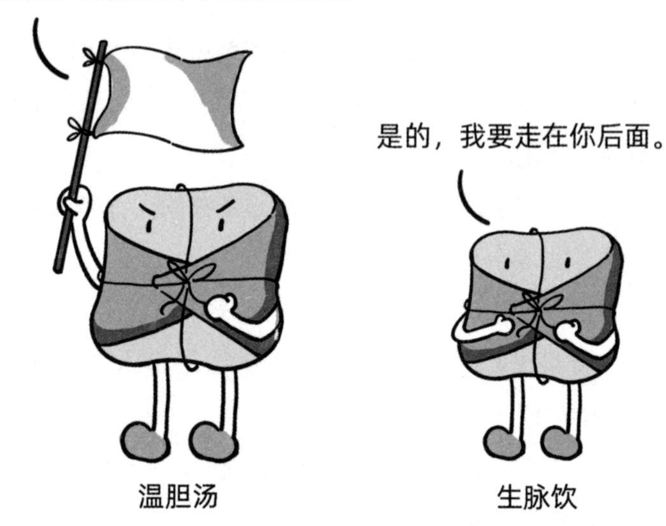

痰阻心脉，应该先化痰，再补气阴，
所以我（温胆汤）先走在前面。
是的，我要走在你后面。
温胆汤
生脉饮

在心悸刚好后没多久，我读到朱进忠前辈的医案，发现他在大量运用以上三个组合，即黄芪当归合生脉饮合温胆汤，简称芪脉温胆汤，此方用于痰阻心脉并有气阴两虚的证型，效如桴鼓，此方便成了我的常用方之一了。

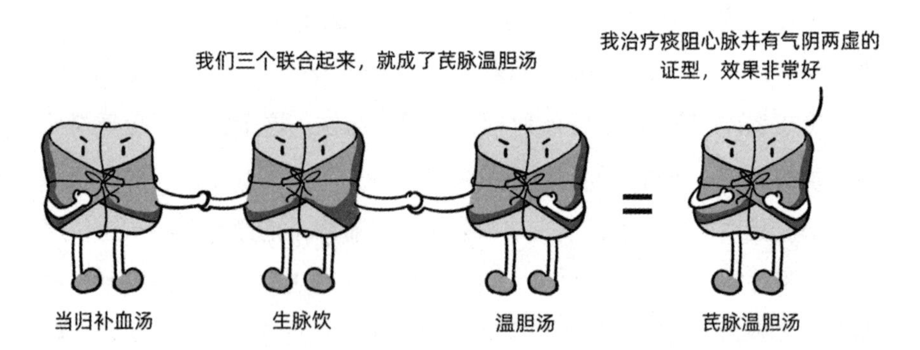

我们三个联合起来，就成了芪脉温胆汤
我治疗痰阻心脉并有气阴两虚的
证型，效果非常好
当归补血汤
生脉饮
温胆汤
芪脉温胆汤

温胆汤的应用，我再多讲点，我常用于心、胸、胃的痰阻治疗。根据我的经验，温胆汤能够治疗心、胸、胃因为痰湿引起的下面的这些问题。

心：讲到心的时候，往往也包含了心包。

一方面有心神的问题，一方面有心包的器质组织的问题。

痰湿引起的心神的症状，可能人会烦躁，入睡困难，多梦，幻视幻听等。

心包器质组织的问题就是心脉痹阻，出现心痛或者心律失常等。

胸：痰湿引起的症状多半是胸闷气短，或咽喉有梗阻感等。

胃：痰湿引起的症状主要是恶心呕吐，或胃气不降引起的胃经在头面部的上火症状，包括痤疮或头面油腻以及痰湿随着胃络入脑引起的精神狂躁等。

所有出现这三个方面的问题时，我都会用温胆汤，也算是我个人的应用指征。

其实我用温胆汤治疗的最多的症状还是痰热在心包。

心包是一个空腔器官，它与三焦是表里关系，三焦是决渎之官（排污水），所以心包会接收手少阳三焦经满溢过来的污水（痰湿），很容易就导致了心包出现痰热，然后引发一系列的反应。

这个痰湿，除了三焦会溢过来，其实心包本身也会生痰，这种情况主要是因为熬夜加班引起，熬夜会耗气伤阴，引起阴虚火旺，再炼液成痰，就成了痰阻心包从而引发心悸。或者说，由于熬夜令交感神经持续兴奋，导致其与迷走神经之间的协助出现异常，总之就是心律出问题了。

三、祛心里的痰湿，要注意气阴、气血亏等情况

一个人熬夜伤阴，但早上常常会出现气短，所以熬夜也伤气。熬夜很容易出现气阴两亏，所以我常常会合用黄芪、当归和生脉饮，也就是朱进忠前辈的习用方芪脉温胆汤（请在医生指导下使用本书文章涉及的药物和药方）。

关于这个处方的使用方法，我在《做自己的中医》一书中就有分享过。

讲到这里，我还是说这个方子在心中或心包中有痰热的时候，它的运用概率是非常高的。

治病的时候，一定要兼顾患者的病有虚实结合的状况。

一般这种类型的患者，属于脑力劳动者、熬夜者、多吃少动者居多。

患者的病中有实存在，实是真的实，它有痰热；患者的病中有虚的存在，虚也是真的虚，常见于气阴两虚或气血两亏，也是复杂的病机。

所以只有虚实同调，才能将病治好。

在这里还要补充一点，为什么情绪不稳定或熬夜、有压力会引起心脏的不适？

有一种心脏疾病叫应激性心脏病。常常表现为左心室的一块心肌突然变薄，被血液冲击得像气球一样鼓起来，又像章鱼的头部，所以被称为心肌气球样变[①]或是章鱼冠心脏病，又因为这种病通常起因和情绪有关，所以也被称为应激性心脏病。

突然强烈的压力或压力不大但时间持续较长，以及因失恋、亲友过

① 心肌气球样变，也被称为心尖气球样变综合征。

世、丧偶或分离等引起的悲痛情绪，都能引起心肌变形。只要情绪缓解，变形会在几周后慢慢恢复，但若是放任不理，让血脏的血管持续痉挛，很可能就会使心脏骤停，造成猝死。

所以，长期不运动的人，不要猛然地锻炼，猛然地锻炼给心脏的压力是很大的；身弱不受力的，不要接超负荷的工作；不要长期熬夜看剧，或做要长期熬夜加班的工作，又或者被动式地带娃及干家务活及为了一日三餐而熬夜，这种钝刀子式的压力，久了心脏会受不了；失恋了，不要沉浸在情绪中出不来；亲友去世，这个谁也没有办法，2002 年我奶奶过世，我就体会到那个悲伤到心痛的感觉，有时做梦都会因心痛而醒。

不管如何，当你感觉到长期的压力而导致心脏不适时，如果没有明显的痰阻或瘀血，可以先喝瓶生脉饮口服液，保护一下心脏，若心区出现刺痛，也可以先吃上速效救心丸，再服用两瓶生脉饮口服液，也算是虚实同调。

为什么一直在强调虚实同调？

其实在前面的文章中我已经很深入地谈过了，现阶段的人们普遍衣食不缺，都有手机可长时间玩，加班是常态，这些都是消耗，所以熬夜的人比古代多多了，气阴两亏的人也比前的人多，生脉饮的应用概率也更高。

如果饮食中不顾忌，长时间吃大鱼大肉等肥甘厚味，天天吃各种外卖，吃多了又不运动，那么痰阻心脉的情况可能就出现了，这时候，温胆汤是少不了的。

若是出现了心前区的刺痛，大概率是有瘀血，可以再同时加服丹参滴丸或速效救心丸。

以上这些，都是我个人的经验，属于大概率的应用。

是不是所有人都适用芪脉温胆汤呢？不是的。体质强健的人，仅仅因饮食不节而生的痰湿堵在了心包，那么尽量不要用补用，单纯用温胆汤即可。

第十章

下焦湿热

一、下焦湿热和湿热下注的区别

我问妻子："你老听我说下焦湿热，你知道下焦湿热是啥吗？"

妻子说："知道啊，跟屎尿屁相关的。"

我脸上的肉颤了一下："你要这么说，好像也可以，还总结得蛮到位的。"

妻子笑着说："我跟你在一起马上十年了，连这个要是也不知道，你得多伤心。"

随后，她又跟我在腰上比画了一下，说："这肚脐以下都可以叫作下焦，总之跟屎尿屁相关的都可以。"

按中医常说的，下焦湿热是指湿热侵及下焦大肠或膀胱等处，以大便腥臭稀溏或秘结、小腹胀痛、小便淋漓灼痛或癃闭、带下黄白而腥臭、身热口渴、身重疲乏、舌红苔黄腻、脉濡数或滑数等为常见临床表现的病证。临床多见于湿热痢疾、湿热泄泻、淋浊、癃闭、阴痒、白带、下肢关节肿痛、湿脚气感染等病症。治疗宜清热利湿。

所以下焦湿热涉及的范围很广：有大肠的湿热，有膀胱的湿热，有生殖器官的湿热，有下身皮肤的湿热，有下身经络的湿热。

这里的下焦，与前文论述的三焦还是有所区别的。

前面所讲的三焦是以空腔腔隙为主，而本章所讲的下焦，是指绕脐腰一圈以下的所有组织器官，不管是空腔的还是实质的，不管是内部的骨头，还是外部的皮肤，全都可以算上。

但是这里还要加上一个病机，那就是湿热。

就是脐以下所有器官经络受到湿热病邪侵袭，都可以叫下焦湿热，它们虽然可能是不同的组织病变，但是用的方药可以是一样的或相近的，即异病同治。

讲到下焦湿热，还要分清另一种情况——湿热下注。顾名思义，即中上焦部位产生的湿热出现一种向下侵袭动作，令下焦出现湿热，此处的下焦湿热，是缘于中焦或上焦器官组织产生了湿热，向下传导而生，属于继发情况。

如上焦心火下移至小肠，而小肠通过经络借道膀胱，出现下焦尿热尿痛。

如中焦脾气下陷，导致谷气下流，未被完全运化的谷气，又变成湿气，往下掉到下焦，沤成湿热，导致下焦白带黄稠、外阴瘙痒或阴囊湿疹。

只提及下焦湿热的话，属于下焦本部原发湿热，而湿热下注属于下焦继发湿热。

理顺这一点是非常关键的。

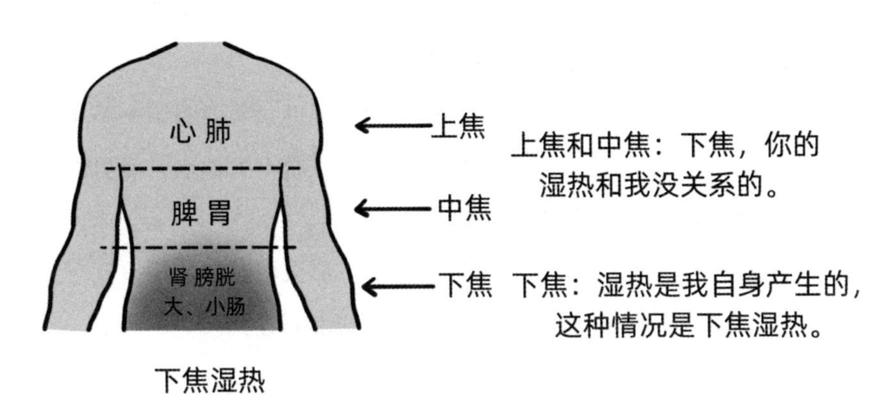

下焦湿热

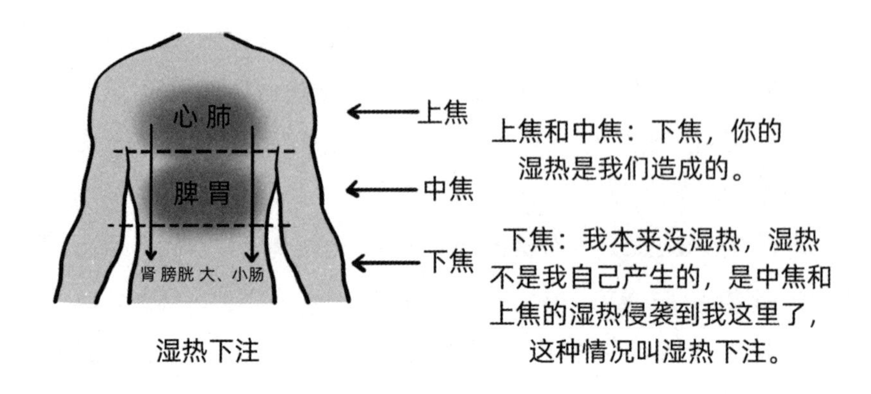

心 肺
脾 胃
肾 膀胱 大、小肠
上焦
中焦
下焦
上焦和中焦：下焦，你的
湿热是我们造成的。
下焦：我本来没湿热，湿热
不是我自己产生的，是中焦和
上焦的湿热侵袭到我这里了，
这种情况叫湿热下注。

湿热下注

二、肾和生殖系统的湿热

大肠和膀胱的湿热，前文已有论述，下身经络的湿热也讲过。

剩下的是肾和生殖系统及下半身皮肤的湿热。

与女性相关的下身湿热，以白带异常为主，涉及阴道炎、子宫内膜炎和盆腔炎；与男性相关的下身湿热，有附睾炎或前列腺炎等。另外还有足部湿疹、阴囊湿疹或女性的阴疮等。

前面讲了很多重复的内容，但在这里我主要还是想要强调一下生殖系统的湿热，女性的是女子胞（泛指女性生殖系统）的湿热，而男性的是精室（泛指男性生殖系统）的湿热。

女子胞属于奇恒之腑。男人没有女子胞，那么相对应的精室就应该也属于奇恒之腑[①]，但又都是生殖系统，我们要治好生殖系统的湿热，有几个地方要注意。

第一，肾主生殖，所以生殖系统问题，要有从肾调理的思路。肾在

① 精室应该属于奇恒之腑的观点，虽没有文献依据，但临床经验支持。

下焦，是本部问题。

第二，肝经绕阴器而行，阴器是男女的外生殖器——男性的生殖器，又被称为宗筋，宗筋是三阴三阳的经筋，会合于前阴部（女子的阴蒂主要由勃起组织而成。在发生学[①]和组织结构上与男子的阴茎相当。所以，宗筋也能够指女性生殖器）。肝主宗筋，所以生殖系统的问题，要有从肝调理的思路。肝的位置在中焦，出现问题后，肝气上升不了，气就往下走，湿热就会往下注，所以肝经循行的部位就出现了湿热，尤其是宗筋。

第三，阳明主润宗筋，所以胃经的气血滋养宗筋，若胃中除了气血还有湿热，那么湿热就会侵袭宗筋，所以生殖系统问题，要有从胃调理的思路。胃的位置在中焦，出现问题后，胃的湿热，上可达鼻窍，下可达宗筋及大肠，也属于湿热下注的情况。

所以，当出现了白带黄（绿）稠，外阴瘙痒、灼热；阴囊潮湿瘙痒，前列腺灼热，坐立难安，可以从以上三方面调理。

第四种，脾虚湿热引发的——脾与宗筋虽然没有直接的经络相连，但若脾气下陷，中焦的湿热会掉下来，直接掉到了下焦，出现了下焦湿热的症状，这种情况要通过健脾升清兼清湿热来治。

下面再说说常见的病因、具体症状和治疗方法：

如果患者的肾经存在湿热，这种患者多伴有虚证，并不仅是单纯的湿热。怎么判断呢？就问患者腰酸不酸，人累不累，同房后阴道炎发不发作，而且这种白带黄绿的人还多多少少伴有排卵期出血或者月经滴滴答答出个不停，以及血色暗红的症状，因为湿热入了血，血热妄行，肾对月经也有很大的影响，这种症状我常用知柏地黄汤（请在医生指导下

① 发生学，是主要以逻辑推断研究事物产生和发展的学问，这一概念广泛应用于人文社会学科。

使用本书文章涉及的药物和药方）等处方治疗。

肝经的湿热很常见，尤其是爱喝点小酒的人最容易有肝经湿热的问题。酒是入肝经的，性又热，很容易就湿热了，接着就是口干口苦，脾气暴躁，腹股沟附近的少腹也可能会作痛（有盆腔炎的原因，或男性的精索静脉曲张等），甚至是沿着肝经循行的地方长阴疮（相当于外阴溃疡、前庭大腺脓肿），最后出现豆腐渣样的白带或者黄绿带，外阴、阴道瘙痒，要是突然患病的，可以用龙胆泻肝汤（丸）。

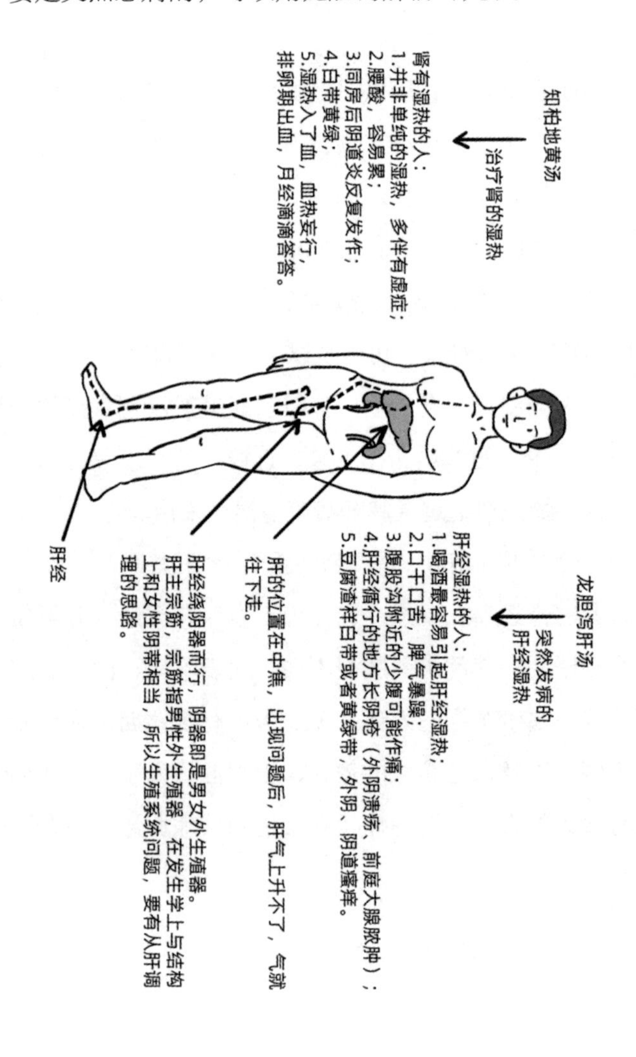

知柏地黄汤
治疗肾的湿热
肾有湿热的人：
1.并非单纯的湿热，多伴有虚症；
2.腰酸，容易累；
3.同房后阴道炎反复发作；
4.白带黄绿；
5.湿热入了血，血热妄行，排卵期出血，月经滴滴答答。
龙胆泻肝汤
突然发病的肝经湿热
肝经湿热的人：
1.喝酒最容易引起肝经湿热；
2.口干口苦，脾气暴躁；
3.腹股沟附近的少腹可能作痛；
4.肝经循行的地方长阴疮（外阴溃疡、前庭大腺脓肿）；
5.豆腐渣样白带或者黄绿带，外阴、阴道瘙痒。
肝的位置在中焦，出现问题后，肝气上升不了，气就往下走。
肝经绕阴器而行，阴器即是男女外生殖器。肝主宗筋，宗筋指男性外生殖器，在发生学上与结构上和女性阴蒂相当，所以生殖系统问题，要有从肝调理的思路。
肝经

有些人喜欢吃引起湿热的食物，比如榴莲这种湿热的水果，直接就会引起胃经的湿热，阳明主润宗筋，所以湿热马上就进入宗筋，很快就有反应的——有些人马上白带就开始变得黄稠了，外阴也痒起来了，痔疮也跟着发作了，尿尿也痛了。这种明确病因的湿热，用甘露消毒丹治疗就行了，再加点焦三仙。

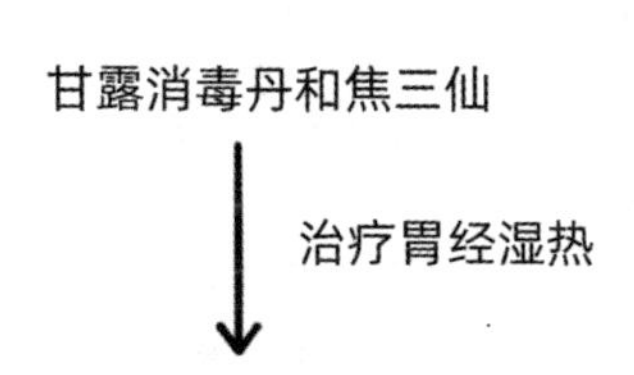
甘露消毒丹和焦三仙
治疗胃经湿热
胃经湿热的人：
1.榴莲等湿热的食物直接就引起胃经的湿热。阳明主润宗筋（宗筋指男性外生殖器，在发生学上与结构上和女性阴蒂相当），所以湿热马上就进入宗筋；
2.白带黄稠，外阴痒；
3.尿痛；
4.痔疮发作。

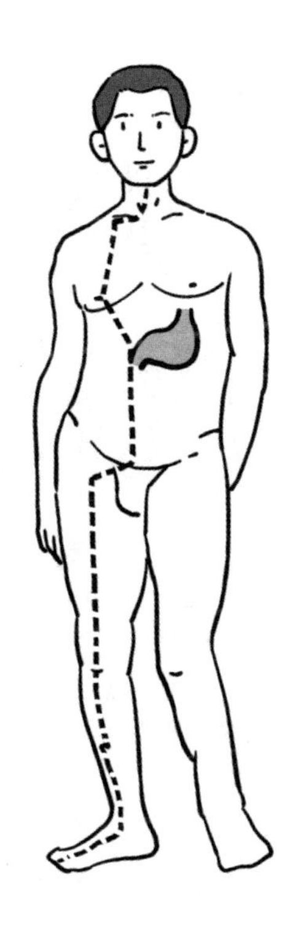

最后说脾气下陷而引发了湿热下注的这种情况，患者多半伴有小腹坠胀感，这其实是内脏少了脾气升清的托力而出现了不同器官的下垂——肠下垂、胃下垂、膀胱下垂、肾下垂和阴道脱垂都算，尤其是来月经的时候有坠胀的感觉，如果这个时候出现了白带黄绿或阴痒，基本上可以判断为脾气下陷引发了湿热下注，其实这种最常见于产后不久的妇女。针对这种症状，我会用清暑益气汤治疗——只要存在气陷伴下焦湿热，就可以根据情况用清暑益气汤这个方子，当然要根据情况加减。

另外，如果患者的白带是清水一样的，不黄不绿，就是纯湿气，不夹热，脾气下陷还未化热。针对这种情况，要健脾，把气提起来，用大剂量的芡实、莲子、山药，一方面健脾，一方面固涩，还能淡渗湿邪。

清暑益气汤

治疗气陷伴下焦湿热（如果白带清水一样，不黄不绿，纯湿气，未化热，用芡实、莲子、山药健脾、固涩，淡渗湿邪即可，不用本方）

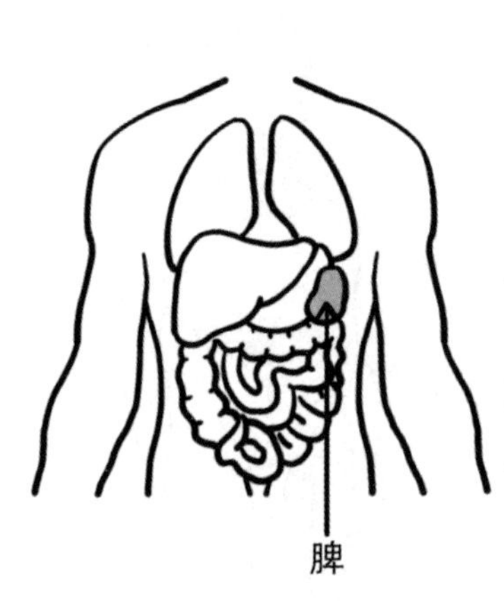

脾气虚，无力升清，导致湿热下注

1.患者多半是伴有小腹坠胀感；

2.少了脾气升清的托力而出现了不同器官的下垂——肠下垂、胃下垂、膀胱下垂、肾下垂、阴道脱垂；

3.来月经的时候有坠胀感，出现白带黄绿或阴痒。

中医的脾胃泛指整个消化系统，脾是这个消化系统的一部分。而西医的脾脏单指这个脏器，概念不一样。这里用实体的脾代表中医概念的脾，但是两者在概念上是不同的，只是为了便于读者理解。

对于阴道炎、盆腔炎之类的病症，不能全部都用四妙丸（由黄柏、苍术、牛膝、薏米组成）来治疗，一定要加以辨证，如我上述的四种情况是比较常见的，可以根据情况加减使用。

以上我虽然简单地讲了四种情况，但人是复杂的，绝对还有我忽略的情况，而人一生起病来呢，往往不是患了一个证型的病，更多的时候可能是复合型的，患者可以同时存在有肝经湿热、肾阴亏虚的情况，也可以是肠湿热与脾虚寒同时存在。

比如说我之前治疗过一个患者，她是怀孕第 29 周的时候找的我，她的症状是有豆渣样的白带伴外阴瘙痒。医院给她诊断为阴道炎，但是因为她怀孕了，不好用药，让她继续观察。我给她开了一个很简单的处方：二妙丸，这个药（由苍术和黄柏组成）能治湿热，但是因为她怀着孕，如果用寒药，会担心她的胎不稳，所以，我又用了既健脾固肾又能够祛湿的药物，就是芡实、莲子、山药。

这个药方，既可以固胎又可以健脾，还渗湿。这样一来，该补的补到了，该化的化掉了，还不伤胎。

这简简单单的几味药就开了两服，她严重的阴道炎就好了。

三、治愈复杂的前列腺炎一例

上述我讲到的四种分型是死的，临床应用要活起来。

因为临床的时候，还会碰到下焦有瘀血兼湿热的情况。

就以下面我分享治愈的一例前列腺炎为例。但凡有这个症状的，精神上压力就很大，人很焦虑，这个状态之下，医生很难用药，因为焦虑，他会放大一切症状。

患者吃了药，但凡有一点点变化，他就会纠缠医生，让医生也很焦躁。

而这个病位，也让人很尴尬——你控制不了别人的想法，患者会想，怎么会得这个病？是不是生活不检点了？也会想，会不会以后……可能确实有的人是因为生活不检点了，得了这个病，不敢让人知道。当然，有的人生活很守规矩，也得了这个病。可是不管怎么样得的这个病，都不好意思给人讲，于是压力很大。

得了这个病去看医生，不少人还鬼鬼祟祟在门口张望。

见了医生吧，患者也不直接说病因，把手一放，医生你看看我身体怎样，要不要开点药补补。

这个病的成因很复杂。

以下是百度百科对前列腺的相关介绍：

> 前列腺有15～30条导管开口于精阜两侧，前列腺上皮又有很强的分泌功能。腺体较小而分泌功能较强，以及管道狭窄，使前列腺在多种因素影响下产生导管受压和闭塞，很容易引起充血和分泌物淤积，从而为感染的发生创造了条件，这也是导致前列腺炎容易复发的组织学基础。性生活过频、过多手淫、久坐、骑马、酗酒、过食辛辣或感冒受凉等都可以成为其诱发因素。

以下是百度百科对前列腺炎的相关介绍：

> 盆骶疼痛表现极其复杂，疼痛一般位于耻骨上、腰骶部及会阴部，放射痛可表现为尿道、精索、睾丸、腹股沟、腹内侧部疼痛，向腹部放射酷似急腹症，沿尿路放射酷似肾绞痛，往往导致误诊。
>
> 排尿异常表现为尿频、尿急、尿痛、排尿不畅、尿线分叉、尿后沥滴、夜尿次数增多，尿后或大便时尿道流出乳白色分泌物等。
>
> 偶尔并发性功能障碍，包括性欲减退、早泄、射精痛、勃起减弱及阳痿。

充血和分泌物淤积是前列腺炎发生的前提，接着才感染——血的淤积——瘀血。

分泌物淤积——痰湿。

沤久了，化热。

于是有了血热与痰热，继而微生物滋生，接着感染发生了。

慢性前列腺炎主要有三大类症候群——盆骶疼痛，排尿异常和性功能障碍。了解了前列腺炎的三大类症候群，大概就有了相应的对策。

不管哪个症候群，大前提是要把淤积去掉，不外乎活血化瘀与化痰利湿。

这个过程很复杂，疗程也可能很长，我一时半会儿也写不完。

我讲述一个 2016 年的病例。患者当时 36 岁，得前列腺炎已有一年多。

患者的化验单显示白细胞 3 个 + 号，主诉就是会阴部胀痛一年。

患者坐立不安，走路的时候，腿都要张开才行，他坐太长时间，一会儿就要站起来。

他这个病怎么来的？

一开始，患者是尿路感染——尿道炎，然后炎症上行，到了前列腺，然后就出现了上述的症状。

他是个生意人，应酬很多，吃了很多肥甘厚味。印象中，他吃了很多羊肉，喝了很多酒。

他有鼻窦炎。鼻子的感染，提示了他有阳明的湿热。

另外，他经常两腿酸软无力，这提示什么？下焦有湿注经络。

他还患有慢性浅表性胃炎、胃糜烂、十二指肠炎、转氨酶高、中度脂肪肝，人又比较胖，提示中焦痰湿很重。

他胃纳又特别好，吃得肥甘厚味多，痰湿不重才怪！

他大便就更不好了——吃完饭就要拉，拉的是稀水样便——这提示有中气下陷的嫌疑。

他面色是灰黑、晦涩的，给人一种不通透的黏腻感。

他的舌质淡紫暗，舌苔是厚厚的一层白苔，脉沉濡而数。

接下来，该怎么样开方子?

他的湿热很重。

我开了第一个方子：

海螵蛸 20 克，茜草 10 克，木瓜 30 克，蚕砂 10 克，薏米 10 克，怀牛膝 10 克，败酱草 10 克，白术 60 克，茯苓 30 克，干姜 10 克，炙甘草 6 克，巴戟天 10 克，仙鹤草 30 克，麻黄 3 克，细辛 3 克（请在医生指导下使用本书文章涉及的药物和药方）。

七剂，每日一剂，水煎服，早晚分服。

我给大家分析一下这个方子的思路吧。

海螵蛸[①]、茜草[②]，此乃四乌贼骨一芦茹丸主药，专门治妇科月经不调，我用来治男科的疾病。

来源:《黄帝内经·素问》卷十一。

异名：乌贼鱼骨丸（《圣济总录》卷一五三）、乌鱼骨丸（《宣明论方》卷一）。

组成：乌鲗骨四份，芦茹一份。

用法：以雀卵为丸，如小豆大。每服 5 丸，空腹时用鲍鱼汁送服。

功用：益精补血，止血化瘀。

主治：血枯。胸胁支满，不思饮食，病至则先闻腥臊臭，鼻

① 海螵蛸即乌贼骨。

② 茜草即芦茹。

流清涕，先唾血，四肢清冷，头晕目眩，二便出血，月事渐少以至经闭。

方论：本方治证为肝肾精血亏损所致，方中乌贼骨补肾益精，收敛止血，并可通血脉，治女子血闭；芦茹活血通经，治女子经水不通；麻雀卵能益精血，调冲任；鲍鱼汁养肝化瘀。组合成方，共奏益精补血，止血化瘀之效。

木瓜、蚕砂不是成方，就是这两味药能治下焦湿热——他腿酸无力。

薏米、怀牛膝和败酱草是治女人带下异常的常用方薏苡附子败酱散的变方，我把其中的附子换成牛膝了，前列腺的分泌物淤积与女人带下异常，本质上是一样的。

白术、茯苓、干姜和炙甘草组成了肾着汤，是治带脉病的，针对腰酸痛之类的症状，可以缓解盆骶不适的症状。

巴戟、仙鹤草、麻黄和细辛是麻附细辛汤的变方。我用这个方子来振奋阳气，患者有阳痿，得振阳气！

方子看着有点复杂，但都是有针对性的。

可是这个方子中，肾着汤和麻黄附子细辛汤用早了——湿没有去掉，热药进不去，所以，首诊，我把握得并不精准。

他吃了药，改善并不明显，会阴部很胀，感觉像一根棍子顶在那里一样，很难受。

我被逼得没办法了。

这个病，说实话，并不好治，我不想继续给他治了，想打退堂鼓。

但这个患者，性格很好，开朗，不讳疾忌医，有什么都跟我讲，也非常相信我。他每次还是托他朋友来挂好号再来看。

一开始，他不敢说自己是哪里人，怕我打发走他。他只说是住深圳，之后来治疗了几次才敢坦白，说自己是从安徽过来的，每天都是坐飞机来，就为了第二天等我开方子。

二诊时，我给他开方如下：

当归10克，白芍10克，川芎10克，白术30克，茯苓15克，泽泻10克，滑石10克，阿胶10克，猪苓10克。

七剂，每日一剂，水煎服，早晚分服。

这个方子是当归芍药散合猪苓汤。

当归芍药散——活下焦血，利下焦湿，还能健脾，也同时养肝血。（本方能治肝血虚夹有肝经湿热）

猪苓汤——养下焦阴血，利下焦湿与热。

为什么要用到阿胶呢?

我打个比方，你要洗厕所，你用刷子去刷（活血药），你用洁厕精去污（利湿药），弄完了，是不是要用水去冲啊?——阿胶，就等于去冲水了。

为什么独选阿胶?因为仲景先师是这么用的——阿胶滋阴润燥，既益已伤之阴，又防诸药渗利重伤阴血。

你知道他吃了这个方子有什么反应吗?

他拉大便，而且是狂拉，一天能拉五六回，大便像污泥一样，极臭。

他拉了七天，人觉得很轻松，腿不酸了，肛门不热了，就是会阴仍有点顶的感觉。

他停了药，歇了几天，大便慢慢正常了。

三诊的时候，他的面色明显干净了，通透了。

这时候，再看他的舌苔，不腻了，露出了脾虚的表现。

他会阴的感觉，其实是下坠感，是中气下陷所致。

这次我用的什么方？

升麻10克，柴胡10克，葛根10克，羌活10克，独活10克，防风10克，白芍15克，党参10克，炙甘草6克，盐蒺藜10克，谷芽10克，神曲10克，炒山楂10克。

十剂，每日一剂，水煎服，早晚分服。

这是升阳散火汤加味。2016年的时候，我还不擅长用清暑益气汤。

升阳散火汤以风药为主。

①风能胜湿，把下焦的湿热，一吹而散。

②风能升提，把下陷的气提起来之后，会阴部就不会有坠胀感了。

同时，我让他忌口，否则就很难治好，或者会复发。

他吃完升阳散火汤加味后，会阴就不胀了，腿不酸软无力了，人也精神了。

他跟我说，这是他这两年来最舒服的状态了。

但是大便还是不成形。

守着前方的思路，加强健脾治疗，用升阳益胃汤加味巩固：

柴胡3克，羌活3克，独活3克，防风3克，升麻3克，葛根6克，黄连1克，泽泻10克，黄芪10克，白芍10克，党参10克，炒白术10克，茯苓10克，法半夏9克，陈皮6克，炙甘草3克，乌药6克，浙贝6克，海螵蛸10克，秦艽6克。

十剂，每日一剂，水煎服，早晚分服。

他服完药后，上述症状基本消除了。

后面，隔一两个月，他就坐飞机过来复诊一次。

其间有一次，他会阴胀过一次，我给他扎了百会穴与曲骨穴后，会阴部就不再胀了。

治他的病，最关键的是第二诊的时候用了当归芍药散与猪苓汤合方。如果没有这个方子，让他把痰湿给拉干净，那后面吃什么药，用处都不大。

这个患者的病也是极复杂，有脾气下陷，有肝经湿热，胃也有湿热，有阴虚，所幸当年在二诊的时候找对了路，但他这个病是个案。针对他的治疗方式，并不适用于其他的前列腺炎患者。

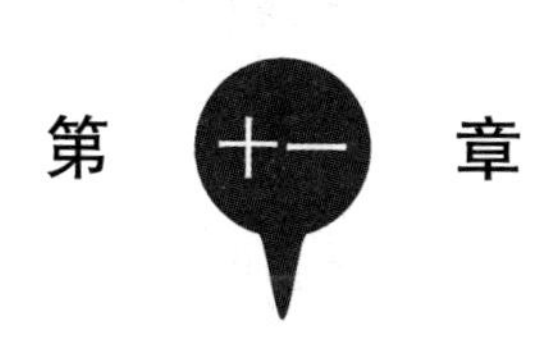

酒的性情

一、人喝酒以后的样子

我曾在微博和微信朋友圈，分别发了一条提问：大家能给我讲讲，你（男性）或者你（女性）老公喝完酒，会有什么不适的表现吗？头晕头痛、打鼾或呼吸暂停？得到如下回答：

1. 头痛，打鼾。
2. 脾气大、易怒，喝完后的两三天脾气不好。
3. 一直吐，吐一宿。
4. 话多，睡觉打鼾，反胃。
5. 打鼾，脾气暴躁。
6. 面红，话多，有时候吐。
7. 兴奋，话多，打呼噜，面红，第二天偶尔头痛。
8. 一直笑。
9. 打鼾，口干，第二天会断片儿①。
10. 打呼，呼吸暂停，第二天拉肚子。
11. 话多，面红（睡醒后面白，但一进食又会红起来），第二天就会腹泻。
12. 面红，脖子有一些红点点，打鼾更厉害，偶尔呼吸暂停。

---

①断片儿，这里指由于急性酒精中毒引起的失忆症。

13. 呼噜震天响。

14. 全身红，头痛，呕吐。

15. 话多，吹牛，睡觉，打鼾，狂喝水。

16. 口干，拉肚子。

17. 头晕，面红，反胃，口干，鼾声远胜于平时。

18. 性欲亢奋。

19. 老爸喝完酒易怒，话多。老公喝完酒只想睡觉。

20. 脸微红，话多，打呼噜更厉害。

21. 不停地出汗，汗都是酒臭味。

22. 面白，一按有花纹状血丝，话略多。

23. 脸发白，头痛，吐得厉害，极度不舒服，所以不再喝酒了。

24. 面红，体臭，打鼾。

25. 红色片儿疹，心跳加速。

26. 我老公不喝酒。我可以讲讲我爸爸，他喝酒以后情绪激动，话多，真喝多了会呕吐，然后睡着不省人事，第二天会头痛，恶心，肠胃不适，吃不下去饭，喝不下去水，好像得了急性肠胃炎一样，同时兼有像中暑一样头痛发闷的感觉。

27. 我老公喝酒以后打鼾震天响！还有一位男士，打鼾打着打着停了，没了呼吸，好几秒后才开始呼吸，让人非常担心——这个人是我爸。

28. 呕吐，流鼻血，头痛，打鼾，呼吸暂停，几乎全有。

29. 喝多了脸通红，废话多，还强调自己没喝多。有时会呕吐，睡觉会打呼。

30. 不能动他，一动就想吐，只能躺在地上，有时候门都进不了。

31. 脸通红，打呼噜。

32. 打鼾，说话大舌头。

33. 身上会发痒，话多。

34. 平时喜冷饮，尤其喝酒后必喝冷饮，睡觉的时候打鼾、呼吸暂停。

35. 打呼噜，说胡话，骂人，第二天失忆，啥都不记得。

36. 呕吐，面红，眼睛有很多红血丝出现，再喝多点会出现胃疼。

37. 半夜醒了会咽干。

38. 我是一个母亲，没结婚时有次喝的红酒比较多，然后就腿疼，腿上皮肤红肿，还想哭。

39. 我爸喝了酒以后很开心，话多，我只能在边上陪着眯眯笑。

40. 喝完酒后，就感觉鼻炎越来越严重，鼻水一直流，滴滴答答，像水龙头滴水一样。

41. 为啥我全家喝酒后就发冷？喝什么酒都冷。

42. 少喝点酒就很开心，笑个不停，感觉世界美好，人间圆满，想写诗，想画画，充满正能量；喝多了就头疼，失眠，不舒服。

43. 平时看到其他人喝酒脸发红，我是喝酒脸发白，喝多了还觉得手臂类似麻木的感觉。

44. 喝酒就会出现口腔溃疡。

45. 我家那位直接躺在小区门口地上，死猪一样沉，动也不动，用嘴巴呼气并发出“哆罗罗”的声音。搬不动，挪不动。

46. 小时候，我爸爸每次应酬都会大醉回来，哭闹，发脾气。他晚上睡觉会断气，吸气之后，要停顿好久才会呼气——每次我爸喝醉，我妈都整夜不睡，守着爸爸，怕他一口气上不来，从那时候起妈妈心脏就不太好了。爸爸除了应酬喝酒就醉，没啥其他缺点。他现在七十多了，还是爱喝小酒，但是不会再喝醉了。

47. 我爸是酒喝多了怕冷，冷到一直发抖。

二、酒对人的影响

我总结一下酒对人们的影响。

血热——皮肤通红。

伤阴——咽干。

侵扰肝经——易怒，骂人，肝阳上亢头痛，身痒为肝风所泄。肝主宗筋，性欲亢奋。

侵扰心经——话多，言为心声。大舌头，心开窍于舌。断片，心无所忆。笑，心之志为笑。

侵扰心包经——胸闷，心悸、心慌。

侵扰胃经——打鼾（湿热堵鼻），呼吸暂停；胃气上逆呕吐，胃痛；胃热上逆通过络脉入脑而头痛；阳明主面而脸红；阳明湿热而汗臭；鼻血。

侵扰大肠经——腹泻，湿热泻，痔疮突出或出血。

侵扰肺经——自汗、畏冷（肺主皮毛）。

我稍微分析一下：酒，味甘、苦、辛，性温；归心、肝、肺、胃经；通血脉，行药势。

酒是热的，这不用怀疑，喝多了口干想喝水是正常的。酒是液体，质地属阴，性热属阳，这是湿热兼备，整个酿造过程，就是一个湿与热共存的环境。酒走心、肝、肺、胃，从上面的汇总也可以相互印证。

小饮怡情，大饮伤身。

饮酒要有度，但是这个度没有标准，有的人滴酒不能沾，甚至闻都不能闻。

我之前上学的时候，有个老师跟我们讲，有个学生，当时要做化学实验，还没进教室，就晕倒了，后来才知道这个学生是酒精过敏，在过道闻到了酒精味儿就晕倒了。

当然，这个是特殊情况。

像我自己也曾有酒精过敏的时候。小学刚毕业的时候，暑假我在亲戚家玩，饭中在大人的劝导下，喝了一杯啤酒，这是我第一次喝酒，喝完以后头有点晕，脸有点红（小朋友不要学）。

从那以后，看见大人喝啤酒，我就会想要一杯来喝喝。

我可不是好酒，我就是喜欢喝第一口，感觉有麦香，就喜欢那第一口，第二口就感觉不好喝了！

高中的时候，有一天暑假的晚上，和发小喝了点啤酒，在露台上吹牛，我手扶着水泥栏杆，那栏杆白天被太阳晒得非常热，手放在上面，觉得挺舒服。

咦，这里蚂蚁怎么那么多？怎么总咬我的手心？

越来越痒。

我一看手心，又红，又肿，还痒。

我就找蚂蚁，找啊找啊，一只也没有。

然后，我发小说，这哪是蚂蚁咬的，这是起了“冷膜”。

“冷膜”，这个是我们老家的说法，顾名思义，皮肤起了一层因冷而发起来的膜，就是现在人所谓的“荨麻疹”。

但我那天起的荨麻疹，不是冷的荨麻疹，应该是湿热型的荨麻疹，因为是由酒引起，加上扶手的温度，一起引发了手心的湿热。

当时没有做特殊处理，慢慢地一天就好了。

我喝酒过敏的情况也不是一直都有，过了几年，再喝啤酒，又没有这种情况了。

后来，刚在深圳上班的头几年，晚上也会跟人出去吃饭，席间也会喝酒，有时候喝啤酒，有时候喝白酒，我喝过后也有几个反应：话多，头晕头胀，胸闷恶心，打鼾，半夜口干，次日头痛，痔疮发作且易出血。

所以，我对于酒是湿热的认识是有亲身体会的。

少喝点酒还好，可能没什么反应，有的人喝了像上面讲的，少量饮酒很开心，笑个不停，感觉世界美好，人间圆满，想写诗，想画画，充满正能量。这种就挺好。

有些人，少量饮后，暖身子，这正是酒通血脉的作用。

酒除了能暖身子，还有少量发汗的作用，酒是辛的，辛就会走散，散会让人微微出点汗，若是卫气太虚，就会出现汗出过多，令卫气也消散，人就出现畏冷的情况。

但不同的人，对于酒的反应是有区别的。

有的人是走肝经，就会头痛、易怒、口苦。

有的人是走胃经，胃经过鼻，会打鼾，阳明主面会脸红，胃络入脑会导致头胀或精神狂躁，胃痛呕吐。

有的人是走心包，会出现胸闷、心慌，幻视幻听。

不管走哪个经络，都是以湿热的表现为主。

有些人酒后怕冷、腹泻，也是因为酒的湿热的干扰，令脾胃化生的卫气不足而怕冷，脾不升清而泄泻，或者是酒性走窜下迫大肠而泄泻。

若是自行散完酒气，人也就安静了。

但你看多少人喝了酒后的各种反应，是很让家里人担心的，尤其是下面这两种情况。

一个是嗜睡，要是冬天在室外睡着了，是不是很容易就失温甚至死亡?

一个是睡眠呼吸暂停，这个是胃中湿热之气堵在胃经（胃经在迎香穴与大肠经交接处）出现了堵鼻子的情况。有些严重的，家人还得守着，怕一口气憋不过来，就窒息过去了。

不管怎么说，还是少饮甚至不饮酒为妙，喝多了毕竟会让家人担心，也影响健康。

三、解酒的方法

真喝多了，用解湿热的方法，还是能缓解一下这些醉酒后的反应的。

这里我推荐以下几个解酒的药。

如葛花（请在医生指导下使用本书文章涉及的药物和药方）、枳椇子，可以解阳明经的湿热。

但我这么多年来，发现有两种药食同源的食品解酒力更佳。

一个是青橄榄（又称青果），一个是油柑子（又称余甘子）。

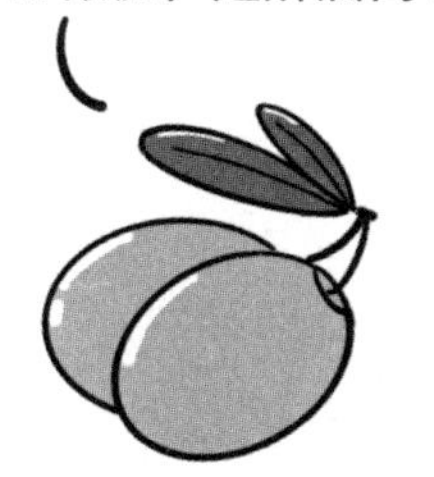

我（青橄榄）是解酒高手。

我（油柑子）也是解酒高手。

青橄榄，味甘、涩，性寒，归肺、胃经，可以清肺利咽，生津止渴，解毒，主治咳嗽痰血、咽喉肿痛、暑热烦渴、醉酒、鱼蟹中毒。

青橄榄能清胃中湿热，但其实也能同时清肝经湿热。王孟英在青龙白虎汤里说，橄榄色青，清足厥阴内寄之火风，而靖其上腾之焰，并在《随息居饮食谱》里说可凉胆息惊。

所以，青橄榄解酒，效果一绝。

青橄榄，生嚼甘涩，一般人吃不惯。

但广东人会把它做成汤——橄榄响螺汤，具体做法如下：

①青橄榄洗净，用刀背轻拍；

②猪扇骨洗净，用沸水焯去血水和异味，捞起沥干水；

③干响螺片洗净，用温水浸泡一晚，捞起切成片；

④瓦煲内注入适量清水，放入青橄榄、猪扇骨、响螺片和姜片，加盖大火煮沸，改小火煲 2 小时，加盐调味即成。

这道汤，可以作为醒酒汤。

当然，还是再强调一下，酒，尽量少饮，不饮更好。

第十二章

结　石

一、结石是痰湿的另一种表现形式

我对于结石的理解有点不同，我认为结石是痰湿（或湿热）的另一种表现形式。

我们都听说过炼液成痰，这是一个浓缩过程，那是不是再继续炼痰，就成了结石了呢？

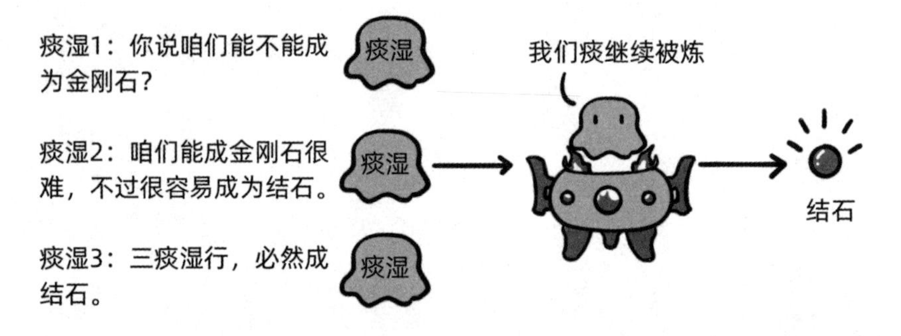

痰湿1：你说咱们能不能成为金刚石？
痰湿
痰湿2：咱们能成金刚石很难，不过很容易成为结石。
痰湿
痰湿3：三痰湿行，必然成结石。
痰湿
我们痰继续被炼
结石

对于泌尿系统的结石，多见于肾或膀胱的湿热，所用的药物也是以清利下焦湿热为主。

治疗泌尿系统结石这一块，我最早看的一本书叫《岳美中医学文集》。

岳老治疗肾病是比较出名的，这本书里面记载有很多关于泌尿系统的一些处方用药，我经常摘抄。

岳美中前辈的医案是我踏入中医院校后学习的第一本医案，也是我看得最仔细的一本，反复看了很多遍 ，我治疗泌尿系统结石病基本上都会参考岳老的经验。

二、肾结石

大概是 2011 年，我在老家县中医院上班。

邻居四婶患有肾结石，绞痛发作时，就过来问我怎么治。

我就给她开了一个处方：

金钱草 60 克，海金沙 15 克，郁金 15 克，鸡内金 30 克，乌药 10 克，元胡（即延胡索）20 克，浙贝 15 克，滑石 10 克，肉桂 6 克（请在医生指导下使用本书文章涉及的药物和药方）。

我开了这个方子之后，就到深圳上班了，没有继续随访。

四婶觉得我开的方子对她泌尿系统的结石是很有效的。再次发作疼痛的时候，就抓来吃，吃了就不痛了，然后她再把这个方子传抄给我们镇上将近有 10 多位患有这种结石的人，大家吃了效果都很好。

这是我意料之外的，就是这么“随手”开的一个方子，没想到能传抄起来，这大概是作为一个中医最得意的事情。

我听我妈说起了这个事儿，就让我爸把方子抄回来，我再复盘一下这个方子——我当时是什么思路。

海金沙、金钱草、滑石算是专药，能清热利湿。

鸡内金是化石头的专药。

用郁金、浙贝治疗结石的这个经验，我是从袁鹤侪前辈那儿受启发，寻思出用化痰的方法去化石。

用了这么多凉药，怕伤了肾与膀胱的气化功能，这个肉桂是反佐药，能温肾阳，也给膀胱的气化提供动力。

乌药和元胡能止痛，能松弛尿道的平滑肌，方便石头滑出来。

我爸抄方的时候问我，这金钱草 60 克，一锅炖不下啊 。

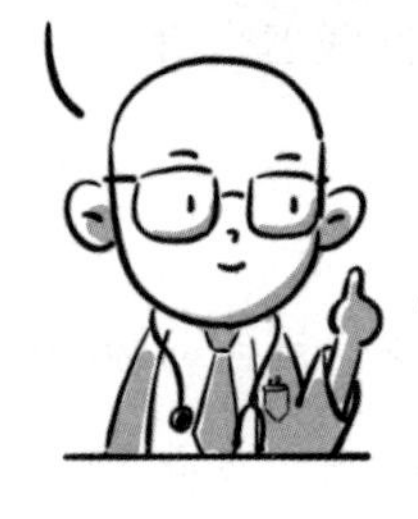

袁鹤侪前辈认为郁金、浙贝能治疗结石，郁金、浙贝都是化痰的，那用治疗痰湿的方法来治疗结石也应该有效。
用化痰湿的治疗结石的配方出炉了
金钱草、海金沙、郁金、鸡内金、乌药、元胡、浙贝、滑石、肉桂。
我们治疗肾结石的效果很好呢，很多肾结石患者都在传抄。

我说，你先单煮金钱草，用这个金钱草煮的药水去煮其他的药，这个方法叫煎汤代水。这样能最大限度利用金钱草的药力。

当然了，金钱草 60 克用在这个泌尿系结石上，其实是我的比较保守的量，我还开过更大的剂量。

某一天，我正在看病，有个患者这时候想插队，往常我是很反感插队的。

但是那天这位女患者扶着腰，痛得冒冷汗，说是肾绞痛。

她右肾有个结石，左侧的输尿管下段也有一个结石，卡在输尿管。那个结石直径有 0.9 厘米，属于比较大的。

当时我给她先针的手上的腰痛点。

扎完针后大概一分钟左右，她的疼痛就开始缓解了，再留针一个多小时，起针时已经不痛了。我给她开了个处方。处方如下：

金钱草 100 克（另包煎汤代水），海金沙 15 克，石韦 10 克，鸡内金 30 克，郁金 15 克，滑石 10 克，白茅根 30 克，车前子 15 克，白芍 30 克，元胡 30 克（元胡用到 30 克，在这里是超量使用，为了止痛），虎杖 10 克，鹿角霜 30 克，核桃 30 克，肉桂 6 克。

七剂，每日一剂，水煎服，早晚分服。

金钱草仍然是煎汤代水，利膀胱湿热。

海金沙、石韦、鸡内金、郁金、滑石，在本方中就是专病专药。

白茅根、车前子，利尿作用大，就是尿多的时候，形成一股冲击力，把这个结石往下冲。

虎杖既能活血，也清下焦湿热。石头会划伤管道产生瘀血，或引起炎症热痛，虎杖正好与白茅根、车前子形成合力解决这一问题。

白芍、元胡都用了30克，都可以止痛，且都有松弛输尿管平滑肌的作用，让输尿管不要因为疼痛而收缩卡住石头，导致石头下不来，你一松弛，加上尿一冲，不就滑下来了吗？

用了一众的寒凉药之后，同样的还是要用一些温肾扶正的药物，如鹿角霜、肉桂。

这个核桃，它就有化结石的作用，它也是一个专药，又有补肾扶正的作用。

她喝了七天这个方子之后，直径0.9厘米的结石就掉下去了，右肾那个直径0.6厘米的结石直径缩小为0.4厘米。

既然输尿管结石造成的绞痛已经解除了，那么肾里面的结石就可以慢慢地化掉，不着急。

我又回想起了一位老年患者，她是因为眩晕来找我治疗的，中间一直用补气血的药物，眩晕得到明显的缓解，但是那一天她说腰很疼，去查B超，结果查出来有肾结石，我就在她原来治眩晕的方子的基础上，加了一些清利下焦膀胱湿热的药。方子如下：

黄芪60克，知母10克，天花粉10克，厚朴10克，枳壳10克，升麻6克，柴胡6克，桔梗6克，当归10克，甜叶菊6克，海金沙15克，金钱草45克，鸡内金30克，郁金10克，肉桂5克，鹿角霜30克。

十五剂，每日一剂，水煎服，早晚分服。

她的眩晕是明显的气血亏虚造成的，所以我给她用升陷汤加减。

但她的肾有结石又明显是湿热造成的，我就给她用了海金沙、金钱草、鸡内金与郁金四味专药，当时给开了15服药，吃完之后她肾中的结石就不见了。

所以治结石，也要好好分析，疾病往往是复杂的，虚实混杂的多。

三、肝胆结石

有一老太太患有胆结石，说自己在家治好了，我细问，说是连喝了七天苹果水，最后一天，又吃泻盐（泻盐是硫酸镁的俗称），然后拉了，便便里有一些细颗粒，再去查，结石没有了（请在医生指导下使用本书文章涉及的药物和药方）。

有时候，在门诊不得不被一些偏方气死。

我对胆结石的治疗，开始并不在行，遇到的患者更多是患胆囊炎的人。

最早是2013年，我同学的母亲，因为心肌缺血，心前区闷痛找我看病。她当时畏寒，面青口唇白，胸闷气短，一派虚寒又气血亏虚的样子，我当时给开的处方是归脾汤加味，吃完之后明显改善。

一开始，我不太理解，为什么才五十岁，就亏成这样，又这样寒。

后来我才知道，她有慢性胆囊炎，只要胆区一痛，她就吃消炎利胆片（主要成分为穿心莲、溪黄草、苦木，主要功效是清热、祛湿、利胆。用于肝胆湿热引起的口苦、胁痛，急性胆囊炎、胆管炎）。

消炎利胆片是凉的，她只顾着利胆，可是又不懂得温补，一味清利，久而久之，人的体质就寒了。

我并不是说消炎利胆片不好，我自己也常吃——只要我多吃点坚果，出现胆区痛，我就会吃消炎利胆片。

坚果油性大（另外我肉食要是吃多了也会引起胆区痛发作），油多就需要胆汁来帮助分解，所以胆会很累，一累着了就发炎，发炎就痛，我就得吃消炎利胆片。

我同学的母亲，只知清利，不知补益，只会泄法，不会补法，久而久之，人就泄虚了，心肌也跟着缺血了，如果她会用归脾汤送服消炎利胆片，那就不至于发展至心肌缺血。

当然了，这是后话。

其实前面我也说过，我岳母胆区作痛，我让她吃消炎利胆片，虽有效，但是易反复。

后来我给她改用大柴胡汤的汤药，症状就不再反复了。

其实有时候，我用的方子，会根据一些中成药的成分来自己组合。

以消石利胆胶囊和排石利胆胶囊为例：

消石利胆胶囊，具有疏肝利胆，行气止痛的功效。由醋北柴胡、青皮、黄芩、金钱草、海金沙、鸡内金（烫）、大黄、白芍、郁金、茵陈、姜黄、醋三棱、威灵仙组成。功效是清热、解毒、排石，用于治疗慢性胆囊炎、胆囊结石、胆管炎、胆囊手术后综合征及胆道功能性疾病。

排石利胆胶囊具有疏肝理气、利胆排石的功效，由茵陈、柴胡、金钱草、龙胆、赤芍、郁金、蒲黄、大黄、五灵脂、芒硝组成。用于治疗胆囊炎、胆石症。

这两款中成药的方，能被做成中成药，绝对是久经考验的成方，我常常会根据患者的病情，用两款方的主要药物，再自行加减。

岳母的胆区作痛，我就给开过大柴胡汤加味，到这时，我还没有用在胆结石上。

某一天，有一女士胆结石引发胆绞痛，她去急诊，医院让她马上手术，不过她先到我这里来寻求保守疗法，我给她开了中药，用的就是大柴胡汤加味，后来她疼痛稍缓解，起码晚上能睡觉了，但因为石头太大，她还是去做了手术。尽管我没有治好她的胆结石，却让我对大柴胡汤有了更深的认识。

后来又有一位胆结石的患者来治疗，他胆囊炎有四个月了，同时有胆囊结石。

他有个很典型的症状，就是口苦，早上口苦，很难受。脉是细涩。

我给他开的是大柴胡汤，我又怕大柴胡汤太泄他的气了，因为他的脉细涩，又加了点补气健脾的药。

服药后，他口苦、睡眠都稍有改善，但胆区的不适感没有变化，进食稍多胆区就不适。

于是我决定大胆一点，将补药去掉，专心利胆。具体方子如下：

柴胡 20 克，黄芩 10 克，法半夏 10 克，生姜 10 克，白芍 10 克，枳壳 10 克，鸡内金 30 克，金钱草 30 克，滑石 10 克，郁金 10 克，浙贝 10 克。

七剂，每日一剂，水煎服，早晚分服。

没想到，去了补药后，他原先细涩的脉反而出来了，变成了弦脉，还浮大了起来，这是三焦通畅的表现。

最明显的反应就是，他用了这个方子后，胆区的疼痛、牵扯感和灼热的症状都减轻了。

既然对证，我就守方。

在上方基础上，我又加了鱼脑石加强化石。

他继续吃药，口苦越来越轻，到最后，口中竟然回甘，出现很舒服的甜味，而胆区基本感觉不到不适了，稍吃多东西也无妨了。

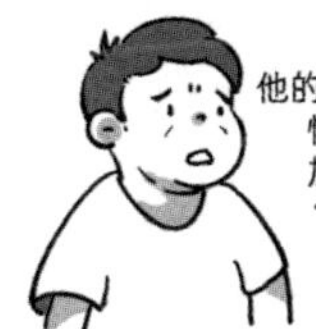
患者胆囊炎，胆囊结石，
口苦，脉细涩。
他的脉细涩，开了大柴胡汤，
怕大柴胡汤太泄气了，
加了点补气健脾的药。
患者口苦、睡眠都稍有
改善，但胆区的不适感
没有变化。
将补药去掉，
专心利胆。
细涩的脉变成了弦脉，还浮
大了，这是三焦通畅表现。
胆区疼痛、牵扯感、灼热的
症状都减轻了，慢慢地基本
好了。

基于我前文的论述，我认为胆结石的问题与三焦痰湿有关，三焦湿热的人肚腩大多都大，三焦的痰湿无处可去，只能通过经络借道于胆，从胆排，久而久之，痰湿在胆处凝炼化为石块，堵塞胆道。

所以为什么胖的人，很多胆囊都有点小毛病，像胆囊息肉、胆囊炎或胆囊结石，这都很常见。

所以治胆要泻三焦痰湿，泻三焦痰湿可以用大柴胡汤，力度比较强。

以上是我个人的经验。

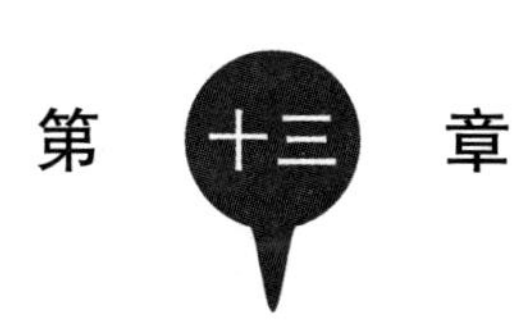

痧症见闻

一、发　痧

小时候，在夏天，我要是当季本地水果吃多了，又在外面晒久了，回家很容易就发痧。

什么是“痧”？

这个名词，古今都没有明确定义。如果你想了解，就去翻一翻《痧胀玉衡》，不过，这本专著也没有讲清楚这个概念。

我当时发痧的症状就是胸闷、恶心、心慌，冒虚汗，手足冰冷，有时会腹痛、腹泻，有时还会伴有发热、头痛等其他症状。

现在看，这明显就是中暑了，有时甚至快休克了。

我发作的次数多了后，我妈就懂了应对的方法——在我刚胸闷的时候，就让我吃一种极难吃的药，把病情扼杀在摇篮里。

这种药，就是五塔标行军散，她最钟爱这一种了。

服用时她直接舀一勺，倒在我嘴里，再灌一口水，漱一漱，咽下，我整个消化道，就有一股冰凉透彻的感觉，就是这么爽。一般人闻到这股味恐怕就要吐了，我湿热重的时候，却是特别喜欢吃。

服用不到十分钟，症状就解除了。

这个药，不是很好买，大家如果要去户外玩，又怕中暑，可以买内地产的救急行军散，一样好使。

我为什么这么容易湿热重？

因为我出生在岭南，自小吃过很多水果——龙眼、荔枝、芒果和菠萝等。

我们从小脑子里就有个概念，就是痧——发痧。

这些水果吃多了，极易发痧。

吃荔枝多了，发荔枝痧；吃龙眼多了，发龙眼痧；吃菠萝多了，发菠萝痧。

有时，即使没有吃什么特别的东西，但在夏天，晒多了，或闷着了，仍然会发痧症。

人发了痧，会胸闷气短憋到面乌口青。

发痧就是一组症状的统称，表现为突然头晕，头痛，脘腹胀闷、绞痛，欲吐不吐，欲泻不泻，四肢挛急，甚至昏厥，唇甲青紫，出虚汗。

我小时候发的痧没有这么严重，就是胸闷气短，憋得难受，想吐，手脚冰凉却又怕热。家里人会给我挟痧[①]，即用食指、中指屈起来，挟我的山根，还有脖子上的皮肉，哪块肉好挟好掐就挟哪块肉，挟得我生疼。如果有痧，挟两三下，脖子上和山根就开始出现紫红的痧了。

挟完痧，症状一般能稍缓解。

接着可以再继续刮痧，用的搪瓷汤匙，蘸点猪油，就在背上大面积地刮，等背上的痧也出来了，人基本上也就舒服了。

接下来几天，就要吃清淡一点，一般吃白粥、馒头、咸菜或橄角。

这个痧，据我多年的观察，其实就是湿裹住热，郁在里而不能往外透发的症状。

内热想发不能发，加上天又热，又吃了湿重的水果，火上浇油，就表现出以上的症状，其中胸闷、气短、心慌的症状比较典型。

① 挟痧是一种疗法，又叫撮痧疗法和抓痧疗法，是在患者一定部位或穴位上，拧起一个橄榄状的充血点以治疗疾病的一种方法。

二、水果与痧

有个朋友是位单亲妈妈，2013年因心悸找到我。医院查是心动过速。她说，真怕自己死掉，不想孩子成为孤儿。

我一追问，她那阵子天天吃榴莲，所以湿热郁在身体里，痰热扰乱心神，引起心慌、失眠，最后我用温胆汤（请在医生指导下使用本书文章涉及的药物和药方）治好的（温胆汤用法，可以参考前文）。

治好后，她说以后再也不敢肆无忌惮地吃榴莲了。

那么榴莲是不是不能吃？也不是，有些人吃了没事的，那就吃呗。广州人说一只榴莲三只鸡，相当于三只鸡那么补，算是大补了。

湿热重（湿重）的水果除了引起上述症状，还会引起痧症。

对于痧症，我们汕尾陆河人，会出几种比较特别的痧，比如菠萝痧、荔枝痧、龙眼痧。

首先，荔枝、龙眼是热性水果，热性大，湿也重；其次，吃多了，积食了；再次，这类水果上市的时候，是南方炎热的夏季；三样叠加就引起患者得痧症了，这就是湿热加中暑引发的，主要表现就是胸闷欲死、恶心作呕、肚中绞痛，甚至冷汗淋漓，舌苔厚腻、口中秽气喷人。

其实不仅是荔枝、龙眼、榴莲会引起痧症，像菠萝、芒果都会。就算水果本身不热，但因为水果有湿性，加上天气的热，就化成了湿热。

这种症状，刮刮痧就好了，把憋在中焦的湿热给刮出来就好了。

三、水果的湿热造成便血

荔枝、龙眼、榴莲、菠萝、芒果这些水果的湿热进到人体，如果没有及时排出来，会入血分，最常见的就是流鼻血，还有就是痔疮或肛裂出血。

按我们老家人的说法的就是割肠①——我妈就说，菠萝割肠。

说有些水果割肠，其实不是水果割肠，是水果造成的湿热入了大肠，造成了大肠湿热，再入血分，伤了血络，血不循经而妄行，就会便血。

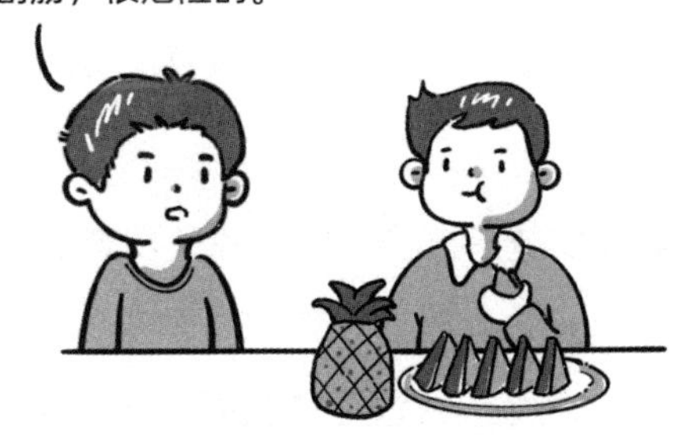

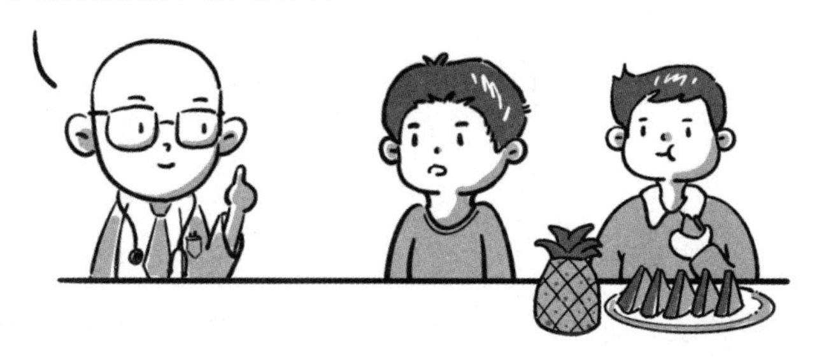

① 割肠，人们吃了某些具有湿（湿热）性质的水果之后，会造成大便出血，而且这个过程很迅速。人们就形容这些水果就像是刀子一样割了大肠，让大肠出血。

乡下人有没有偏方？

有的，比如，吃菠萝引起的湿热问题，用的偏方治疗，一是菠萝皮，一是黄泥水——黄泥水就是地浆水，就是需要挖地挖得深一点，弄点干净的黄泥巴用水搅搅，澄清后，用上面那层清的黄泥水，去煮菠萝皮，然后喝这个黄泥菠萝皮水，去治这个吃菠萝吃到大肠出血的症状。

我们治疗各种水果痧，都用它自身的东西。

比如荔枝痧，就用荔枝壳煮水喝；龙眼痧，就用龙眼壳煮水喝；芒果痧，这个没有用壳，用的是芒果核煮水喝。

这个是不是很奇妙？

上述方法，也可以治疗本章第二小节所述的水果引起的痧症。

不用上述的方法也行，可以用葛根芩连汤（请在医生指导下使用本书文章涉及的药物和药方）、三仁汤、甘露消毒丹或小蓟饮子等。

说来说去，痧其实就是湿热在中焦并殃及其他脏腑的病。

我们南方人怎么解？就没有预防的方法吗？有的。吃荔枝、龙眼、芒果、菠萝的时候，蘸盐水或酱油吃就好了，这样一般不会发痧。不过口感会不同，我个人感觉还是蘸酱油好吃一点。

四、酱油的功效

讲到酱油再提一下，某年夏季的一天，天闷热湿气又大，中焦不运都没有食欲，正好有天在外面吃的饭，打包的时候给了两袋酱油，于是当晚就酱油拌饭吃，很开胃消食。

这让我想起小时候，经常这样吃，晚上饿了，但没有菜，就酱油拌点饭吃。

小孩三餐不好好地吃，要睡觉了，就说肚子饿，那就只有剩饭了，白饭吃不下，那就开水泡饭，最多拌点酱油。

清代《本草纲目拾遗》里说，酱油味咸性冷，杀一切鱼肉菜蔬蕈[1]毒，涂烫火伤，多食发嗽作渴。解食作胀，以陈年酱油饮少许，即消。中轻粉毒，以三年陈酱油化水频漱之。

酱油是偏凉的。

酱油能解毒——在云南，到吃菌菇的季节，吃了某种菌菇，就可能幻视看到很多小小的人儿。酱油能解这类毒。

酱油解食作胀，解食就是帮助消食，毕竟是发酵之物，发酵食品好似都有帮助消化的功能，如神曲、红曲。

作胀怎么理解？这个胀与痧密不可分，患痧之人，多有胸口闷胀的感觉，所以叫作胀。

痧胀之人，多有湿热郁在中焦，作呕也好、憋闷也罢，都要清湿热、消食积，这样一看，酱油还能“刮”痧，刮肠胃里的痧，让人不胀，所以小孩半夜饿了起来吃酱油拌饭也没太大问题。

酱油可以避免吃水果出痧，本章第三小节里已经提到。

其实酱油是清代以后才盛行，所以在很多本草的书籍里面，并没有记载酱油的功效。

但是明代的《本草纲目》里面好像记载了豆油的制法，看起来，就像是今天的酱油。

不过酱油拌饭，在宋代就有人吃了，林洪著《山家清供》中有“韭叶嫩者，用姜丝、酱油、滴醋拌食”的记述。

酱油是从豆酱演变和发展而成的。

① 蕈，生长在树林里或草地上的某些高等真菌，伞状，种类很多，有的可食，有的有毒。

豆酱，我以前没有吃过的，自从跟妻子处对象以后，去了东北，第一次吃生菜蘸豆瓣酱，那种清爽带咸香的味道是与众不同的。

像我们老家吃生菜，就是用生菜包酿豆腐[①]吃，非常好吃。

但是东北那种生菜蘸酱，又是另一种好吃，尤其是吃烤肉时，再用生菜包一下，好吃。

说远了，因为清代以前多用酱，所以在历代的本草记载里，以酱为主，而不是酱油，但一查，其实它们的功效并没有差太远。

酱的性是咸、甘、平，归脾胃经，能清热解毒，主治蛇虫蜂螫毒，烫火伤，疠疡风，浸淫疮，解鱼、肉、蔬菜毒。

看到没有？酱能解蔬菜的毒，所以为啥东北人生吃很多菜都蘸酱呢，咸是一回事儿，就是怕乱生吃中毒了，用来解毒。

酱油可以祛夏天的暑湿，这个是准的，不要觉得热带水果蘸酱油奇怪，吃起来真的很好吃，并非什么黑暗料理，是有养生的道理的。

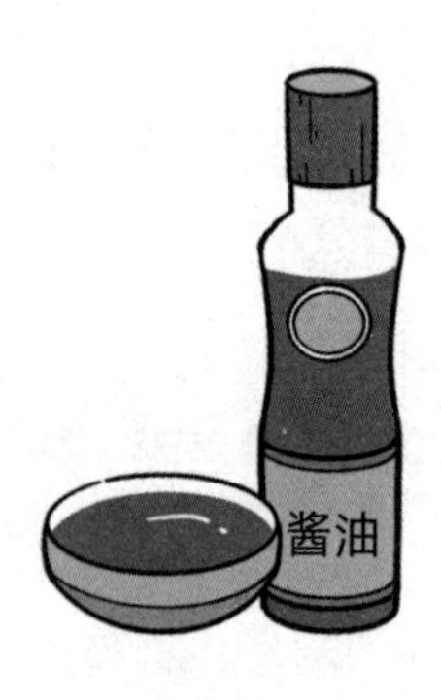

酱油可以祛夏天的暑湿。

热带水果蘸酱油显得奇怪，吃起来味道也可以，不过并非暗黑料理，是能养生的。

东北人生吃很多菜都蘸酱（作用同酱油），大概是怕乱生吃中毒了，用来解毒。

---

① 酿豆腐是一道客家名菜，常见于广东、广西、福建、湖南、江西等客家地区。

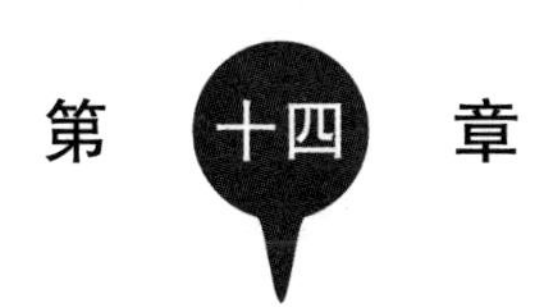

治四弯风（肘窝、腘窝处湿疹）

一、四弯风的特点

这么多年我治过很多四弯风了。

一开始的时候我并不能认识这个病，会陷入一种困境——以为是普通湿疹。

普通湿疹，病因看起来相对好找。无非就是着了湿邪或吃了含湿重的东西，治起来有两大路：一种是从肝经湿热治，如龙胆泻肝汤；一种是从脾胃寒湿杂合湿热一起治，如胃苓汤。

可是到了四弯风，不，主流医学叫特应性皮炎或异位性皮炎。

这个皮炎，跟普通湿疹有点不同。

但特应性皮炎被包含在“湿疹”里面，它还是湿疹，只不过是特殊的。

中医与之对应的病名除了“四弯风”，还有“湿疮”。它有以下特点：

一是从小就得，病程看起来就很久；

二是有家族过敏史，如过敏性鼻炎、哮喘、皮炎；

三是可能伴有外周血嗜酸性粒细胞计数、血清总 IgE、过敏原特异性 IgE 等检测结果数值异常；

四是对某一类食物有明确的过敏反应，如鸡蛋、牛奶或牛羊肉；

五是治好了也会因为体质倾向的关系容易反复。

关于湿疹，以下部分是主流医学的认知：

严格意义上讲，“湿疹”其实指的就是特应性皮炎这一独立皮肤问题，“特应症”这个词是指包括湿疹、哮喘和变态反应性鼻炎在内的一组疾病的描述，所以部分特应性皮炎的孩子会同时有鼻炎或哮喘，父亲或母亲也可能有类似症状，有一定的遗传概率。

它最主要的发病机制是皮肤屏障功能受损，并非一定与“过敏”有关。

特应性皮炎通常会反复发作，大多数随年龄增长发作频率减低、严重程度也降低。

从中医的角度看，主要还是母体带过来的湿热（包含父体精气中杂含了湿热毒），以及婴儿自身受父母影响而变化的体质，两种因素叠加形成病机。

所以为啥从小就有？

按照中医的说法，湿热是娘胎里带来的，或者吃母乳造成的，而西医讲遗传，听着好听一点，中医讲胎毒，听着就有点“伤妈”。

不过，不要内疚，不要悔恨，我不喜欢负能量，遇到问题想办法解决问题，而不是去哭哭啼啼。

有早知，就冇（mǎo）乞衣[①]（粤语，如果有早知的话，这世上就没有乞丐了）。

对于已成的事实就积极去面对。

特应性皮炎涉及先天因素，又涉及湿热毒，还涉及久病兼虚，所以，往往是虚实夹杂，缠绵入络，治起来尤其难。

在人不同的年龄阶段，特应性皮炎有不同的特点。

---

①乞衣，粤语，即乞丐的意思。

一岁以内的孩子，头面部湿疹多，皮损（红斑、丘疹、丘疱疹、糜烂、渗出、结痂）慢慢蔓延到躯干四肢。

到了儿童期以面部颈部、肘窝腘窝湿疹为主，有的人会发展到手腕、手背、指缝，小腿伸侧、脚背，皮损开始干燥肥厚，苔藓样变，跟老人皮似的。

到了青春期，颈前、肘窝腘窝湿疹为主，这也就知道为什么被叫作四弯风了，四个弯都痒啊。当然了，肯定不会只有这四个弯，其实全身躯干哪都能出现湿疹，像处屁股底下的承扶穴这里也会出现。皮损干燥肥厚，掉皮屑，如果痒的话，容易挠出血痂。

我还没治过老年人的湿疹。

二、普通湿疹和特应性皮炎的治法

湿疹的患者，追溯一下病史，都差不多。治疗的思路，你按湿疹来治也差不多，像婴儿满头满脸糜烂，渗出结痂的，我治疗过很多。如果是普通湿疹，治起来很快就好。

要是特应性皮炎治疗起来效果并不理想——特应性皮炎看起来治好了，结果又复发了。这个病会不断地反复。很多时候，本来患者吃着药好好的，中间不知道哪个环节出了问题，全身就会重新发一遍。有些患者的湿疹呈季节性，每年某个时期发一次。很多湿疹患者就这样发到老。

这个病好不好治？

要从多个角度看，我认为最主要是看患者的胎毒深不深。

胎毒浅的治得快，深的治得久。

治皮肤病，事关瘙痒，而痒为泄风，所以治皮就要治风，而治风常常要先治血，血行风自灭。

要看这个风是怎么来的。

是血虚生的风？

是血热生的风？

是阴虚生的风？

种种不同。

几年前，我治疗了一个小男孩，他患湿疹三四年了，以四弯的皮损为主。他之前是在其他医生那里治的，但是没有治好。最后用一种药膏给控制了，但是不擦就不行。后来找我治疗。

我以当归拈痛汤（请在医生指导下使用本书文章涉及的药物和药方）加减，共五诊，总计开了三十五剂药。

吃完药物以后，他皮损消失。

第二年，他再发唇炎，我看还是特应性皮炎，只是表现的部位不同而已。我又以此方加减四诊而愈。到了这一年快入夏的时候，未再发作。

但有一个小男生一入夏湿疹就发作，还伴有鼻炎，不愿意服药，以我开的洗剂控制为主，难以断根。

还有个小姑娘患湿疹，小学时在我这治疗的。她以大腿后侧皮损为主，渗水，裤子常湿。我几年前给她用甘露消毒丹治愈。时隔四年，她上初中了，去年再次发作，皮损仍在原处，且躯干亦发，吃前方无效，后改用当归拈痛汤，皮损逐渐缩小至铜钱大小，一直不消。

我思前想后，想是胃阴不足兼湿热，以沙参麦冬汤合桃红四物汤加味治疗而愈。

这个小姑娘后面又犯忌——吃了螺蛳粉再发，再以前方治疗而愈。

有个小男生以手背及指缝干裂并渗水、瘙痒为主，像老人手。他胃动力差，大便偏稀软，是脾虚型。我以归脾汤养血润肤，吃了一个多月才见了一点效，但是大方向是没有问题的，继续坚持，手指皮肤恢复。

还有一个小女生也是四弯风，但同时得过心肌炎，每日早搏一万六七千次，治疗近两年，恢复正常，同时四弯风也恢复正常。我用的方子，不过是沙参麦冬汤加味而已，因为她有明显的剥苔[①]。我也曾用祛风地黄丸、三甲复脉合二至丸等方子来治，但最后，仍是以养胃阴的方子收尾。

治这类皮炎，主要看皮损和兼证。

1.皮损

如果是以丘疹或丘疱疹渗水糜烂这种为主的，就是处于湿热较重为主的时期，应该以清热祛湿为主，用甘露消毒丹就是非常适合的。

如果症状是以肥厚干燥苔藓样为主，我个人认为以当归拈痛汤为主，且要调整好本方内的养血药的比例。

2.兼证

兼证是娘胎带来的湿毒，涉及先天，多关肾气，明显舌剥苔有裂纹，又有发育迟缓，就可能有先天的肾阴不足，可以考虑祛风地黄丸。

要是患者平素胃阴不足，表现出胃口过度旺盛，爱吃肉，盗汗，大便干硬，应要先养胃阴的同时清胃火，如用沙参麦冬汤合竹叶石膏汤，

① 剥苔，舌苔全部或部分剥落的苔质。

或甘露饮等。

若是患者血虚，面色少华，心悸健忘的，可以用地黄饮子或桃红四物汤之类。

若是患者气虚，少气懒言，好静不好动，动则喊累，腹胀大便不成形的，可以用升阳益胃汤或归脾汤等。

上面讲的只是我个人的一点经验。根据病症的不同，还有其他的方子可以考虑，如消风散、防风通圣丸、温清汤之类的，甚至我常用的自己拟的荆防芷三地双丹芍茜（荆芥、防风、白芷、赤芍、生地、地榆、地骨皮、桑白皮、槐花、牡丹皮、丹参、茜草、鸡血藤、侧柏叶）。

这个特应性皮炎是先天带来的，病因深伏于奇经八脉之中，极深，且浓郁，像沉香手串一样，几十年了，那味儿还那样，很难断根。一定要透邪气，深入骨髓地透，仅仅吃药不好使，还要结合针灸和拔罐，关键要常年坚持，以让邪气更好地透发。

比如针灸尺泽、阴陵泉、血海、曲池、大椎，另加耳穴中的风溪耳穴。

比如拔罐神阙。

比如杠板归、金银花煮水洗澡，一周一次。

长期坚持治疗，争取早日把深伏的胎毒给拔除。

皮损（兼证）	病机和治法	用药
以丘疹、丘疱疹渗水糜烂这种为主	湿热较重为主，清热祛湿为主	甘露消毒丹
肥厚干燥苔藓样为主	血虚不荣兼血分湿热	当归拈痛汤为主
胃口过度旺盛，爱吃肉，盗汗，大便干硬	胃阴不足，养胃阴的同时清胃火	沙参麦冬汤合竹叶石膏汤，或甘露饮
面色少华，心悸健忘	血虚	地黄饮子或桃红四物汤

续表

皮损（兼证）	病机和治法	用药
少气懒言，好静不好动，动则喊累，腹胀大便不成形	气虚	升阳益胃汤或归脾汤
根据病症的不同，还有其他的方子可以考虑，如消风散、防风通圣丸、温清汤之类的，我常用的自己拟的荆防芷三地双丹芍茜（荆芥、防风、白芷、赤芍、生地、地榆、地骨皮、桑白皮、槐花、牡丹皮、丹参、茜草、鸡血藤、侧柏叶）		
一定要透邪气，深入骨髓地透，可以结合针灸和拔罐，关键要常年坚持，以让邪气更好地透发，可针灸尺泽、阴陵泉、血海、曲池、大椎、耳穴风溪。可拔罐神阙。可用杠板归、金银花煮水洗澡，一周一次。		

三、当归拈痛汤

在这里我重点讲讲当归拈痛汤（请在医生指导下使用本书文章涉及的药物和药方）这个方子，我以前只会拿来治疗痛症，像刘渡舟前辈专门介绍过此方治痛，所以我从来没往可以治疗皮肤病方面想。

大概是 2015 年，我上海的一位医生同行，给我分享过这个方子治湿疹的经验后，我就下功夫去拆解此方：

当归——养血，治风先治血，血行风自灭；

党参、白术、炙甘草——健脾，久病之人多有脾虚，健脾会补肺，而肺主皮毛，可以加速皮肤的修复；

知母——养阴；

绵茵陈、泽泻、猪苓——利水渗湿；

升麻、葛根——入胃经，且有升提作用，可透发胃经伏热；

羌活、防风——祛表皮之风；

苦参、黄芩、苍术——若是把苦参和黄芩换成了黄柏，那与苍术就组成了治湿热的名方二妙丸了，但是为什么要用苦参呢？一定有其奥妙的地方，我一时还不能参透，但肯定是入血分。

本方共十五味药，气血同调，祛湿的同时兼顾阴气，透发深伏的热气，又祛表面的风，同时入血分搜剔湿热。

我始终认为四弯风这个程度都已入了血分，所以用本方是没有错的（当然也不排除我的理解有误）。

只是用了苦参这个方子就非常难喝，所以我一定要放 10 克甜叶菊来矫正苦味，要不然没有几个人能坚持喝下去。

而且我认为可以再加黄芪，黄芪走表，与当归组成补血汤，有加速修复的作用。

可是每个人，都不可能有完全相同的症状，可能还有其他的一些兼证，就需要加相应的药物：

如食积加焦三仙；如阴虚重者可加玉竹、麦冬与生地；如血热重者可以另加丹皮、栀子与茜草；如脾虚重的可加重白术用量。总之，因人而异。

自从我认真去拆解了这个方子后，我治皮肤病的疗效就提高了一大截。

虽然我重点讲了当归拈痛汤，但不代表这个方子包治百病啊！

我讲的是思路，不是套路。

到最后，分享一下我个人治疗皮肤湿热证的经验方（未拟方名）：

荆芥 6 克，防风 6 克，白芷 3 克（此三味药透表，有风药能胜湿）；

生地10克，赤芍10克，丹皮10克（此三味药，为犀角地黄汤去犀角，有时也用紫草6克代犀角加入方中）；

地骨皮10克（养阴透热）；

丹参10克，茜草10克（凉血活血）；

地榆10克，槐花10克（祛阳明经血分湿热）。

以上十一味药，是我治疗皮肤病（无论何种皮肤病）的常用方，只要皮表有湿热，表现内红肿热，即可应用，可以先服两三剂观察，在初服第一二天时，可能会有皮肤瘙痒加重的情况出现，这仍属于湿退热出的现象，再继续服用，就可以慢慢缓解。

若连续服用一周不见减轻，多半是不对症，应该停用，再继续辨证论治，调整方向。

第十五章

岭南用药见闻

我生于岭南，长于岭南，对岭南的气候有深入骨髓的体会。

这里就是湿多，很长一段时间，古人对于岭南的印象，都是烟瘴之地，不敢过来，甚至到了谈瘴色变的地步。

至于什么是瘴？在《岭南医学与文化》这本书里有非常详细的考据，不过最后的结论是，认为瘴的本质是湿之郁积。其病理特点：一是湿浊为本，积久生变；二是兼寒兼热，化热为多。

从我的体会看，也就是湿气不散，久则沤热，人待在郁积之处会有闷热感，气息之中也有霉味，最后感受湿热的情况是最常见的。

岭南的特点是天之阳胜[①]（亚热带），故天时多热；地之阴盛（沿海），故地理多湿。两相结合，就是湿热。

很多生长在这里的动植物，天然就具备对抗湿热的能力，这大概是进化出来的结果，不耐热不耐湿的品种，早活不下去了。

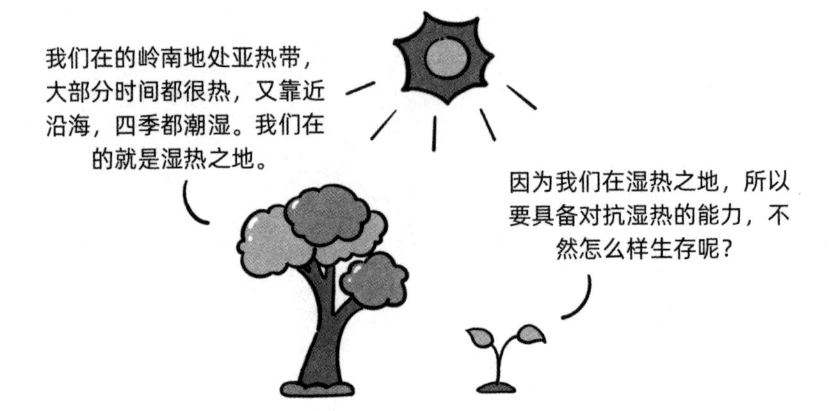

我们在的岭南地处亚热带，大部分时间都很热，又靠近沿海，四季都潮湿。我们在的就是湿热之地。
因为我们在湿热之地，所以要具备对抗湿热的能力，不然怎么样生存呢？

① 天之阳胜，引自《岭南医学与文化》。

常言道，一方水土养一方人。

而我的感受是，一方草药治一方人。

连这边产的一些补药，都带有祛风湿的作用，更遑论那些本就出名的祛湿药了。

关于岭南草药（以下简称“南药”）的介绍，古有《岭南采药录》《生草药性备要》和《增补食物本草备考》等，今有《常用中草药手册》[①]《全国中草药汇编》《四会草药》《湛江地区常用中药草手册》《广东省惠阳地区中草药》和《陆丰中药草》等，而且还有不少经验方散落在当代各名家著作中。

我就我这么多年——从小到大，以及从医后，所见过或使用过的一些经验，做一下分享。有些药，虽然说是岭南草药，但其实全国各地都有分布，并不局限于岭南。

话又说回来，生于岭南的草药，可能祛湿的能力要强那么一点，毕竟药讲道地，否则何来“橘生淮南则为橘，生于淮北则为枳”一说？我跟着爱人回娘家，在丹东见到了半人高的车前草，当时即惊为天“草”，草药在不同的产区，药力应该会有些细微的差别。

所以，当我讲南药时，都是我在广东应用的感受。

另外，请在医生指导下使用本书文章涉及的药物和药方。

①《常用中草药手册》的作者工作于广州部队后勤部卫生部，本书于1969年12月由人民卫生出版社出版。

一、巴戟天

我在高中的时候，骑自行车上学，会经过一条老街，入街口的地方，有一间小卖部，小卖部的门口有一根电线杆，电线杆上飘着一面旗子，现在想起来，那面旗子应该叫酒旗，旗子上有几个字——巴戟酒。

高中生时的我，对于其中的“戟”字印象深刻，这是个生僻字。它指的是古代的一种兵器。

这是我第一次认识“巴戟”两字，但不知道是什么意思。

后来我实习的时候，在药房抓药时，总算是见到巴戟天了，长得像是未勃起的阴茎，我由此想到了它能补肾。

有一年我回老家了，隔壁八十多岁的叔婆腰痛，问我有什么药可以治。

我说：“你用巴戟天、黑豆炖龙骨，煲汤喝。”

叔婆问：“猫肠根有这个作用吗？”

我说：“什么猫肠根？”

叔婆说：“就是巴戟啊，长得像猫肠，所以叫猫肠根啊，街上有卖的。”

街上有卖的意思，是指街边的专卖青草药的地摊上有售卖这个药的，是我们本地有得挖的青草药。

这时，我才真正明白，巴戟天，我们广东有出产，算是不错的产地。

叔婆喝了这个巴戟汤后，腰痛明显好转。

自此，巴戟天成了我惯用的补肾药之一。

巴戟天

药性：辛、甘，微温，归肝、肾经。

功用主治：补肾助阳，强筋壮骨，祛风除湿。

主治肾虚阳痿，遗精早泄，少腹冷痛，小便不禁，宫冷不孕，风寒湿痹，腰膝酸软，风湿脚气。

用法用量：

内服：煎汤，6 ~ 15g；或入丸、散；亦可浸酒或熬膏。

宜忌：阴虚火旺及有湿热之证禁服。

我临床中常将巴戟天用于治肾阳虚的兼证，它既补肾气，又能同时祛湿气。轻症的阳虚中，我常用巴戟天加仙灵脾，两药同用温肾阳，用以代替附子，如麻黄附子细辛汤，我会去附子，加巴戟天和仙灵脾；如薏苡附子败酱散，我会去附子，加巴戟天和仙灵脾。

二、臭茉莉根

有阵子学习钟玉池前辈的医案——钟老（1887—1983）享年96岁，祖籍是花都，中华人民共和国成立前在广州市西华路267号开设钟玉池医馆，后来他在金花卫生院上班。金花街，我曾经在其附近上班，不过却是隔了几十年的时间。

钟老治病有非常鲜明的个人风格，就是擅用中草药，尤其是用岭南道地的中草药。

如果不是岭南的中医，看他的医案，估计有一大半药都不认识。

比如这个治疗产后风瘫的案例，就是女性生完孩子后，双脚无力，站不起来。

你如果认为，只要多休息几天就能站起来了，那是因为你不了解这种病。你看看这个医案就知道怎么回事了。

产妇下肢麻木，一般的麻木偏向于血亏，也符合产后血虚这个病机。因产后腠理骨节大开，是非常容易进风的。

“岗稔菩提甜醋方”治愈产后风瘫一例

吴某，女，25岁。

初诊：1962年9月8日。

主诉及病史：产后十多天，双下肢麻木，痿软无力，不能站立。

诊查：面色萎黄，下肢微浮肿，舌质淡红，舌苔淡白，脉浮弱。

辨证：产后气血亏损、风邪外袭，致成风瘫(痿证)。

治法：养血祛风，通经活络。

处方：岗稔根60克，山菩提根30克，臭茉莉头30克，铁包金30克，老鼠干1只。

以上各药用甜醋汁一碗半煎煮至半碗，去渣内服，每日1剂。

患者经连续服本方药6剂，下肢麻木感消失，步履如常，证获痊愈。

按语：产后风瘫是民间俗称，属中医学“痿证”范畴。临床分为肺热熏灼、肝肾亏虚和温热浸淫三种。本案患者发生于产后，面色萎黄，下肢麻木，脉浮弱，显属产后气血大亏，风邪乘虚而袭，筋脉因而失养，导致下肢痿软无力。其病机与肝肾阴虚之痿证大致相同。故方用岗稔根养血补肾，通经活络；臭屎茉莉头、山菩提根活血、祛风、除湿；铁包金通经去瘀，以防产后瘀血滞留；更用老鼠干祛风通络，滋阴补血；配合甜醋之益气养血，共奏扶正祛邪、养血祛风、通经活络之效。多年来，余用此方药治疗产后风瘫，屡获效验。

——《中国现代名中医医案精粹·第3集》

钟老的这个方子，你认识几味药？

我第一眼看到这个“老鼠干”的时候，愣了一下，后来又想，这可能是某种草药，叫老鼠干，就像老虎脷，不是真的老虎舌头那样。我查了一下，真有叫“老鼠簕”的草药，但是没有叫“老鼠干”的药物。

我又重新读了一遍医案，当我看清楚剂量单位是只的时候，就清楚了，是我太天真了，这真的是老鼠干。

又再一想，1962年的时候，还算饥荒年代，吃老鼠不算什么，总不能开猪肉吧？开了猪肉还不一定能买得到。

再说，我小时候就总听说大人抓山老鼠、田鼠吃，这么一想也就没啥了。

在网上一查，有个叫宁化老鼠干，是真的，闽西八大干之一。

是福建汀州府著名的客家小吃。

什么？是客家小吃？

难道我是个假的客家人？

再一细品，那我小时候听到的事，也算是同种文化里的饮食习惯了。

说回老鼠干，宁化人认为它补虚，尤其补肾，治小孩尿床。老鼠干用于产后，又是血肉有情之品，自然大补，跟沿海潮汕人吃鱼胶来固肾一个道理。

所以，思路仍然这是这个思路——产后的补，跟炖鸡一样，只不过这个炖的是老鼠干。

越南现在还有专业的捕鼠人，在水稻收割季，乌泱泱一片人，守在田埂旁，有的放网，有的徒手，收割机一开动，稻穗下群鼠四散，被捕鼠人抓个正着，他们会加工后食用或售卖。

产后腠理是开的啊，气血都往外流，哪怕补了也可能会流走了，所以，钟老用岗稔根，这味药有往回收的作用，同时能活血，又能止血，所以它回收的时候，不敛邪气，此根能让松弛的骨盆回收固定，能治子宫脱垂、漏尿。

这里的药，我还认识一种——臭茉莉头，也就是臭茉莉的根。

它是属于马鞭草科大青属的。

我更熟悉的，是跟它长得非常相似的臭牡丹。

它们功效非常相近，都能祛风湿，强筋骨。用于产后风痛，具有强壮的作用。

我们老家会用臭牡丹的叶或根炖鸡汤喝，不一定非要产后，就是平时有关节作痛，人觉得虚弱时，就可以煲汤喝。

可以说，它们是我从小耳濡目染的东西，但我上大学后却把它忘得一干二净，或者说我不屑于去了解它。

可等我蓦然回首时，却发现，自己生活的地方到处是宝。

臭茉莉根

药性：苦、辛，微温。

功用主治：祛风湿，强筋骨，活血消肿。

主治风湿痹痛，脚气水肿，跌打扭伤，血瘀肿痛，痔疮脱肛，慢性骨髓炎。

用法用量：

内服：煎汤，15 ~ 30 克；或入丸剂。

外用：煎水洗；或取根皮捣敷。

宜忌：《广西本草选编》警示“孕妇慎服”。

三、臭牡丹

臭牡丹根

药性：辛、苦，微温。

功用主治：行气健脾，祛风除湿，解毒消肿。

主治食滞腹胀，头昏，虚咳，久痢脱肛，肠痔下血，淋浊带下，风湿痛，脚气，痈疽肿毒，漆疮，高血压病。

用法用量：

内服：煎汤，15 ~ 30 克；或浸酒。

外用：煎水熏洗。

我们陆河本地人叫它园枫，在我们老家，常用来炖鸡汤，产后关节作痛的妇女尤喜用此汤，认为能祛风，同时也认为有补虚的作用。正好与《天宝本草》所说的“补肺肾两虚。治头昏”相符。

臭牡丹茎叶

药性：辛、微苦，平。

功用主治：解毒消肿，祛风湿，降血压。

主治痈疽，疔疮，发背，乳痈，痔疮，湿疹，丹毒，风湿痹痛，高血压病。

用法用量：

内服：煎汤，10 ~ 15 克，鲜品 30 ~ 60 克；或捣汁；或入丸剂。

外用：煎水熏洗；或捣敷；或研末调敷。

如果产妇喝的鸡汤太油腻，很容易造成阳明经湿热，阳明经是经过乳房的，湿热会走到乳房引起乳腺炎。针对这种情况，可以把臭牡丹叶捣烂外敷，正好可以治疗乳腺炎。可谓物尽其用。

如前文所说的软脚病，在岭南是很常见的，不幸得了这个病，而寻常药治疗效果欠佳的话，可以试用臭茉莉根或臭牡丹根，这两味药都可以治疗。

四、桃金娘

小时候喜欢疯玩，常到山上去摘当梨子（山稔子，一种浆果，学名桃金娘）吃，这是一种灌木，果子是紫黑色的，很甜，但里面的心不能吃，吃了会便秘。这果子可以止血，小孩子流鼻血可以吃这个。

桃金娘

药性：甘、涩，平；归肝、脾经。

功用主治：养血止血，涩肠固精。

主治血虚体弱，吐血，鼻衄，劳伤咳血，便血，崩漏，遗精，带下，痢疾，脱肛，烫伤，外伤出血。

用法用量：

内服：煎汤，6 ~ 15 克，鲜品 15 ~ 30 克；或浸酒。

外用：烧存性[1]研末调敷。

---

①烧存性是中国传统的中药炮制方法之一，是把药烧至外部焦黑，里面焦黄为度，使药物表面部分炭化，里层部分还能尝出原有的气味，即存性。烧存性是直接用火烧；炒存性是用间接的火处理，目的是一样的。

宜忌:《台湾药用植物志》:“儿童食之，或大便难下。”

这种果子，我小时候常吃，所以知道它很平和。

《岭南采药录》:“活血补血，与黄精同功。”所以血虚又出血的患者，尤其是对于月经淋漓不尽的妇人，我常会在方子中加上桃金娘。甚至有一些先兆流产或阴道出血的患者，我也会用桃金娘止血固胎（《全国中草药汇编》:“安胎。”）。

山稔根（桃金娘的根，又叫岗稔根）

药性：辛、甘、平。

功用主治：理气止痛，利湿止泻，祛瘀止血。

主治脘腹疼痛，消化不良，呕吐泻痢，黄疸，癥瘕痞块，崩漏，劳伤出血，跌打伤痛，风湿痹痛，白浊，浮肿，疝气，痈肿瘰疬，痔疮，汤火伤。

用法用量：

内服：煎汤，15 ～ 60 克；或酒水各半煎，或炖肉。

外用：烧存性研末调涂。

山稔根的味道偏涩，主要还是治疗痛证，也有人认为它有补虚的作用（《福建药物志》:“益肾。治头风，肾虚腰痛，肾炎，脱肛，瘰疬，痈疽。”），所以在产后肝肾两亏的骨痛中可以应用。

在产后畏寒关节作痛中，我们当地用得更多的还有几味药，其中有艾纳香与白牛胆根等。

五、艾纳香

海陆丰地区产后妇女坐月子常用艾纳香炖鸡汤，本地人叫它学佬麻或大风草，但它真正的学名叫艾纳香。

这个植物很特别，不能见铁器，你种植或采摘叶子的时候，不能用铁，见铁必死。

以前我家门口，就种了一株艾纳香，隔壁邻居有谁觉得虚了，或身上痛了，或者就是馋了，就会过来摘点叶子炖鸡汤喝。

这个味道，没有喝惯的人，根本就接受不了，我妈用艾纳香煲汤，有时候还兑一点点糯米酒，带点甜味。这个汤，喝了还真的很上头，喝过几次之后，我就喜欢上了。

其实，这个汤是慢慢回甘的，这个味道真的是说不出来的感觉，有点艾味，但又绝不同，可确实又回甘。

就是这个东西，可能也就只有客家人和潮汕人会喝吧。

为什么要喝这个？

我们老家那边的人，生孩子多，就我小时候目之所及，生三个是最低标准，四个五个也很常见。

产育过多最易肾亏，肾主骨，关节作痛很常见，所以这个艾纳香炖鸡汤，也确实帮过不少人家，才会得到老百姓的喜爱，要不然，谁会喝药汤？

艾纳香叶

药性：辛、苦，温。

功用主治：辟秽，温中，杀虫，祛风除湿。

主治瘟疫，疟疾感冒，寸白虫病，毒蛇咬伤，癣疮，寒湿泻痢，头风、头痛，风湿痹痛，跌打伤痛。

用法用量：

内服：煎汤，10 ~ 15 克，鲜品加倍。

外用：煎水洗；或捣敷。

艾纳香叶的补性并不强，强在祛风除湿止痛，真正补的是鸡，或汤料中再加黑豆补肾。

艾纳香根

功用主治：祛风活血，利水消肿。

主治风湿痹痛，食积腹胀，感寒腹痛，泄泻，水肿，痛经，跌打肿痛。

《常用中草药手册》："祛风消肿，活血散瘀。治风湿痛，跌打瘀痛，产后骨痛，受凉腹痛，腹泻。"

用法用量：

内服：煎汤，10 ~ 30 克；或浸酒。

艾纳香根的补性也不是特别强，主要能够祛风活血，这恰恰是产后兼有瘀血、受风受寒的人需要的，而且《常用中草药手册》明言它是可以治疗产后骨痛的。不过单用这个药是不行的，得搭配母鸡和黑豆、芝麻才行，这样通补兼施。

但是这个汤，并不适合身上有湿热的患者，如果本就是舌苔厚腻、盗汗的人，喝了这个汤反而坏事，如果舌苔厚腻的人非要想喝，最好在汤中加一点点薏米、丝瓜络和土茯苓，或者是臭牡丹叶。

这世间，没有一个药可以通治所有人的病。

这个鸡汤，最适合的还是那些寒气大、阳虚怕冷、有点瘀血、关节作痛的人，也不仅仅是适用于产后，是只要有阳虚寒瘀的人，无论老幼男女都可以喝。

说到产后调养还得再说另一味药——白牛胆根。

六、白牛胆根[①]

白牛胆根

功用主治：祛风散寒，化痰止咳，消肿止痛。

主治风寒感冒，咳嗽，头痛，牙痛，胃痛，疝气，风湿痹痛，跌打损伤。

用法用量：

内服：煎汤，15 ~ 30 克。

外用：研末撒敷，或鲜品捣敷。

本品补性一般，仍要炖鸡才能有补的作用。

我们当地用这个药，配合艾草根，加黑豆、芝麻适量，炖鸡汤喝，用以治疗腰膝酸痛，但并不局限于产后的人用，年老体弱的人，如果腰酸膝软也可用。

《海南岛常用中草药手册》：“祛风行气，散寒，消肿止痛。主治感冒，偏正头痛，产后风痹，跌打肿痛。”

至于艾草根，我在各大本草著作中均未查到艾草根入药，收录的都

① 白牛胆根，粤东潮汕人或客家人称之为白面风根。

为艾叶，但我们本地会挖艾草的根部，洗净煲鸡汤，用以补血，一般在产后二十天内不服用，怕有固涩作用导致恶露无法排出，等恶露净时再服艾根鸡汤，有补血作用，总体来看，艾草根仍偏温补。

2021年9月，一位女士回娘家，正好遇上了月经的第二天，伴小腹痛。于是就又返回自己家拿了从广东买的艾草根，泡水半小时，泡了之后再煮开，水开以后转小火再煮半小时。煮完后，她一次性喝了两小杯。那天天气很热，喝完了艾根水后，没多一会儿，两脚的脚趾头开始冰凉，感觉有凉气冒出，腹痛得到缓解。

还有一味补血的药——血风藤。

七、血风藤[①]

血风藤

药性：甘，温。

功用主治：《常用中草药手册》："补气补血舒筋活络。主治气血亏损，月经不调，风湿筋骨痛，四肢麻木，跌打损伤。"

用法用量：

内服：煎汤，15 ~ 30克，或浸酒。

血风藤的茎刚被砍断后，断面的外圈会变为红色，血见红则行，于是就认为它有活血通经络的作用。

① 血风藤，粤东潮汕人或客家人称之为老人根。

我母亲一说补血药，就会提这个老人根，说治手麻。

血风藤与鸡血藤功效相似，但更好养活，对环境要求没那么高。

2020 年 9 月的某一天，一位北方的女患者，在下班的时候正好赶上下雨，她急着回家，她打不到车，也忘了带伞，于是一着急跑着冲到了地铁站，浑身湿透又被地铁的空调吹了一路，从此以后就后背疼。

该患者后来经历了很多事情，生了很多次气，她人也焦虑，积累到 2021 年初的时候，她的左胳膊抬起来都费劲了，心脏也出了问题。她经过一年断断续续地治疗，各方面都有所改善，不过还有病根没去，比如一遇到凉的，左手就隔天僵硬，更不敢碰冰箱，哪怕冷藏的东西经手一拿，过后能感觉凉气通到左后背和后颈并作疼，心脏也会憋闷疼痛。她左手左腿有时候还有麻木感。

她平时左手抱个热水杯才能舒服点。

2021 年 11 月底的时候，她手伸进冰箱拿东西又犯了上述症状。她吃过一些中成药之后，症状稍缓解。她曾听过我讲的课，谈到“伤于此，必恶此”，她自己感觉怕冷，所以认为是风寒导致的，再加上之前情绪积累，本身还有湿热，病机就变得复杂了。

到 2022 年元旦的时候，北方的天冷，她的左手手指又开始僵硬，手握起来的时候感觉很明显，像木棍。元旦三天假期期间，她的症状越来越严重。

她妈妈有风湿，她听妈妈形容过那种僵硬的感觉，而且她看到妈妈严重的时候手都握不上。她担心自己也会这样，她为此很焦虑。

后来她在我微信公众号上看过介绍过岭南的一些药用植物的文章，比如臭牡丹、牡荆。

她家里正好有从广东买来的臭牡丹、牡荆、大风艾、老人根等——她以前用这些药物泡过脚，回想起来确实对后背疼痛有帮助。后来因为没澡盆没有坚持下去。

她想着试试还没用过的老人根（血风藤）来煲汤看能不能解决手僵硬的问题。

她晚上就用了老人根和牡荆根，每种六七片（约 15 克），泡好后用砂锅像熬药一样熬成水。

11 月 4 号晚上和 11 月 5 号早上，她都喝了一碗。

11 月 5 号的早上醒来的时候，她感觉手指轻松一些，还是有僵硬感。

11 月 6 号早上，她感觉手已经有了明显的改善。她坚持每天早晚各喝一碗。等到 11 月 7 号的时候，就只剩下大手指有点木了。

11 月 9 号的时候，她没喝，不过她手指已经没有僵硬感了。她没想到药物有这么快的效果。

八、五指毛桃

我对这个药的认识，还是因为汤——五指毛桃炖龙骨汤。

五指毛桃属桑科植物，并不是桃，它广泛分布在广东龙门至万绿湖区的山上（包括我们陆河），自然生长于深山幽谷中，因其叶子长得像五指，而且叶片长有细毛，果实成熟时像毛桃而得名。

五指毛桃有南芪之称（即南方的黄芪之意），健脾补气作用强，广州中医药大学的邓铁涛先生用来治疗脾虚型重症肌无力。

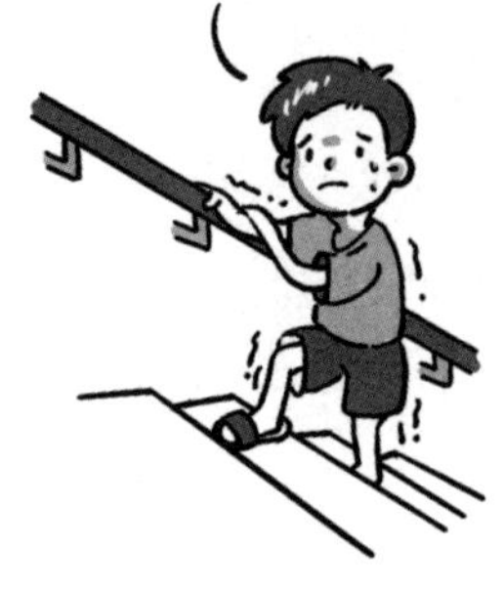
医生说我是脾虚型重症肌
无力，怎么治疗呢？
邓铁涛先生用五指毛桃来
治疗脾虚型重症肌无力

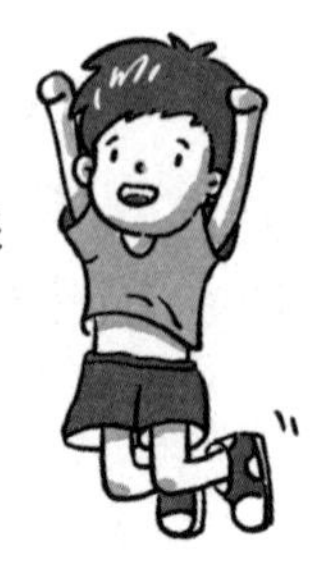

五指毛桃

药性：甘，平。

功用主治：健脾补肺，行气利湿，舒筋活络。

主治脾虚浮肿，食少无力，肺痨咳嗽，盗汗，带下，产后无乳，风湿痹痛，水肿，肝硬化腹水，肝炎，跌打损伤。

用法用量：

内服：煎汤，60 ~ 90 克。

我一般开处方的常用量是 30 克，但煲汤的话可以量大一点。具体做法如下：

第一步，先用水浸泡好所要用的五指毛桃，这样较快入味；

第二步，准备好五指毛桃 100 ~ 200 克，姜两片，一小把枸杞（也可不放枸杞）；

第三步，把龙骨 500 克焯好水，去掉血沫，再放入五指毛桃、姜片、枸杞；

第四步，大火煮开，转小火炖一个半小时到两小时；

第五步，加适量盐即可。

汤成了，有一股奶香味，很特别的香味。

此汤补虚劳，可以下奶。慢性支气管炎、风湿性关节炎、腰腿疼、脾虚浮肿、病后虚汗及白带异常等这类病中偏虚的情况都可以用。

九、牛大力①

我们本地称牛大力为牛牯力。牛牯是啥？就是公牛犊子，初生牛犊不怕虎，那力气是很大的。这个药我们就专用来煲汤喝，补力气，也用来止咳，炖汤味道有点薯味。

这个汤有少部分人喝了会上火。炖汤的时候，还要再加一味药，即土茯苓（我们本地叫硬饭头），这样一来，就不容易上火了。

牛大力

药性：甘、苦，平。

功用主治：补肺滋肾，舒筋活络。

主治肺虚咳嗽、咳血，肾虚腰膝酸痛，遗精，白带，风湿痹痛，跌打损伤。

用法用量：

内服，煎汤，9 ～ 30 克；或浸酒。

① 牛大力：为豆科崖豆藤属植物美丽崖豆藤，以根入药。

临床上，我最喜欢把这味药和千斤拔同用于治疗肾虚及腰部酸痛，效果非常好。而在儿科中，小孩感冒发烧痊愈后，出现了体力下降、出虚汗，同时伴有单声作咳，这种类型的虚咳，我常常又与五指毛桃合用，效果非常好。

十、千斤拔

有的地方把千斤拔叫牛大力，临床上容易混用，但其实它俩是不同属的植物。千斤拔以豆科千斤拔属植物蔓性千斤拔的根入药。

千斤拔

药性：甘、辛、微涩，平。

功用主治：祛风除湿，活血解毒。

主治风湿痹痛，腰肌劳损，四肢痿软，跌打损伤，咽喉肿痛。

用法用量：

内服：煎汤，15 ~ 30 克。

外用：磨汁涂；或研末调敷。

千斤拔是我在门诊上治腰痛的专药。《广西本草选编》认为它能“壮腰健肾，活血通络”。

十一、牡　荆

牡荆子

药性：苦、辛，温。归肺、大肠经。

功用主治：化湿祛痰，止咳平喘，理气止痛。

主治咳嗽气喘，胃痛，泄泻，痢疾，疝气痛，脚气肿胀，白带，白浊。

用法用量：

内服：煎汤，6 ~ 9g；或研末；或浸酒。

宜忌：

1.《本草经集注》："得术、柏实、青葙疗头风。防风为之使。恶石膏。"

2《本草经疏》："病非干外邪者一概不宜用。"

牡荆茎

异名：牡荆条（《安徽药材》)。

功用主治：祛风解表，解毒止痛。

主治感冒，喉痹，牙痛，脚气，疮肿，烧伤。

用法用量：

内服：煎汤，10 ~ 15 克。

外用：煎水洗；或含漱。

牡荆沥

药性：甘、凉，归心、肝经。

功用主治：除风热，化痰涎，通经络，行气血。

主治中风口噤，痰热惊痫，头晕目眩，喉痹，热痢，火眼。

用法用量：

内服：沸水冲，30 ~ 60 毫升。

外用：涂敷；或点眼。

牡荆叶

药性：辛、苦，平。

功用主治：祛风化湿，祛痰平喘，解毒。

主治伤风感冒，咳嗽哮喘，胃痛，腹痛，暑湿泻痢，脚气肿胀，风疹瘙痒，脚癣，乳痈肿痛，蛇虫咬伤。

用法用量：

内服：煎汤 9 ~ 15 克，鲜者可用至 30 ~ 60 克；或捣汁饮。

外用：捣敷；或煎水熏洗。

牡荆根

药性：辛、微苦，温。

功用主治：祛风解表，除湿止痛。

主治感冒头痛，牙痛，疟疾，风湿痹痛。

用法用量：内服煎汤，10 ~ 15 克。

有一位读者反馈说，在微信公众号上看了我写的牡荆的文章后，立马给有类风湿关节痛的姥姥买来牡荆根熏洗，她反馈很管用。有一天她淋雨了，关节沉痛胀。她也用牡荆根熏洗，睡了一觉，出了一身汗，疼痛立马减轻了。

关于牡荆，前文经络湿热中已经有相关论述，就不再多啰嗦了，它的叶子，是我们本地人用于治疗风、寒、湿三种邪气杂合而至的感冒的常用药，主要是用来煎水熏洗。

当我写到牡荆的时候，有其他省份的读者问我，这个是不是黄荆条？是不是驱蚊草？是不是可以烧成灰做灰水粽？

我现在可以回答，一定程度上来说，是的。

不过，牡荆和黄荆不是一种植物，但它们是亲戚，长得也很像。

牡荆是马鞭草科牡荆属植物牡荆，生于低山向阳的山坡路边或灌丛中。分布于华东及河北、湖北、湖南、广东、广西、四川、贵州。

黄荆是马鞭草科牡荆属植物黄荆，生于山坡、路旁或灌丛中。分布于长江以南各地。

它们是同科同属但不同的植物，追溯起来，牡荆其实是黄荆的一个变种。但是在民间，两者常拿来混用，它们外观看起来非常相似，常在采摘完后混在一起使用，或熏洗或饮用，功效视为同一。

我们陆河人，将披针形叶子比较细长的，边缘无锯齿的，花束看起来比较小的黄荆，叫细样布惊；把叶子较宽的，边缘多粗锯齿的，花束看起来较大的牡荆，叫大样布惊。本地以大样布惊（牡荆）为多见，细样布惊（黄荆）为少见。大多时候用的是牡荆。

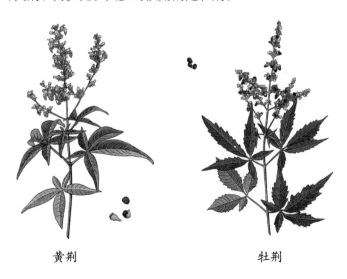

黄荆　　　　牡荆

所谓布惊，是因为牡荆在客家话中的发音很似“布惊”，久而久之，叫成了布惊或布荆。

历代本草书籍，很少将二者明确区别开来用，所以，我们用起来，也是可以互为替代。

不过讲到药材道地的时候，确实会有点区别。生长在岭南的牡荆或黄荆，祛风除湿透热作用要更强一点，毕竟岭南这边湿热重。我见一位做盆栽的博主，将六个不同地区的牡荆叶子排成一列比较，从南到北，叶子的形态是从大到小的变化，北方的叶子明显要比南方小且细长。也只有做盆栽的人，才能在同一时间收集到不同品种的新鲜叶子做比较了。

我们陆河县本地居民将两种叶子都称为布荆叶，平素在擂茶中会放些布荆叶，是药膳原料之一。有些农村人家，采摘新鲜牡荆叶，如茶叶般炒制成牡荆茶，用以泡茶饮用，以防暑湿之气。或在湿气弥漫的回南天，外感寒湿、湿热之气后，有发热恶寒头痛、肢节酸痛者，可饮用牡荆茶；或有湿热泄下，等泻一两日腹中湿热排之将空之时，再泡牡荆茶饮用即可止泻，不留后患。

牡荆在粤东的客家潮汕民间被大量使用，但在医疗机构或药店中却很少见，要用时常有巧妇难为无米之炊的感慨。笔者在岭南见到痧证胸闷口苦或湿热下注导致腰酸下肢痿软时，只能让患者自行到一些青草药的摊铺购买使用，有用牡荆根泡脚治脚软或脚汗；有人用牡荆炒茶解酒；有人泡牡荆叶喝了后腰酸腿沉缓解，这些都不离古籍所载的功效。若非它有卓越的功效，是绝对得不到百姓的大量应用的。

广府人口中的布荆为叶子边缘无粗锯齿的黄荆，又叫五指柑，为“王老吉凉茶”的主要成分之一，而我们陆河人口中的布荆则以叶子边缘有粗锯齿的牡荆为主，混杂有少量的黄荆。

以下是黄荆各部分的功效，可与牡荆各部分功效相比较。不是植物学家，或具有一定植物学知识的人，很容易将它们混淆，但好在功效一致。

十二、黄荆

黄荆子

药性：辛、苦，温。归肺、胃、肝经。

功用主治：理气消食，祛痰镇咳，祛风止痛。主治肝胃气痛，食积，便秘，疝气，咳嗽，哮喘，感冒发热，风湿痹痛。

黄荆沥

制法：夏、秋季取新鲜黄荆粗茎切段，一头放火中烤，从另一头收取汁液即为荆沥。

药性：味甘，性平。

功用主治：除痰涎，去烦热。主治小儿惊风，痰壅气促。

用法用量：

内服：50~100 毫升，小儿酌减。

黄荆枝

药性：微苦、辛，平，气香。

功用主治：祛风解表，消肿止痛。主治感冒发热，咳嗽，喉痹肿痛，风湿骨痛，牙痛，烫伤。

黄荆叶

药性：辛、苦，凉。

功用主治：解表散热，化湿和中，杀虫止痒。主治感冒发热，伤暑吐泻，痧气腹痛，肠炎，痢疾，疟疾，湿疹，癣，疥，蛇虫咬伤。

黄荆根

药性：微辛、苦，平。

功用主治：祛风解表，理气止痛。主治感冒，慢性气管炎，风湿痹痛，胃痛，痧气，腹痛。

十三、龙脷叶

龙脷叶

药性：甘，平。

功用主治：清热润肺，化痰止咳。

主治肺热咳喘，肺痨咯血，便秘。

用法用量：

内服：煎汤，6 ~ 15 克。

《岭南采药录》认为它可以治痰火咳嗽，其实就是痰热。我在门诊治过一些感冒退热后肺热咳绿痰的孩子——烧是退了，但是还有单声咳嗽，咳绿痰，表示肺中还有余热。但因为前面为了退烧用过凉药伤了脾胃，所以就出现了一种脾虚寒肺痰热的复合证型，我就常常用六君子汤合龙脷叶来进行善后治疗。

十四、黄皮叶

黄皮叶

药性：辛、苦，平。

功用主治：解表散热，行气化痰，利尿，解毒。

主治温病发热，疟疾，咳嗽痰喘，脘腹疼痛，风湿痹痛，黄肿，小便不利，热毒疥癣，蛇虫咬伤。

有人说，人一生中会约有一两百次感冒，在岭南如果懂得用黄皮叶煮水洗澡的话，是可以明显降低感冒频率的。

《本草求原》中说它解秽除垢，退黄肿。

《岭南采药录》中说它煎水洗，解秽恶，消风肿，治疥癣，去热散毒。

邓铁涛前辈喜欢用黄皮叶配上萆薢合四君子汤，治疗脾虚型的慢性肝炎。这里就是用黄皮叶能除秽浊之气的功效。

在南方夏季，湿热重，蚊虫又多，这个时候一是怕湿热感冒，一是怕蚊虫传染疟疾，用黄皮叶洗澡正好。

以前我老家屋前就种了一棵黄皮树，树叶有特殊的辛香味，有化痰作用。这两年，我用叶子治嗓子，就是感冒后，总感觉嗓子眼黏黏的。这时我就会在处方中加一味黄皮叶，用 3 ～ 6 克，但这个药现在不收入药典中了，我们单位无法从药材公司拿到药，所以就不再使用了。

不过这个叶子在广东地区是非常容易获得的。

十五、溪黄草

溪黄草

药性：苦，寒。

功用主治：清热解毒，利湿退黄，散瘀消肿。

主治湿热黄疸，胆囊炎，泄泻，痢疾，疮肿，跌打伤痛。

用法用量：

内服：煎汤，15 ~ 30 克。

外用：捣敷；或研末搽。

宜忌：脾胃虚寒者慎服。

溪黄草是我们当地夏季一种很重要的清湿热的保健用药。夏天湿热重，小孩吃多了上火了，眼屎多，口苦，眼黄，尿黄，脾气大。家里人会用这个溪黄草和陆河本地产的小赤豆（潮汕小赤豆）一起煲水喝，可以加点糖调味，清肝利胆。

潮汕小赤豆，不是赤小豆，大小与红豆相等，颜色为棕黄色，本地人认为有祛湿的作用，小赤豆也可以单独与龙骨煲汤喝，味道鲜甜香，也可以煮熟了与豆角切小段再炒成菜吃。

十六、鸡骨草

鸡骨草

药性：甘、微苦，凉。

功用主治：清热利湿，散瘀止痛。

主治黄疸，胃痛，风湿骨痛，跌打瘀痛，乳痈。

用法用量：

内服：煎汤，15 ～ 30 克；或入丸、散。

外用：鲜品捣敷。

宜忌：本品种子有毒，用时须将豆荚摘除，以防中毒。

陆河本地居民在夏季时常用来煲水饮用，用来清肝利胆。急性肝炎也常用此草煲水喝，或与猪肉（猪骨头）煲汤喝。

但是，慢性肝炎兼有脾虚者，最好要与健脾药同用。

十七、白花蛇舌草

白花蛇舌草

药性：苦、甘，寒，归心、肺、肝、大肠经。

功用主治：清热解毒，活血消肿，利湿退黄。

主治肺热喘嗽，肺痈，咽喉肿痛，肠痈，疖肿疮疡，毒蛇咬伤，热淋涩痛，水肿，痢疾肠炎，湿热黄疸，癌肿。

用法用量：

内服：煎汤，15 ~ 30 克，大剂量可用至 60 克；或捣汁。

外用：捣敷。

宜忌：《广西中药志》："孕妇慎用。"

关于此药，前文有谈及，能治大肠湿热，在脾虚肠热复合证型中，如患者吃凉食则泄水，吃辣食则腹痛、大便黏腻、便血，对于此型，我常用六君子汤加白花蛇舌草，效果佳。

十八、酢浆草

酢浆草

药性：酸，寒，归肝、肺、膀胱经。

功用主治：清热利湿，凉血散瘀，解毒消肿。

主治湿热泄泻，痢疾，黄疸，淋证，带下，吐血，衄血，尿血，月经不调，跌打损伤，咽喉肿痛，痈肿疔疮，丹毒，湿疹，疥癣，痔疮，麻疹，烫火伤，蛇虫咬伤。

用法用量：

内服：煎汤，9 ~ 15 克，鲜品 30 ~ 60 克；或研末；或鲜品绞汁饮。

外用：煎水洗、捣烂敷、捣汁涂或煎水漱口。

宜忌：孕妇及体虚者慎服。《陕西中草药》："内服后忌油腻。"

酢浆草在我们本地被称为布谷酸，长着三片叶子，遍地都是，可以直接生嚼着吃，味道酸酸的。小时候要是拉肚子——湿热泻，我妈就会摘点煮成糖水给我们喝。

《医林纂要》说："毋以贱而忽之。"就是因为这个药太过易得，由南到北遍地都是，所以很多人就忽略了它的作用。

十九、积雪草

积雪草

药性：味苦、辛，性寒，归肺、脾、肾、膀胱经。

功用主治：清热利湿，活血止血，解毒消肿。

主治发热，咳喘，咽喉肿痛，肠炎，痢疾，湿热黄疸，水肿，淋证，尿血，衄血，痛经，崩漏，丹毒，瘰疬，疔疮肿毒，带状疱疹，跌打肿痛，外伤出血，蛇虫咬伤。

用法用量：

内服：煎汤，9 ~ 15 克，鲜品倍量；或捣汁。

外用：捣敷或绞汁涂。

宜忌：《植物名实图考》："虚寒者不宜。"

积雪草在我们本地被称为"雷公根"，也有叫"崩大碗"。在我小时候，这是母亲给我们三兄妹治肠道湿热的几种草药之一，夏天煲的凉茶之一，煲好了加点糖，功效与酢浆草相近。真正把这味药用得好的，是我们东莞名医何炎燊前辈——尿毒症中的患者血中非蛋白氮偏高，他专用此药降血中的非蛋白氮。在辨证用药的情况下，再加入此药。

何炎燊前辈的用法之一，一般是用鲜积雪草500克，重者用1000克，冷开水浸洗多次（或用无害的、可以口服之消毒水浸洗更好），研烂，用消毒纱布包住，挤绞取汁，与中药和匀，多次分服，或单用亦可，此法显示的功力最大。

二十、马齿苋

马齿苋

功用主治：清热，解毒，凉血，消肿。

主治热毒泻痢，热淋血淋，赤白带下，崩漏，痔血痈肿，丹毒瘰疬，湿癣白秃。

用法用量：

内服：煎汤，10 ~ 15克，鲜品30 ~ 60克；或绞汁。

外用：捣敷；烧灰研末调敷；或煎水洗。

宜忌：脾虚便溏者及孕妇慎服。

马齿苋在我们本地被称为“老鼠耳”，因为叶子长得就像老鼠的耳朵，是一种野菜，上菜市场是可以看到的，炒了吃，味道是酸酸的。

正因为是野菜，所以药性其实是很平和的，小朋友常在地上爬，东摸摸西摸摸，再一吃手，很容易就造成肠道湿热，不少读者看了我介绍马齿苋的文章，确定自己孩子是肠道湿热后，就熬水给孩子吃。如以下两个案例：

青青菜：范医生，您好！之前因为11个月龄小儿腹泻，翻看您之前写的文章，结果就看到了那篇马齿苋治拉肚子的文字，通过辨证，发现孩子是湿热腹泻，马上扯了一把马齿苋熬水喝，当时喝了一次就止泻了。因为孩子的屁股还红，第二天又早中晚各喂了几勺，其间再没拉过。真的感谢您的分享啊！

晨曦（凤仔）：我家孩子得了肠炎、肠系膜淋巴结炎，反复腹痛，痛到不能去上学，后面给孩子艾灸加食用马齿苋治好了，估计也是肠胃湿热。

有时候孩子腹泻、肚子痛不一定是纯肠道湿热，常常是湿热与脾胃虚寒同时存在，我不建议家长盲目试用，但是在火热的夏天，家里炒一盘马齿苋的菜，偶尔食之，无伤大雅。

二十一、布渣叶

布渣叶

药性：酸、淡，平，归肝、脾、胃经。

功用主治：清热利湿，健胃消滞。

主治感冒发热，黄疸，食欲不振，消化不良，脘腹胀痛，泄泻，疮疡，蜈蚣咬伤。

用法用量：

内服：煎汤，15 ~ 30克，鲜品30 ~ 60克。

外用：煎水洗；或捣敷。

布渣叶在我们本地被称为烂布叶，临床上，我主要在夏季应用于食积后化为湿热导致胃口不开的情况，效果很好。

二十二、独脚金

独脚金

药性：甘、微苦，凉，归肝、脾、胃经。

功用主治：健脾消积，清热杀虫。

主治小儿伤食，疳积黄肿，夜盲，夏季热，泄泻，黄疸肝炎，喉痒，咳嗽。

用法用量：

内服：煎汤，10 ~ 15 克。

此药比较贵，新鲜的话，青草药铺按根卖，我在门诊用的是干品，有些小儿食积不化，晚上哭闹心烦，我会在辨证的基础上，再加独角金。

二十三、火炭母

火炭母

药性：辛、苦，凉，有毒。

功用主治：清热利湿，凉血解毒，活血舒筋。

主治痢疾泄泻，咽喉肿痛，白喉，肺热咳嗽，百日咳，肝炎，带下，痈肿，湿疹，中耳炎，眩晕耳鸣，角膜云翳，跌打损伤。

用法用量：

内服：煎汤，9 ~ 15 克，鲜品 30 ~ 60 克。

外用：捣敷；或煎水洗；或捣汁滴耳。

《本草纲目》认为火炭母有毒，但其实很安全。它的果实，我们小时候是常摘来吃的，它长在河滩边上，我们当地叫它沙坝子。可以用来治疗阳明湿热的外感病，如手足口病和疱疹性咽峡炎，它的主要作用还是治疗阳明经的火热上攻。头面的一些上火症状，表面看是上焦有火，但根子却是阳明湿热，这种情况都可以用此药。

二十四、岗梅根

岗梅根

药性：苦、甘，寒。

功用主治：清热，生津，散瘀，解毒。

主治感冒，头痛，眩晕，热病烦渴，痧气，热泻，肺痈，百日咳，咽喉肿痛，痔血，淋病，疔疮肿毒，跌打损伤。

用法用量：

内服：煎汤，30 ~ 60 克。

外用：捣敷。

岗梅根为冬青科植物梅叶冬青（秤星树）的根。作用有点类似葛根，但是清热力很强。广东有两款退烧用的凉茶：石岐外感茶与沙溪凉茶，其中的主要成分即是岗梅根。夏季遇到高烧的患者，如认定为阳明热证，即可以在方中加入岗梅根，有助于退热。另外，也可以用中成药山地岗感冒颗粒，主要成分也有岗梅根。如果怕伤正气，可再加一把大米进去同煮，用以扶正。

二十五、木棉花

木棉花

药性：甘、淡，凉。

功用主治：清热，凉血，解毒。

主治泄泻，痢疾，咳血，吐血，血崩，金疮出血，疮毒，湿疹。

用法用量：

内服：煎汤，9～15克，或研末服。

二十六、鸡蛋花

鸡蛋花

药性：味甘，气香，性凉。

功用主治：清热，利湿，解暑。

主治感冒发热，肺热咳嗽，湿热黄疸，泄泻痢疾，尿路结石，预防中暑。

用法用量：

内服：煎汤，花 5 ~ 10 克；茎皮 10 ~ 15 克。

外用：捣敷。

鸡蛋花与木棉花均为广东凉茶名方五花茶中的主要成分，均有清阳明湿热的作用。但木棉花偏入血分，可治肠道出血；鸡蛋花偏润，不仅在清热利湿的时候可润肠，还有轻微的通便作用。两药在夏季暑湿重的时候，多有用来煲水养生用，目的是解暑祛湿。

鸡蛋花为夹竹桃科植物，有些人认为它有毒性，但是广东人用它来煲凉茶喝已有数百年历史了，广大市民常捡来晒干或鲜用，煲水饮用以预防中暑，若是有毒，怕不知要毒死多少人。

花是安全的，但仍然要小心，一定不要去碰此树的树汁。

本章所论药物，均为岭南百姓日常应用的一些祛湿草药，其中关于性味归经、功用主治、用法用量、配伍宜忌均引自第二版《中药大辞典》，望注意。

岭南草药远远不只这些，像金银花、蒲公英、砂仁、藿香、陈皮、橘红、黑老虎、救必应和扭肚藤，这些都是广为人知的，我就不再赘述了。

而对于钟玉池钟老的一些个人经验，我也常参考，如：

用于治疗小儿疳积的孩儿草、珍珠草；治疗感冒发热、消化不良的水翁花；治流感、感冒的五指柑、黄皮叶、山芝麻、金盏银盘、崩大碗；透疹的榕树须、玫瑰花、茉莉花；治高热、久热不退的三桠苦、狗肝菜，鸭脚木皮、苦丁茶、倒扣草；治鼻炎的鹅不食草；治麻疹咳喘的绿柚寄生；治湿火痹痛的岗梅根；治产后痿证的山菩提根、臭屎茉莉头、岗稔根；驱蛲虫的葫芦茶；驱蛔虫的苦楝皮；治湿疹的大叶榕树叶、飞扬草；治风痧病呕腹痛的生地胆头、苦瓜干；治百日咳的白兰花、大蒜；疔痈疮的石蒜头；截疟的咸柠檬；擅止泻的石榴干；治湿热下利的羊蹄草、辣蓼根、簕苋菜头、天香炉、白花茶；治风热目赤的犁头草；治肺燥咳嗽的铁包金；化痰止咳的东风桔；清心利尿的金丝草；拔脓解毒的雾水葛；治内伤咳血的红丝线；治风湿骨痛的走马箭等。

以上多种的中草药治疗经验，都是钟老长期临床实践得来的结晶，其中一些属前人经验的验证，也有其本人的独特经验总结。由于他擅用中草药，所以在任何情况下，辨证用药都处于主动地位。

——论文《钟玉池学术思想及临床经验》

第十六章

凉茶

我国历史上的传统饮料，大抵有茶酒两种，细分品种亦繁多，茶有禅意，酒带豪气，但还有一种介于两者之间的被称为“饮子”或“熟水”的饮料，一种用植物或其果实做原料煎泡而成的饮料。不知道大家听过没？

如果仔细看《清明上河图》，就会发现有多处卖饮子的摊子，上面有遮阳伞，吊着“饮子”或“香饮子”的小招牌。

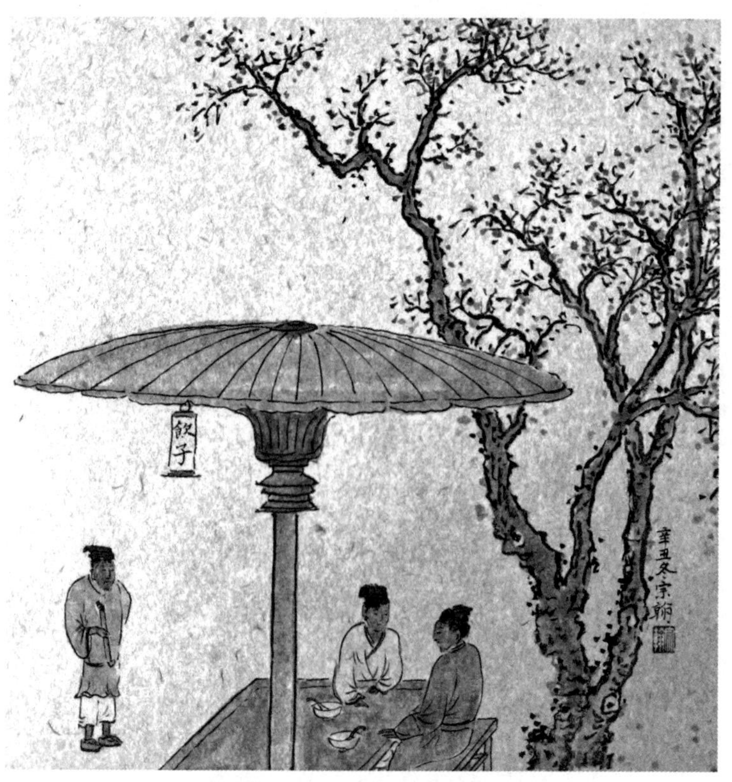

该图为本书作者邀请画家宗翰先生仿《清明上河图》中饮子铺创作

赶路人渴了，也许会坐下，点上一碗汤饮消暑解渴。

这个其实很现代是不是?

古代人把这种饮子又叫熟水。

据传，古代不仅民间饮子店风行，宫廷也一样，当时的翰林院，还曾专门组织御厨、御医对各种口味和功效的熟水进行品评与排名，排在第一名的是紫苏熟水。紫苏气味芳香，能祛风寒，又可行气宽中止呕，还能解鱼虾蟹毒。

文学圈的人一样爱熟水。

婉约词人李清照，也是熟水达人。

> 病起萧萧两鬓华，卧看残月上窗纱。豆蔻连梢煎熟水，莫分茶。枕上诗书闲处好，门前风景雨来佳。终日向人多酝藉，木犀花。

她的这首《摊破浣溪沙·病起萧萧两鬓华》里起码提到了两种熟水。

一款是豆蔻熟水，一款是木犀汤。

如何制作熟水？方法如下：

> “夏月凡造熟水。先倾百沸滚汤在瓶内。然后将所用之物投入密封瓶口。则香倍矣。若以汤泡之，则不堪。香若用来年木犀或紫苏、须略向火上炙过。方可用矣。”（出自《居家必用事类全集·己类》）

最令人好奇的莫过于紫苏熟水了。方法如下：

紫苏叶，不计多少，须用纸隔焙之，不得翻，候香先泡一次，急倾了，再泡，留之食用，大能分气。只宜热用，冷伤人。

（出自《居家必用事类全集·己类》）

大多制作熟水的原料都有芳香化湿的功效，在夏日饮用，有助防暑。

我想了一下紫苏熟水这么受欢迎的原因。

夏天，一是热，二是湿。

湿热重的人，易胸闷，紫苏芳香化湿。

暑天热，毛孔开，汗多，气随汗外泄，人累，热饮补水（或者有加糖或其他药物）解乏。

暑天，食物易腐败，易吃坏肚子腹泻。紫苏熟水还可以解毒止泻止腹痛。最后是因为口感较其他芳香类药物要佳。

自宋以后，明清一样也流行熟水，原来的单方也慢慢发展成复方了。

到了现代，就是各种饮料了。

我们广东更是各种凉茶盛行，像黄振龙、王老吉、廿四味、斑痧茶、五花茶，等等。

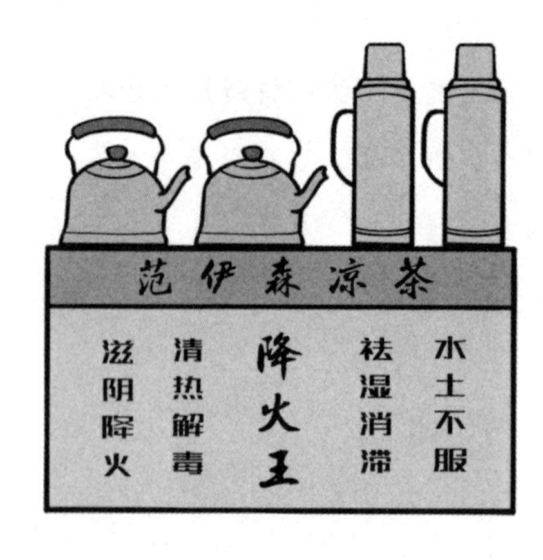

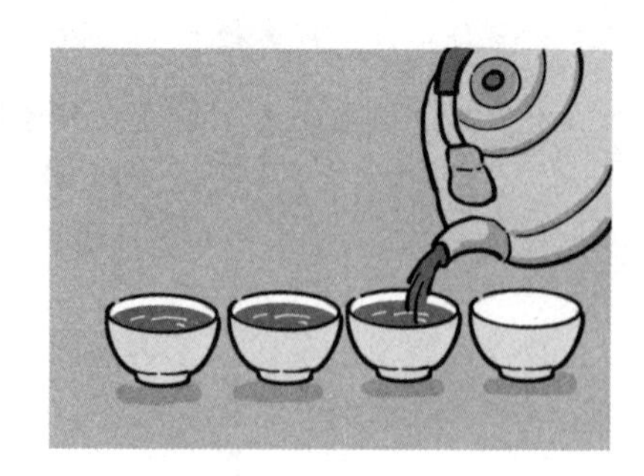

凉茶是什么?

凉茶是粤港澳地区的人们根据当地的气候、水土特征，在长期预防疾病与保健的过程中，以中医养生理论为指导，以中草药为原料，食用、总结出的一种具有清热解毒、生津止渴、祛火除湿等功效，伴随人们日常生活的饮料。它有特定的术语指导人们日常饮用，既无剂量限制，也无须医生指导，是国家级非物质文化遗产之一。

凉茶是一个代称，都是避讳。

你对外人说我去抓剂茶和我去抓服药，哪个好听?

谁都不愿意生病，是吧?

我去买茶，不是药啊。

我没病。说话的人想表达的是这个意思，就是自己只要喝一杯凉茶，就把小毛病搞定了。

说是凉茶，其实就是中药，有凉性药物也有热性药物。

可说它是中药吧，又不全对，因为有些原料是用来煲汤的而已，是食材。

有些人没病也能吃吃防病，或祛祛火气，或补补力气。

比如，夏天咸鸭蛋煲冬瓜，西洋菜煲鸭肾，都是为了祛祛火。

比如，五指毛桃炖龙骨，牛大力、土茯苓炖龙骨，西洋参炖竹丝鸡，这是为了补气。

我在下沙村（城中村）住的时候，印象最深的是一种叫卖声——卖凉茶喽!

那是一种三轮自行车改装的车，后面是一个柜台子上面有六个或八个孔，每个孔里放着一个暖水壶，每个暖水壶里都是不同的凉茶，有治感冒的，有治咳嗽的，有治斑痧的，等等。一杯两块钱到五块钱不等。

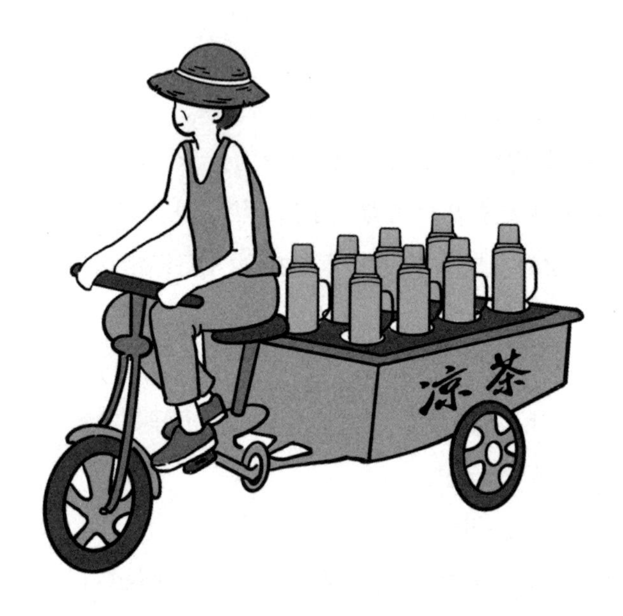

我当时好奇还追着卖凉茶的观察了一阵子，心里琢磨着，要是我混不下去了，就卖凉茶去，后来我还想着让我妹在老家菜市场卖这种凉茶。

为什么非要把中药叫成凉茶？我觉得还是人们不想犯忌讳。

喝凉茶就像感觉自己不是生病了一样，只是祛祛火。

小时候，在我们老家陆河，我常听大人说，煎两帖凉水——凉水就是凉茶的意思。这时候人们用凉水来代指药，煎两帖凉水是抓两剂中药的意思。

用凉水代指中药，就是有忌讳的意思在，不愿意承认自己生病了，只是有点不舒服，喝点茶就好了。

我以前在广州上班的时候，常听本地人说，执两剂茶——这个茶，也指凉茶，但是这时候，其实也是代指药。

有时候街上碰上老患者，他们也会问："范医生，你今日睇左几个症（你今天看了几个患者）？"

睇症，看症，即看病。连病都不愿意讲，只讲症。

这样来看，把中药叫成凉茶也情有可原。

但本篇中所讲的凉茶，是真的凉茶饮料，作为一个广东人，根本就不可能离开凉茶。

小学、初中是我妈给我煲“凉水”喝。

我到了高中住校，学校的小卖部里有个大热水桶，拧开水龙头，出来的就是“廿四味[①]”，一杯五毛钱。

我上了大学，到了广州，凉茶铺子更是到处都是，连邓铁涛前辈的名头都被用来卖“邓老凉茶”，所以有人打趣说，广东人家里有两个水龙头，一个水龙头流的是凉茶，一个水龙头流的是老火靓汤。

下面讲讲现代的一些凉茶。

原卫生部公布《关于进一步规范保健食品原料管理的通知》，对药食同源食品、可用于保健食品的物品和保健食品禁用物品作出具体规定。

以下为药食同源物品名单：

丁香、八角、茴香、刀豆、小茴香、小蓟、山药、山楂、马齿苋、乌梢蛇、乌梅、木瓜、火麻仁、玳玳花、玉竹、甘草、白芷、白果、白扁豆、白扁豆花、龙眼肉（桂圆）、决明子、百合、肉豆蔻、肉桂、余甘子、佛手、杏仁、沙棘、芡实、花椒、红小豆、阿胶、鸡内金、麦芽、昆布、枣（大枣、黑枣、酸枣）、罗汉果、郁李仁、金银花、青果、鱼腥草、姜（生姜、干姜）、枳子、枸杞子、栀子、砂仁、胖大海、茯苓、香橼、香薷、桃仁、桑叶、桑葚、橘红、桔梗、益智仁、荷叶、莱菔子、

---

① 廿四味：广东人常饮的凉茶之一，适合男女老少四季饮用，饮用时加糖或加盐均可，或煎后冷藏作清凉饮料，味苦性寒凉，浓淡随意，以清热毒为主要功效。含24种药材：冬桑叶、银花藤、鬼针草、鱼腥草、土牛膝、枇杷叶、五指柑（牡荆叶）、路边菊、白纸扇、金沙藤、鸭脚木、田基黄、布渣叶、三丫苦、金钱草、淡竹叶、油柑、岗梅根、黄牛茶、木患片、山芝麻、葫芦茶、蒲公英、火炭母。

莲子、高良姜、淡竹叶、淡豆豉、菊花、菊苣、黄芥子、黄精、紫苏、紫苏籽、葛根、黑芝麻、黑胡椒、槐米、槐花、蒲公英、蜂蜜、榧子、酸枣仁、鲜白茅根、鲜芦根、蝮蛇、橘皮、薄荷、薏苡仁、薤白、覆盆子、藿香。（以上为2012年公示的86种）

公告明确为普通食品的名单：

白毛银露梅、黄明胶、海藻糖、五指毛桃、中链甘油三酯、牛蒡根、低聚果糖、沙棘叶、天贝、冬青科苦丁茶、梨果仙人掌、玉米须、抗性糊精、平卧菊三七（Gynura Procumbens (Lour.)Merr）、大麦苗（Barley Leaves）、养殖梅花鹿其他副产品(除鹿茸、鹿角、鹿胎、鹿骨外)、木犀科粗壮女贞苦丁茶、水苏糖、玫瑰花（重瓣红玫瑰 Rose rugosacv. Plena）、凉粉草（仙草 Mesona chinensis Benth.）、酸角、针叶樱桃果、菜花粉、玉米花粉、松花粉、向日葵花粉、紫云英花粉、荞麦花粉、芝麻花粉、高梁花粉、魔芋、钝顶螺旋藻、极大螺旋藻、刺梨、玫瑰茄、蚕蛹、耳叶牛皮消。

也就是说，我只能在上面这些药食同源物的物品或普通食品中去组方，去拟方，来达到我做凉茶的目的，这真是螺蛳壳里做道场。

关于药食同源，百度百科论述如下：

“药食同源”指许多食物即药物，它们之间并无绝对的分界线，古代医学家将中药的“四性”“五味”理论运用到食物之中，认为每种食物也具有“四性”“五味”。“药食同源”是说中药与食物是同时起源的。

在广东的很多超市，就有专门的煲汤料或凉茶分区，里面有很多物品，如当归、北芪、枸杞、桂圆，甚至鸡骨草、牛大力、土茯苓、天山雪莲。其中有一些是当地人认为的药食同源的物品，但国家目录却没有收录。

我们只能按照国家规定来，按国家卫健委及国家市场监督管理总局发布的通知来。

在这个基础上，这些年，我总结了有十三个经验方，用以应对平常一些小毛病，其剂量均为保守小剂量，仅供参考，不过，你一定要在医生的指导下加减使用。

一、玳香苏茶

玳香苏茶方

组成：玳玳花6克，香橼3克，紫苏10克，芫荽3克，香薷6克，橘皮10克，甘草3克。

功用：理气解表。

主治：外感风寒，内有气滞，形寒身热，头痛无汗，胸脘痞闷，不思饮食，舌苔薄白。

常用于风寒感冒初起，过敏性鼻炎，急性肠胃炎。

本方均为保守小剂量，仅供参考，不过，你一定要在医生的指导下加减使用。

本方模拟外感名方香苏散而作。

将上方药材，清水稍洗一道，再加水 600 毫升，开盖大火煮沸，转小火再煮 1 分钟，熄火再焖 5 分钟，滤掉药渣倒出即可，加冰糖适量，可分出四五杯，待水变温即可饮用。不要冷服，要热服。

玳玳花：性味甘、微苦、平，归肝、胃经。能理气宽胸、开胃止呕。主治胸脘痞闷、不思饮食、恶心呕吐、胃痛、腹痛。

香橼：辛、苦、酸、温，归肝、肺、脾经。能理气降逆、宽胸化痰。主治胸腹满闷，胁肋胀痛，咳嗽痰多。

紫苏：辛，微温，无毒，归脾经、肺经。能发汗解表，行气宽中，解鱼蟹毒，安胎。主治风寒感冒，胸腹胀满呕吐，妊娠呕吐，胎动不安，鱼蟹中毒。

橘皮：辛、苦、温，归脾经、肺经。能理气健脾、燥湿化痰。主治脾胃气滞、脘腹胀满、痰湿壅滞、咳嗽气滞。

甘草：甘、平，归心、肺、脾、胃经。能益气补中、清热解毒、祛痰止咳、缓急止痛、调和药性。作用广泛，用于心气不足、痰多咳嗽、脘腹及四肢挛急作痛、热毒及药食中毒、缓和药性。

我平时主要把玳香苏茶用于风寒感冒初起、喷嚏、鼻塞、流清涕，或用于感受寒湿导致的气滞、胸闷、肠胃不适、腹泻腹痛（常见海鲜鱼蟹过敏，吃水果冷饮后腹痛腹泻，妇女经期感寒气滞痛经）。

经期月经增多可停用。

明明怕冷鼻腔却呼气灼热的可搭配葆通茶方；感冒体力不支的可搭配培土茶方；咳白痰可搭配芥子茶方；寒包火的咽痛可搭配青果膏方、甘消茶方。

二、芥子茶

芥子茶方

组成：五指毛桃6克，山药6克，白扁豆6克，茯苓6克，橘皮6克，甘草3克，杏仁6克，苏子6克，黄芥子6克，莱菔子6克，桔梗6克。

功用：益气健脾，燥湿化痰。

主治：脾胃气虚兼痰湿证。可用于食少便溏，胸脘痞闷，呕逆等。常用于慢性支气管炎咯浓白痰。

本方均为保守小剂量，仅供参考，不过，你一定要在医生的指导下加减使用。

一般风寒感冒后，烧退了，可能还残留了一点上焦的湿气与寒气，就会流鼻涕，也有不流的，往往会转为咳嗽。因为一开始风寒是袭表的，肺主皮毛主表，所以肺气是受阻的，肺气一旦受阻，就会引起肺中津液的停聚，津液害化就变成了痰，肺为了排痰，就要咳嗽。

体虚之人，肺气力量不够去排痰，就会咳很久。

能不能自己好？能的，但要静养。

养什么？

养气。

养足了气，肺就有力排痰了，排完了痰，就不咳嗽了。要养气，就要休息好，你不能一边咳嗽，一边上课、上班、剧烈运动、过度房事或暴饮暴食，这样无助于养气恢复身体。

那怎么办？

你是压制肺的排痰运动，还是用强力止咳药？

我是不同意以上治法的，压住了咳嗽不等于消灭了痰。我的理念是帮助排痰。

那怎么做？健脾，通过补脾气来补肺气，培土生金。

肺有力气排痰了，但是痰不够润滑，比较黏，抓着气管不松手，你再怎么排它，它也不走。

所以，要用一点化痰药，稀释一下。这样一来，我就拟了个方子，叫芥子茶方，煮法和玳香苏茶的一样。

此方有两组方向。

前面一组有五指毛桃、山药、白扁豆、茯苓、橘皮、甘草，这是异功散的变方，全方以健脾补气为主。

后面一组有紫苏子、莱菔子、黄芥子，是模拟三子养亲汤，它的化寒痰力量强，再加桔梗以排痰。

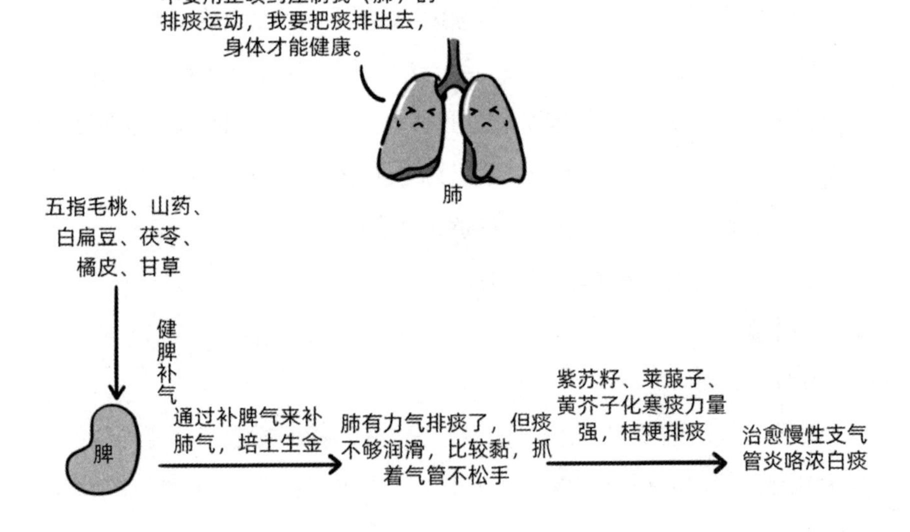

理法方药是一气贯之[①]。

① 一气贯之，理、法、方、法四个步骤没有相左，是统一的。

临床上，我常把芥子茶用于风寒咳嗽，脾虚咳嗽，咳时出冷汗、乏力，有稍黏白痰，或白黏鼻涕堵鼻子（咳黄绿痰者不适宜用本方，可用毓臻芦根茶方）。

本方适用于寒咳，尤其是老年妇人背寒、怕冷之咳吐白痰；若是气道高敏反应，见冷风咳嗽，不能平躺，躺下即咳，或咳至吐蛋清样痰液，可配合服用小青龙合剂 20~30 毫升。长期气虚久咳，搭配培土茶方共服 1~2 个月，有较好疗效。对于气虚鼻塞白涕，搭配培土茶方亦佳。

三、葆通茶

葆通茶方

组成：山楂 10 克，麦芽 10 克，木瓜 3 克，玳玳花 3 克，鸡内金 10 克，沙棘 10 克，莱菔子 30 克，橘皮 10 克，茯苓 10 克，紫苏子 10 克，淡竹叶 3 克，栀子 6 克，蒲公英 6 克。

功效：消食，导滞，和胃。

主治：食积停滞，脘腹胀满，嗳腐吞酸，不欲饮食。

常用于胃纳不开，大便干燥，以及由食积引起的发热、咳嗽、呕吐、眼屎多、腹痛、入睡困难、烦躁易怒、部分湿疹、吐奶等。

本方均为保守小剂量，仅供参考，不过，你一定要在医生的指导下加减使用。

这个方子是我在保和丸的理念下拓展的。

选用的均是药食同源之品。

原方有神曲，口感较差，我去掉了，加了鸡内金，这样不会减弱本方消食的力量。

原方有半夏，很多妈妈担心半夏的毒性，其实这个没必要，不过我还是换掉了，换成了更安全的紫苏子，这是借鉴了一位老前辈的经验。

我本人治妊娠风寒感冒初起咽痒咳嗽时，也常用紫苏子代替法半夏，效果可靠。

原方透热药有连翘，我换成玳玳花，玳玳花透肝热、栀子透心热、蒲公英透胃热，所以针对的症状更广。

沙棘一药，开胃力非常强，市场有用这个药做的果汁，很受欢迎。

临床上我用此方消食化痰透热，主治胃纳不开、大便干燥、食积（孕妇谨慎服用，有山楂恐引起宫缩）及由食积引起的发热、咳嗽、呕吐、眼屎多、腹痛、入睡困难、烦躁易怒、部分湿疹、吐奶等。

体虚者可搭配培土茶方或桃嫲膏方。如服用本茶后无力排便，可服苁蓉通便口服液。外有风热之邪侵袭人体，内有食积化热，引起发热并咽红肿痛，可搭配小柴胡颗粒或甘消茶方使用。

四、培土茶

培土茶方

组成：五指毛桃10克，山药15克，白扁豆10克，茯苓10克，芡实10克，莲子10克，黄精10克，橘皮6克，甘草3克。

功效：健脾益气。

主治：脾虚津亏。

本方均为保守小剂量，仅供参考，不过，你一定要在医生的指导下加减使用。

最适合用于慢性的腹泻、脾虚不运的便秘、妇女的带下、脚肿，还有因为湿困导致的多尿、腰膝酸痛、咳嗽等病症。

此方我用来健脾胃、滋脾阴、补脾气，属气阴两补，改善大便稀或前干后稀的症状，初服可导致大便干结，再坚持一段时间或搭配大口七膏方，可令大便成形顺畅。

可用于小孩经常喊累，偏瘦小；可提升语言表达能力；治脾虚的盗汗、冷汗及淡汗；可治土虚木摇之肢体抽动；可治清水白带。

本方尤其适合参加学校各种运动课后疲劳的学生，有助于恢复体力。若服用此方出现鼻衄，可改用大口七膏方，或加服甘消茶。

这里我要再讲一下脾阴不足与胃阴不足的细微区别，脾主运化，所以脾阴不足，会出现能吃却不能化的情况，吃进去了，不运化不排空，有胃胀感、呆滞感，口比较淡。由于是阴虚，大便会干，但多半是前头比较干，大便尾比较稀散或夹水样便，大便遇水容易散开，人也容易疲劳，尤其是拉完大便后，人很虚弱。

胃主受纳，所以胃阴不足，相对火旺，很饥饿，但不能受纳，就是不接纳食物，吃进去会吐出来，或有恶心感。由于是阴虚，会口干微苦，也口臭，大便干燥如羊粪，常有肛裂。

1.因为脾主运化，脾阴不足，则会导致脾运化失常，就是脾不能正常的运化食物，食物就停在那里了，胃就有胀感、呆滞感。

2.口比较淡。

3.大便会干，但多半是前头比较干，大便尾比较稀散或夹水样便，大便遇水容易散开。

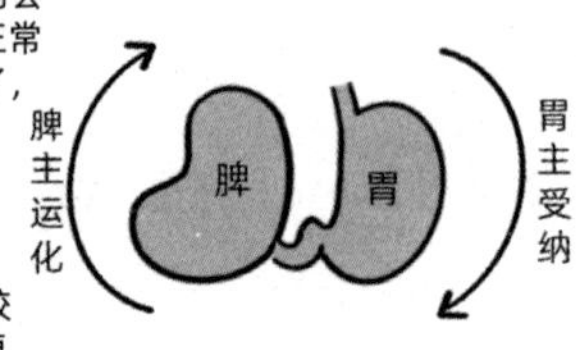

1.因为胃阴不足，所以胃相对的火旺（阴虚火旺），胃有很强的饥饿感；因为胃阴不足，所以胃的受纳功能受限，它不能够接纳，所以它会吐，恶心，结果就是肚子很饿，又恶心，又想吐——有时候会真地吐出来。

2.会口感微苦，也口臭。

3.大便干燥如羊粪，常有肛裂。

五、毓臻静夜司茶

毓臻静夜司茶方

组成：小麦15克，甘草6克，红枣10克，栀子3克，淡豆豉3克，桑叶6克，牡蛎10克，山药6克，芡实6克，莲子6克，酸枣仁6克，麦芽6克。

功效：透热宁心，平肝熄风，健脾御风。

主治：虚烦。

本方均为保守小剂量，仅供参考，不过，你一定要在医生的指导下加减使用。

烦由火字和页字组成。

页是首的意思，就是头部。

合起来就是脑袋有火，有火就会烦。

从我们大人的角度来表达，就会说：“我烦得很，你别惹我，别跟我说话，离我远点。”额头上写着“生人勿近”。

就是说他处于一种烦躁的状态，不需要人刺激，就已经很烦躁的状态。发生事件之前就开始烦躁，是一种持续的状态。

我们是什么时候体会到的这种无名之火呢——在春夏之交，下午很闷热且湿哒哒的时候，午睡，你盖被子很热，你不盖被子也很热，就躺在床上，你就觉得那个褥子就很热很闷，气透不出去。你要是趴着睡或抱着枕头睡的时候，你会热得心慌，睡醒的时候心脏突突地跳，之所以心慌，就是因为这个热干扰到心神，俗称“起床气”。

人就是被这个热干扰得很烦躁，这个热没在睡觉时入阴（阳入于阴才能睡得好），静能养阴，睡是静，就能养阴，他静不下来，阴就养不起来。

那他的阳就相对旺盛，这个浮在上面的浮阳，就会让人觉得很烦躁。

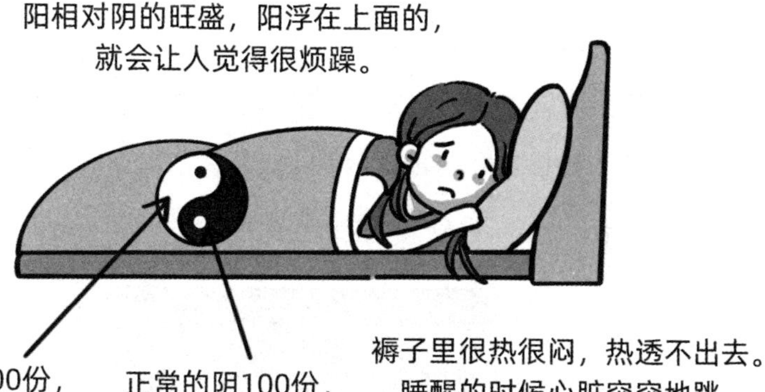
阳相对阴的旺盛，阳浮在上面的，
就会让人觉得很烦躁。
正常的阳100份，
患者大于100份阳。
正常的阴100份，
患者小于100份阴。
褥子里很热很闷，热透不出去。
睡醒的时候心脏突突地跳，
这个慌是因为热干扰到心神。

大人有语言能力，他就可以说：“你别惹我，很烦，别过来。”

可是小孩子不会说，他只会“婴语”，没有办法宣泄，他只能用哭来表达这种烦躁的情绪。

你哄是没有用的，你哄他，他也烦，因为他的热根本就没有办法潜到阴里去。

所以你哄与不哄，他都是处于烦的状态。

他必须要把这个热哭出去了，才会觉得舒服。

就是说他可以哭一两个小时，哭完了就暂时好了。

如果他只哭一次就好了，可是如果他天天凌晨哭的话，大人是受不了的，因为你早上得起来上班呢。晚上没睡好，你哪有精神上班啊？

所以孩子半夜哭也造成了大人的苦恼。

其实小孩哭，他自己也挺不舒服的，哭久了嗓子也疼。

他烦，可是他说不出来，他难以表达，一两岁的孩子很多都这样。

他这个烦，大人想着安慰一下，一抱他又热，他就往外推，不要人抱。

可是你要走开的话，他又不让你走，走就哭得更凶。

靠近他也不让你靠近，走开也不让走开，简直是被他精神虐待。

那小孩子哪来的热呢？来源之一是他没睡好导致的起床气，而且有热本身就影响睡眠，这是一种恶性循环。

他的热来源之二是感冒发烧，虽然烧退了，但是还有余热未尽，这个余热停留在心包之间，它是无形之热，会让人觉得很烦躁，比如某次我儿子感冒好了后，连续两个晚上就这样哭。

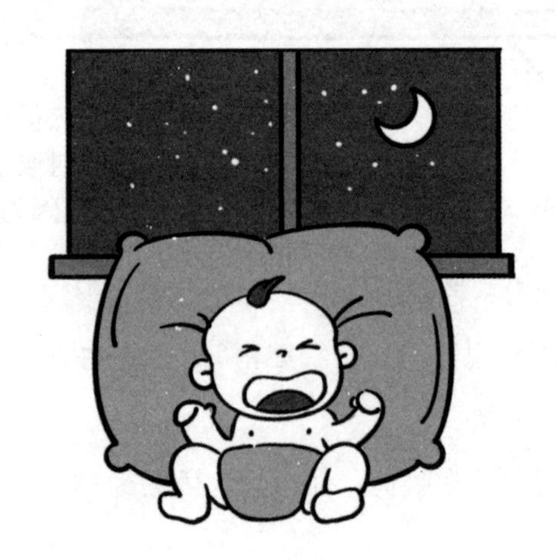

婴儿夜啼，要考虑婴儿身上的两种热，
一种热是婴儿感冒发烧后，虽然烧退了，
但是余热未尽，停留在心包之间；二是食积造成的郁热，
以及衣着、被窝不透气太热造成的热扰心神。

以前我女儿六六也有过这种情况，感冒发烧之后特别黏人，又特别烦躁，特别容易哭，晚上睡不好，半夜醒来哭得不行，哄也哄不好。后来我在医馆做了颗粒剂——夜啼散，专治这种无形的烦热。

六六当时只要连续三天出现哭闹后，我就喂夜啼散，喂了之后就好了。

某次我带儿子睡觉（当时妻子在娘家），我表妹在隔壁房间陪我女儿，她听到我儿子哭，还以为我把儿子一个人留在房间。儿子哭了一个多小时，我是怎么也哄不了。

白天醒来后，我给他的奶粉里兑了大半包静夜司固体饮料，当天午睡就直接睡了三个小时，醒来刚好妻子就回到家了。当晚又连续睡了十二个小时，不吵不闹了。

毓臻静夜司（以下简称“静夜司”）茶方特别好用，我当时都感谢我自己，感谢自己拟出这个处方来，要不然太折腾人了。

可能有些人要问，这个静夜司茶方和青果膏方有什么不同？

静夜司的证眼是烦，青果膏的证眼是易怒。

烦是事前就烦，不需要外人或事件的刺激。

易怒就事后才怒，要有他人或事件的引发。

一个是燃放的烟花，是持续的状态。

一个是将要被点燃引子的炸药包，是突发的爆炸。

打个不太恰当的比喻：一个是神经病一样；一个是吉娃娃一样。

静夜司除烦，青果膏息怒。

你能理解为什么这方叫静夜司吧？司是主管、操作的意思，让夜晚安静一点。

在临床上，我常把静夜司用于神经官能症、失眠、更年期综合征、焦虑、心慌心律失常、肝阳内迫之月经过多、小儿夜啼、盗汗、尿床、烦躁多动、青少年情绪低落或烦躁易怒等症状。

本方偏清心清肝，适用于实热证型的心烦，有热证时服用更佳。若是服后反而加重出汗，那就是不对症，不应服用此方。

如果有心之实证又有脾气不固则搭配桃嬿膏方或培土茶方更好。

有些小朋友感冒后，很容易出现心烦哭闹，多半是还有余热。无形的余热，停留在心经或心包经，这时候用“静夜司”，效果就非常好。

六、椒梅茶

椒梅茶方

组成：南瓜子30克，香榧子30克，乌梅15克，花椒3克，苏子6克，茯苓10克，橘皮10克，玳玳花6克，干姜3克，肉桂3克，丁香3克，小茴香3克，肉豆蔻6克，刀豆6克，蒲公英15克。

功效：暖肝温脏，杀虫止利。

主治：厥阴虚寒之手足冰凉，肝气犯胃之胃胀打嗝，腹泻，慢性胃炎，绦虫病，血吸虫病，钩虫病，蛔虫病。

本方均为保守小剂量，仅供参考，一定要在医生的指导下加减使用。

本方模拟乌梅丸，其中南瓜子可用于绦虫病、血吸虫病；香榧子可用于钩虫病、蛔虫病、绦虫病，虫积腹痛，小儿疳积，肺燥咳嗽，大便秘结。但这不是主要功效，主要功效在于应用在肝气犯胃之胃胀、打嗝、嗳气上。

木乘土的主要原理是肝的经络挟胃贯膈，结构决定功能，它的经络所在位置决定了它会干扰到谁，这是肝乘胃的病理基础，不论肝是寒还是热，都会沿着经络去干扰胃。了解肝乘土的机理之后，就知道修复脾胃可以在疏肝之后进行，后期可加培土茶方健脾。胃寒胀痛打嗝，服用后上火的，可搭配葆通茶方。

本方治的是肝寒乘胃，而青果膏治的是肝热乘胃，两个都治打嗝，但有本质的区别。

七、甘消茶

甘消茶方

组成：桑叶 6 克，淡竹叶 6 克，淡豆豉 6 克，藿香 6 克，白扁豆 6 克，香薷 6 克，金银花 6 克，薄荷 6 克，葛根 10 克，蒲公英 10 克，马齿苋 10 克，赤小豆 10 克，薏米 10 克，绿豆 10 克，黑豆 10 克，白茅根 10 克，芦根 10 克，青果 6 克，余甘子 6 克，白 3 克，麦芽 10 克，沙棘 10 克，鸡内金 10 克。

功效：利湿化浊，清热解毒。

主治：湿温时疫，邪在气分，湿热并重证。证见发热倦怠，胸闷腹胀，肢酸咽痛，身目发黄，颐肿口渴，小便短赤，泄泻淋浊，舌苔白或厚腻或干黄，脉濡数或滑数。

本方均为保守小剂量，仅供参考，不过，你一定要在医生的指导下加减使用。

本方是我在研究甘露消毒丹近十年之后，在这个思路的基础上，模拟它的原理，从药食同源的物品中精选出的成分，经应用近三年，效果可靠。

本方可解阳明经气分之湿热毒，治暑天阳明高热。常用于咽痛（急性扁桃体炎、咽炎），热毒烂喉，阳明经湿热之鼻塞、浓涕，打鼾，痧症，口腔溃疡，眼眵糊眼，大便酸臭，肛裂便血，流鼻血。

本方亦可治疱疹性咽峡炎、手足口病初起，也治口臭、口腔溃疡。若是热毒太盛，大便不通，再搭配葆通茶方更好，甚至再加抗病毒口服液。待热退后，舌苔退净，再服培土茶方或大口七膏方或毓臻多汁茶方调理脾胃。

湿热重者，服本茶方，常会出现湿退热出之反应，类似上火，有人发红丘疹、有人发荨麻疹、有人发热可至 40℃、有人全身皮肤像蜕皮、有人腹痛拉黑水酸臭水，种种反应不一，但不一定每个人都会有这些反应。如果反应过重，停用即可。

八、毓臻芦根茶

毓臻芦根茶方

组成：百合 10 克，玉竹 10 克，鲜芦根 15 克，荸荠 10 克，桃仁 6 克，薏米 15 克，桔梗 10 克，苦杏仁 6 克，甘草 3 克，罗汉果 6 克，鱼腥草 10 克，海蜇 6 克。

功效：清热化痰。

主治：主要针对风热湿热感冒退热后的咳黄痰，轻症的肺炎、急性支气管炎，或单纯咳浓稠黄痰，也治热症的咽痛。

本方均为保守小剂量，仅供参考，不过，你一定要在医生的指导下加减使用。

本方由千金苇茎汤减冬瓜子，合雪羹汤，合甘草桔梗汤，再加罗汉果和鱼腥草而成，主要针对风热湿热感冒后的咳黄痰，或针对没有感冒仅咳浓稠黄色的痰，也治热症的咽痛。

跟芥子茶方化寒痰白痰对比，一寒一热相呼应。

千金苇茎汤具有清脏腑热、清肺化痰、逐瘀排脓之功效。主治肺痈，热毒壅滞，痰瘀互结证。身有微热，咳嗽痰多，甚则咳吐腥臭脓血，胸中隐隐作痛，舌红苔黄腻，脉滑数。

临床常用于治疗肺脓肿、大叶性肺炎、支气管炎等肺热痰瘀互结者。

千金苇茎汤方由苇茎（现代多用芦根代）、桃仁、薏米、冬瓜子组成，我在方中去掉了冬瓜子，由雪羹汤替代。

雪羹汤由马蹄果和海蜇组成。

王晋三在《绛雪园古方选注》里论述道：

羹，食物之味调和也；雪，喻其淡而无奇。海蜇味咸，荸荠味甘酸咸，皆性寒而质滑，有清凉内沁之妙。凡肝经热厥，少腹攻冲作痛，诸药不效者，用此泻热止痛，捷如影响。

王孟英在《归砚录》中对雪羹汤有详细的论述：

海蜇，妙药也。宣气化瘀，消痰行食，而不伤正气。以经盐、矾所制，入煎剂虽须漂净，而软坚开结之勋则固在也。故哮喘、胸痞、腹痛、癥瘕、胀满、便秘、滞下、疝、疸等病，皆可量用。虽宜下之证而体质柔脆，不能率投硝、黄者，余既重用，而随机佐以枳、朴之类，无不默收敏效。而晋三先生但言协地栗以清肝热，岂足以尽其能哉！

雪羹汤一清肺经热痰，二化中焦伏痰，三消积聚顽痰，四降厥阴风痰，所以这个方子有很强的化痰能力。

像风热外感，或湿热外感，用甘消茶方、葆通茶方退热后，有后遗咳黄痰，可以用芦根茶方，甚至轻症的肺炎、急性支气管炎，也可以用。

这里稍提两句，有些人以为中医说的 ×× 汤，就真的是喝菜汤，于是回去买了海蜇和马蹄果炖汤了，结果喝了要吐。说这么难喝的东西，你范医生忽悠人。

在这我说一声抱歉，中医讲的汤，是指汤剂，单指中药煎煮的药汁，不是你理解的广东人煲的老火靓汤。

九、毓臻多汁茶

毓臻多汁茶方

组成：百合 10 克，玉竹 10 克，莲子 10 克，白扁豆 10 克，马蹄汁 10 克，梨汁 10 克，西瓜汁 10 克，甘蔗汁 10 克，莲藕汁 10 克，青果 6 克，余甘 6 克，桑叶 3 克，甘草 2 克，芦根 10 克，茅根 10 克。

功效：养胃阴。

主治：主要用于热病后伤阴，退烧后口干舌燥、大便干燥，或胃中有火导致胃口异常旺盛等。

本方均为保守小剂量，仅供参考，一定要在医生的指导下加减使用。

组方思路源自五汁饮[①]。

不过，我都用成了多种甘寒的果汁——马蹄果汁、梨汁、西瓜汁、甘蔗汁、莲藕汁，但是你别误会，我专门找人制成固体饮料后，就没有果汁味了。

夏天用甘寒养阴之药，你看我们常用有芦根、白茅根再加上青果、余甘，这些味酸又回甘的果子，很解渴了，又加上再润一点的百合、玉竹，润肺也润胃。这么多甘寒药，还是怕胃转不动了，加点莲子、白扁豆健胃渗湿，于是这个多汁茶就成了。

我临床主要用于热病后伤阴，退烧后口干舌燥、大便干燥，或胃中有火导致胃口异常旺盛等症状。

平素胃寒，吃凉胃痛的不适用，可改用椒梅茶方。跟大口七膏方相比，滋阴比较迅速，因为大多是果汁。如果说毓臻多汁茶方是河水，那大口七膏就是细流。多汁用的是急于一时，大口七是细水长流。平时若是吃了一些偏咸偏辣的食物，如饺子、螺蛳粉、火锅、烧烤等引起的口干，冲一两袋毓臻多汁茶，可解渴；再者，北方供暖后的口干舌燥，也可以喝这个解渴。

---

① 五汁饮，是出自《温病条辨》的名方，由梨、鲜藕、鲜芦根、鲜麦冬、荸荠五种组成。方中梨可清肺热；藕具有清热润肺、凉血行瘀的功效；鲜芦根可清热生津、除烦；麦冬可润肺养阴、清心除烦、生津；荸荠具有清热化痰、消积利湿的作用。合而用之，可清肺热、养阴生津，尤其适合于肺热津伤、咳嗽黄痰、皮肤干燥、咽干口渴者。

十、大口七膏

大口七膏方

组成：山药10克，莲子10克，小米10克，玉竹20克，山楂10克，麦芽10克，鸡内金10克，莱菔子6克，陈皮6克。

功效：开胃增纳。

主治：本方健脾开胃，可用于人偏瘦小，胃口不好，怎么吃都不长肉；可治胃阴不足，舌苔花剥或有裂纹、容易口渴，半夜喉咙干、睡不着、盗汗；可治胃口过旺且大便干结不畅、皮肤干燥。

本方均为保守小剂量，仅供参考，不过，你一定要在医生的指导下加减使用。

方中的玉竹润胃，胃阴不足，可以出现非常多的症状，主要指征是花剥苔地图舌和裂纹舌。

因为胃阴不足，所以胃相对的火旺（阴虚火旺），胃有很强的饥饿感；因为胃阴不足，所以胃的受纳功能受限，它不能够接纳，所以它会吐，恶心，结果就是肚子很饿，又恶心，又想吐——有时候会真的吐出来。

胃阴：胃阳你是100份，是正常的量，而我不足100份，
我相对你量少，这样就会导致胃阴虚火旺。

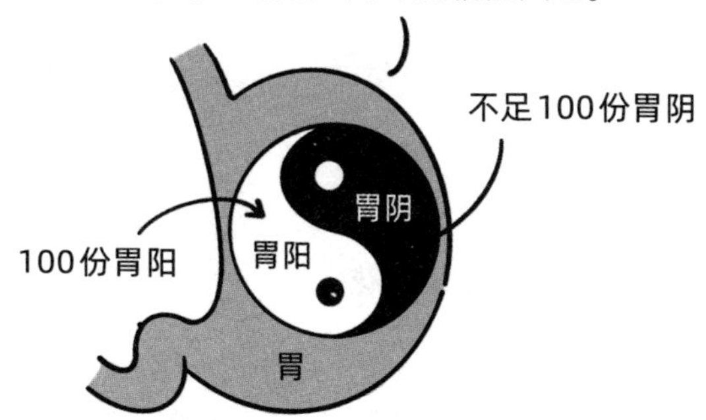

胃：因为胃阴不足，所以我（胃）相对的火旺（阴虚火旺），我（胃）有很强的饥饿感；因为胃阴不足，所以我（胃）的受纳功能受限，我（胃）不能够接纳，所以会吐，恶心。结果就是肚子很饿，又恶心，又想吐（有时候会真吐出来）。

十一、毓臻桃嬿膏

毓臻桃嬿膏方

组成：五指毛桃10克，阿胶6克，桃仁3克，玫瑰花3克，人参10克，茯苓10克，白扁豆10克，甘草6克，酸枣仁15克，龙眼肉15克，佛手10克，香橼10克，薤白6克，昆布10克，桑椹子10克，枸杞子10克，山药10克，沙棘6克。

功效：益气补血，健脾养心。

主治：心脾气血两虚证。

常用于黄褐斑、血虚掉发、入睡困难、多梦易醒、醒后再难入睡或凌晨早醒、健忘、头晕、半夜手麻、手脚冰凉、月经量

少、气短、精力不足。

本方均为保守小剂量，仅供参考，不过，你一定要在医生的指导下加减使用。

解析：

五指毛桃、阿胶、桃仁、玫瑰花

五指毛桃补气，不用多说了。

阿胶补血，可是人们怕阿胶吃了滋腻上火，但对血亏厉害的人来说，不吃不行啊！于是我加了一点点桃仁，因为桃仁活血，可以解阿胶的滞性，两者合在一起，就能活血补血。我怕桃仁的行气力不足，又稍加了一点玫瑰花，这样一来，三个药就达到了一点点微妙的平衡了。桃仁与玫瑰花，合在一起用，对于下焦的瘀血有一定的作用，特别是桃仁——用于治子宫肌瘤的桂枝茯苓丸，里面就含有桃仁。所以，对于血虚型的月经量少，在阿胶的作用下是可以改善的；经行不畅，月经要来不来，小腹坠胀，里面有桃仁、玫瑰花行气活血，就可以把瘀血排掉；再有五指毛桃及人参扶正，活血不伤人。

总体来讲，五指毛桃有“南芪”之称，可补气，阿胶、桃仁、玫瑰花养血活血。一边补气一边补血，在五指毛桃补气的促进下，生血的速度会加快。气血一足，面色就红润了。本身玫瑰花常用于淡化黄褐斑，合在本方中，效果将更佳。

人参、茯苓、白扁豆、甘草

大家在背四君汤头歌时，有一句“参苓术草”，即人参、茯苓、白术和甘草。我把白术去掉，换成白扁豆，这是我在《岳美中医话集》里学来的经验，用白扁豆健脾化湿，更平和一点，白术要比白扁豆燥。这四味药，就是四君子汤变方，有很好的补气缓解疲劳的作用，对于早晨一觉醒来疲劳仍不能缓解的上班族，或白天经常无精打采的人来说，其实是一剂良药。少气懒言、胸闷气短（气虚型）、上楼梯就要喘气的人，服用后将很快得到缓解。

酸枣仁 、龙眼肉

酸枣仁补肝养心，龙眼肉补心养脾，我个人经验认为两药都带补性，都能补血，都能安神。酸枣仁可敛肝魂，特别适合改善睡眠浅易醒、多梦，并且凌晨四五六点就醒的情况。龙眼肉养心血，心主神，心血不足神则不藏，神不藏则入睡困难。所以两味药合一起，可以改善入睡困难、睡眠浅易醒、醒后再难入睡、多梦、早醒的情况。一个人，如果睡得好，那么脸上就不容易长斑。一个人，如果睡得好，那么他的精力也将得到很好的恢复。

佛手、香橼、薤白、昆布

如果补多了会不会堵上了？或者本身有痰湿堵着的，会不会用不了这个方子？我也想到了，人都是虚实夹杂的多，有气郁、有痰湿，这都会堵着补的路。我选了两个行气而不燥的药即佛手、香橼，佛手与香橼还能化痰湿，这两味药，我临床上用得非常频繁，行气不伤人。薤白理气、宽胸、通阳、散结，我常用于痰湿型心绞痛。门诊上很多白领，饮食不讲究，外面吃饭喝酒多，形成痰湿堵在心脉，就会胸口痛。我就喜欢用瓜蒌、薤白来通心脉，化心脉中的痰结，预防猝死。昆布消痰软坚散结、利水消肿。昆布、海藻常用于软化颈项的痰核，而甲状腺结节就在颈部。现在都市人中，甲状腺结节的发病率其实很高，据说人群中发病率已经达到 18.6%，将近五分之一，五个同事中，可能有一个人有。我的感觉是，甲状腺结节还跟压力相关，就我门诊的情况看，教师、IT、金融、律师这几个职业（行业）得甲状腺结节的人特别多。四个药合在一种，可行气化痰、可散结，非常适合上班族。

桑椹子、枸杞子 、山药

桑椹子、枸杞子、山药三味药再补补肾，加强一下精力。

沙棘

沙棘有消食作用，用在本方中，主要用于防止过于滋腻，这与我的用方习惯有关，总想着尽量让处方显得平衡一点。

综上所述，我临床常用于血虚及由于血虚出现的一系列相关症状：**黄褐斑**（尤其是产后），**掉发**（尤其是产后洗头的时候，一把一把地掉头发，发为血之余，血虚发根失养，发根不固而脱落。本方补血，血足而发根固），**入睡困难**（心血不足则不藏神，神在外则难入睡），**多梦易醒**（肝血不足则不藏魂，魂在飞扬），**醒后再难入睡或凌晨早醒**（都是血不足，不能潜藏），**健忘、头晕**（血虚不养神明之府），**睡到半夜手麻**（这是最常见的血亏，不要以为是普通的痹证去疏通，越通越麻，这个是要养，尤其是养血），**手脚冰凉**（血虚生寒），**月经量少**（血海空虚），**气短、精力不足、没有精神带孩子，或带孩子后更累**（气血两亏），以上这些症状，血虚的人常见。

只要符合上述血虚表现，本方无论男女皆可用，但是这款膏方，因含人参，孕妇、哺乳期及 14 岁以下人士，按规定不可服用。

十二、毓臻青果膏

毓臻青果膏方

组成：玫瑰花6克，玳玳花6克，桑叶10克，菊花6克，余甘子10克，青果10克，牡蛎10克，芝麻10克，枸杞子10克，桑椹子10克，酸枣仁10克，木瓜10克，百合10克，麦芽10克，黑豆10克，鸡内金10克。

功效：疏肝理气、柔肝熄风、滋肝补肾。

主治：肝气郁结、肝阳化风。常用于易怒、眩晕、自汗、经前乳房胀痛、胃胀打嗝、醉酒、外感初起咽痛、心慌。

本方均为保守小剂量，仅供参考，一定要在医生的指导下加减使用。

解析：

青果、余甘子

青果（橄榄），在平肝方面有着独到的功效，最关键它是食材，水果类。

王孟英在《青龙白虎汤》里说，橄榄色青，清足厥阴内寄之火风，而靖其上腾之焰，并在《随息居饮食谱》里说可凉胆息惊。能清足厥阴肝经的风火，那就能息雷霆之怒。

一般本草类书籍不说橄榄能平肝，但临床家却在临床中认识到可以平肝。

青橄榄，味甘、涩，性寒，归肺、胃经。可以清肺利咽，生津止渴，解毒。

主治咳嗽痰血，咽喉肿痛，暑热烦渴，醉酒，鱼蟹中毒。

《开宝本草》:“主消酒。”

《本经逢原》:“醉饱后及寒痰结嗽宜之。”

《医林纂要》:“酒辛助肝怒，灼肺金，故青果之甘酸能解之。”

从以上推断，酒入肝经，青果（橄榄）能解酒，即亦可入肝经，可平肝无误。

余甘子，我们广东叫油柑，云南人把这个叫滇橄榄，其实并不是橄榄，实际为余甘子。与青橄榄一样，都是能回甘的，口感有些相似，功效也相近。

余甘子，苦、甘、酸、凉，归肝、肺、脾、胃经。可清热利咽，润肺化痰，生津止渴。

主治感冒发热，咳嗽，咽痛，白喉，烦热口渴。

《中药大辞典》还认为其可以治高血压病。

《绍兴本草》:“作果实食之，以解酒毒。”

余甘子与橄榄功效相近，同样可以解酒。

两药同样可治咽痛。

相须[①]为用，可平肝，可治肝气上冲哽喉的咽中异物感（常诊为慢性咽炎或神经官能症），这个异物感可以是真的有痰，有痰的话，两味药还能化有形之痰。

玫瑰花、玳玳花、桑叶、菊花

玫瑰花、玳玳花，两花可以疏肝理气，玳玳花还能治腹胀。

桑叶、菊花，可以治风热感冒，但本质上，两药平肝的功能更强。

四药合用，更能加强平肝熄风的作用。尤其是生气后，胃中发胀顶

①相须，中医里关于中药配伍的一种称谓，叫七情：单行、相须、相使、相畏、相杀、相恶、相反。相须是其中的一情。《中药学》（第六版）教科书对相须的定义如下：即性能功效相类似的药物配合应用，可以增强原有疗效。

得慌，打嗝嗳气。

牡蛎

属介类，药用部位是其外壳，常用于潜阳。

其实用于镇肝作用比较强。

牡蛎，咸、凉，入肝、肾经。敛阴，潜阳，止汗，涩精，化痰，软坚。

治惊痫，眩晕，自汗，盗汗，遗精，淋浊，崩漏，带下，瘰疬，瘿瘤。

用于惊悸失眠，眩晕耳鸣，瘰疬痰核，癥瘕痞块，自汗盗汗，遗精崩带，胃痛泛酸。

煅牡蛎收敛固涩。用于自汗盗汗，遗精崩带，胃痛吞酸。

我常用于生气后的肝阳上亢，出现眩晕、心慌、入睡困难，或头面一阵烘热出汗。

芝麻、枸杞子、桑椹子、酸枣仁、木瓜、百合

前面用药，该清的清，该熄的熄，该镇的镇，相当于打了三巴掌了。

这时候，是该给几个甜枣补补了。

以上这六味药，我认为是可以补肝的。

芝麻可以补肾，相信大家都知道，我们客家人擂茶爱放芝麻，常有白发者饮用后转黑发的情况。

芝麻配上前面的桑叶，组成了一个方子，叫桑麻丸。

桑麻丸，又叫扶桑至宝丹、扶桑丸，源自明朝御医龚廷贤所著的《寿世保元》。

桑麻丸，滋养肝肾，祛风明目。用于肝肾不足，头晕眼花，视物不清，迎风流泪。

《寿世保元》记录：“服至半年之后，精力转生，诸病不作。久服不已，自登上寿。老人服之，步健眼明，又能消痰生津，补髓添精。”

看似平平无奇的方子，却是功效奇大。

再说枸杞，这个保温杯里的宠儿，可以补肝肾。

桑椹子，补肝肾，却平和，可以乌发。

酸枣仁与木瓜，尤其木瓜，补性并不强，可是我在临床上发现，与补肝肾药同用，可以加强作用，这个经验得自于“补肝汤”，补肝汤由四物汤加上酸枣仁、木瓜、甘草组成，对于肝血虚之失眠尤其有效。我移用于此，就是为了加强补肝安神的效果，属于佐药。

百合，并没有说补肝，可是百合可以治疗百合病（中医的一类情志病），我门诊也常用之，仍然以为可以辅佐调肝，亦属于佐药。

麦芽

虽然是消食药，却也是疏肝药，我的用药习惯仍然是怕处方碍胃，用一味可以两用的消食药，以免伤胃口。

综上所述，我常用于易怒（一点就着，尤其是辅导作业时的怒火），眩晕（一阵一阵的，感觉有气上冲），自汗（这个汗也是一阵一阵的烘热出汗），经前乳房胀痛（有时可以是刺痛，或乳头痛不可触），胃胀打嗝（尤其是生气后的胃胀），醉酒（青果、余甘子均可解酒毒，酒后头痛、打鼾，前文“酒的性情”中所涉及大部分症状，都可以用本方缓解，发冷症状除外），外感咽痛咳嗽（感冒初起的咽痛咳嗽，这个症状，只能用于初起），熬夜后的心慌咽痛。

本方总体偏寒，胃寒者慎用，或配合椒梅茶方应用。

十三、毓臻天禧膏

毓臻天禧膏方

组成：枸杞子10克，芝麻10克，桑椹子10克，覆盆子10克，人参10克，茯苓10克，山药10克，芡实15克，莲子10克，黄精10克，肉豆蔻5克，益智仁10克，鸡内金10克，核桃10克，鱼胶打粉30克，黑豆30克，麦芽10克。

功效：健脾温肾，填精固精壮髓，涩肠止泻，止带。

主治：脾肾两虚。常用于备孕提升卵巢与睾丸的功能、性欲冷淡、遗精、记忆力的减退、闭经，或肾精不固之月经点滴不尽或排卵期出血，清水白带，阴道干涩，足跟干裂。

无论男女，备孕皆可用，但是这款膏含人参，有规定孕妇、哺乳期及14岁以下人士不可用。

本方均为保守小剂量，仅供参考，一定要在医生的指导下加减使用。

解析：

本方脱胎于双补汤（由人参、山药、茯苓、莲子、芡实、补骨脂、菟丝子、五味子、覆盆子、肉苁蓉、山萸肉、巴戟天组成）。

双补汤健脾温肾，涩肠止泻。

主治脾肾阳虚，久泻久痢，神疲倦怠，不思饮食，舌苔淡白，脉沉细弱。

可是临床上用起来却发现对于备孕有着神奇的功效，你看本方，真的是没有什么霸道药，都是平平淡淡的。对于卵巢功能低下，月经推后一两个月的，我做成膏方或药丸给患者吃上半年就慢慢改善了。

2018年，山西有个小姑娘，五年月经没来，听家里阿姨推荐，来深圳租了房子，住下让我慢慢调，后来我就是以双补汤加减，配合针灸，调理三个月左右，就来了少量月经，后面就做成药丸让她回山西服用。

她这个闭经是怎么得的？就是刚上大学的时候，她节食（摄入不足导致营养不良）加锻炼。每天跑步，跑了一年，月经就没了，然后五年都没来。

透支型的运动，是有害于身体的，一定要运动强度适当。例如达到运动后微微出汗、身暖如春、神清气爽即可，而不能运动完累得几乎动不了。

总之，王道近无功，本方慢慢服用效果很好。

但本方是双补汤变方，我要另行说明一下。

人参、山药、茯苓、莲子、芡实

这五味都以脾补为主，脾旺则生气血，人参大补元气，其中莲子的生命力最强，有报道说，在雪山冰层中挖到千年前的莲子，竟然还能发芽生长。莲子、芡实都是种子，可以补肾涩精。

枸杞子、芝麻、桑椹子、覆盆子

与双补汤中补骨脂、菟丝子、五味子、覆盆子等种子类药，有三味相差，但其大体作用相似，中医讲究取类比象，以形补形，用种子类的做药，是因为种子带有生发、繁衍的信息。

肉豆蔻、益智仁、鸡内金、核桃、鱼胶

其实肉豆蔻与益智仁也是种子，都有固涩作用，可暖肾。

肾主封藏，精气不能外泄，要收涩回来。

鸡内金常用于食积不消，呕吐泻痢，小儿疳积，遗尿，遗精，石淋涩痛，胆胀胁痛。与肉豆蔻、益智仁合在一起，有很强的固涩作用。

同时涩中有通，因为鸡内金可以通淋，即肾中的湿气，可以被清出去，不会出现蛮补。

核桃也是一个补中有消的药，核桃补肾大家知道，关于核桃活血，记载的资料不多。门诊中，曾有患者跟我反馈，阅读过有关核桃活血的资料后，开始在自己常服的汤药里，自行加核桃仁，她的子宫肌瘤最后消掉了。我治肾结石也常用核桃。另外我在临床上，碰到有脑鸣的患者（脑中作响，不同于耳鸣），我在处方中加核桃仁后，就可以得到明显的缓解。

最后是花胶（鱼胶），这个药，我以前经常吐槽它。它属于滋腻药，常有小孩儿服后出现湿疹。一般这些小孩儿，都精力旺盛，肾气也足，不需要进补，服鱼胶后，开始出现湿疹，尤其是双耳根处裂开，这是满溢状态，停服后即痊愈。

鱼胶甘平，归肝肾经。有补肾、养血、止血、消肿作用。

主治肾虚、遗精、滑精、带下清稀、滑胎、血虚痉挛、产后风痉、破伤风、吐血、崩漏、外痔出血、痈肿、溃疡、痔疮。作用范围很广，治一些外科皮肤病，有的用溶化或烧灰涂用，但一般内服的多。

我对鱼胶，以前有过误解，后面在临床上，我用于肾精亏虚等产后的一系列症状，治过久治不愈的唇炎，小儿遗尿，小儿抽动症（阴虚动风），小儿自闭症（肾精不足、髓海不足，脑力发育迟缓，使用一段时间后沟通能力明显得到进展，但并未治愈），崩漏不止的病症我也用过鱼胶，还有就是早泄及精子活力低下等。

综上所述，本方能健脾温肾，填精固精壮髓，涩肠止泻，止带。

主治脾肾两虚。

我常用于治疗不孕不育，夫妻同服。这是平和的调理药，可以做成膏方，也可以做成药丸，有助于提升卵巢与睾丸的功能。

我也用于治疗性欲冷淡（肾精不足，尤其是妇女，生完孩子后，本身生孩子已经消耗气血，随之而来的带孩子，夜夜不得睡整觉，还要操持无穷无尽的家务琐事，心力脑力暗耗，每天就想美美地睡上一个好觉，期望次日能有个好的精神头，谁还想同房？但是我临床用这个方子加减后，患者的精力明显得到改善，自然就恢复了性欲。其实性欲也是生殖能力的一个体现，在备孕中常见到最先恢复的是性欲）。

遗精（本身有遗精的，服用本方可以治疗。但临床上，还碰到一个特别的地方，就是在禁止房事后，连服本方数月，又会出现相对频繁的遗精，但这种遗精又不影响次日的精神状态，这种情况就不能叫遗精了，应当是精满自溢。可以在生殖科做一个精液检查，看看前后对比，是不是精子活力提升了）。

记忆力的提升（主要用于高中生，面临高考，学习任务非常重，脑力消耗大，很多家长带孩子过来，让我给孩子调理一下，服本方的加减方后，精力得到明显的改善，成绩也提升不少）。

闭经（这种是卵巢早衰型的闭经，本方除了鸡内金与核桃稍微能活点血，就没有活血药了，基本上是靠其补肾水的作用，把水池子蓄满了，自然来月经，不能催，越催越没有。这个是要长期服用才能见到功效，一般是对我非常信任的患者，才给用这个方法。）

但凡脾肾两虚的证型其他病也可以用，这个需要一点中药的功力。

按：以上毓臻桃嫲膏方和毓臻天禧膏方，用于虚人的较多。尤其35岁后的成年人，不论男女，均可用。至于初服上火三五天，或咽痛或皮痒或烦躁或便血，可搭配葆通茶方或甘消茶方甚至加毓臻多汁茶，用来化湿消痰除积透热，喝几次火就下去了。再坚持一至两周，上火症状会缓缓消失。若是仍无效，应该是湿热过重，不宜进补，请到医院找医生调理。

最后声明一下，以上各方，本为作者所拟汤方，以应对门诊患者使用。但为了适应现代人的生活，对方便性、口感等多方面因素有要求，故将汤方制成固体饮料和植物饮品使用（制成成品时剂量均有所变动），不过仍能达到拟方时的目的，幸甚。

固体饮料与植物饮品，均为食品，是不能替代药物使用的，这一点万望大家留意，不能当药使用。但不妨碍大家学习凉茶文化，学习以上药食同源物品中的药性。

另以上诸方，都可以按方一（玳香苏茶）的煎煮方法使用。

至于膏方，可以变成汤方使用，煎煮时间稍改一下即可，如大火煮开后，转小火再煮半小时。

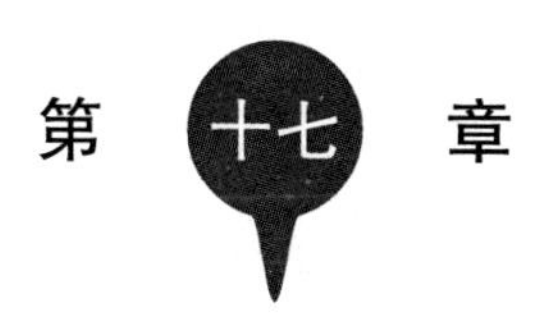

湿热感冒的应对及善后处理

本章给大家重点讲一下湿热感冒的应对和用药后出现的反应以及善后的处理。

感冒指外感疾病，湿热感冒指因为湿热引起的疾病。首要条件必须是外面有湿有热，然后出现了一系列与感冒相关的反应，就叫湿热感冒。尽管湿热导致的感冒症状不同，也就是感冒的类型不同，不过这些感冒还是有几个重要的共性。

共性一：发烧。我这里强调的是患者发热的状态——不同类型的湿热感冒都会发烧，湿热感冒的患者发烧的主要特点是身热不扬，什么叫身热不扬呢？就是热在身体里面闷着，慢慢地往外透。

有的患者能用温度计量出来发烧。患者吃了发汗类的退烧药，出一身汗，体温可以暂时降下来，但很快又重新烧了起来。因为有湿热闷在身体里面，会从里面慢慢地往外透。

还有一种情况是，你测量患者的体温，并没有显示他发烧，但是他身上热乎乎的——患者身热不扬。你把手放到他的身上，就会发现他的皮肤——特别是肚子附近的皮肤——有热慢慢地往外渗透。另外皮肤摸起来有点黏黏的。

共性二：肢体会酸痛。患者身上的关节很酸楚、重着，身子很沉重，很酸，就像运动完之后乳酸不代谢的感觉。除了关节、肌肉酸外，甚至你能感觉到骨头缝里面都酸痛。怎么活动都无法缓解，像甩不掉的牛皮糖。

共性三：大部分湿热感冒患者的舌质是红的，苔是厚腻的——白腻苔或者黄腻苔。

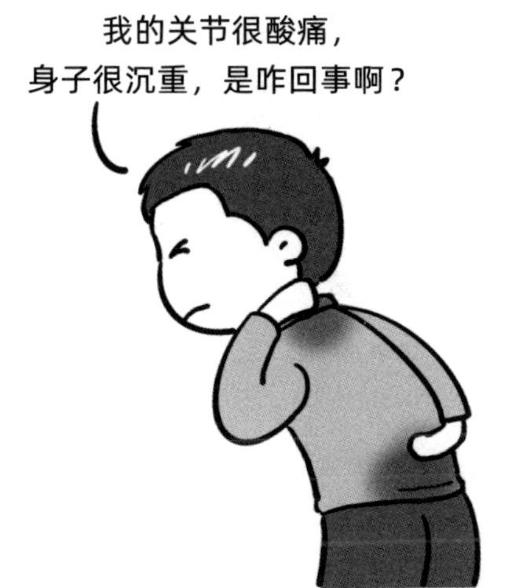

患者感冒的时候，湿热在不同的脏腑又有各自不同的症状体现，我们根据脏腑本身所拥有的功能被干扰之后出现的症状来确定它的位置。

湿热在不同部位，就有相对应的不同处方。

一、湿热在肺

如果遇到一个发烧而身热不扬的患者，他关节又酸疼，或者肌肉酸疼，同时舌苔厚腻，还伴有咳嗽，咯那种黄色或黄绿色的浓痰，发烧咳嗽，那么可以断定他的湿热在肺。

痰湿在肺的时候，我们前文已经讲过了，我最常用的一个方子就是柴胡杏仁汤（请在医生指导下使用本书文章涉及的药物和药方）——肺的功能就是宣发肃降，无法宣肃就会咳嗽。

杏仁汤

出处:《温病条辨》卷一上焦篇。

成分:杏仁、黄芩、连翘、滑石、桑叶、茯苓块、白蔻皮、梨皮。

功效:宣肺止咳,清热利湿。

主治:肺疟,咳嗽频仍,寒从背起,舌白,渴饮,伏暑所致。

我个人的经验用方[①]:

柴胡10克,黄芩10克,法半夏9克,桑叶10克,苦杏仁(打碎)10克,连翘10克,白豆蔻(打碎)10克,滑石(包煎)10克,茯苓10克,炒麦芽10克,炒山楂10克,炒神曲10克。

杏仁汤治肺疟,其实就是治阵寒阵热。因为有湿的时候,人会感觉冷,特别是背觉得冷,热重的时候,人又感觉热,所以有这种一阵热一阵冷的感觉。同时因为有咳嗽,湿热被定位在肺,故被称为肺疟。这种患者也会口渴,但他又不是特别想喝水。

临床上,如果看到患者舌苔厚腻,身热不扬,或者阵寒阵热(由湿热引起的一会儿冷一会儿热,盖被子热、去被子冷那种感觉),关节酸痛,而且还伴随咳嗽咯黄痰,那就可以断定湿热在肺,可以用杏仁汤治疗,我个人的经验是用柴胡杏仁汤合三仙汤治疗。

---

① 范医生本人的经验用方,大多是根据前人的方子加减药物,多数时候不会跟原方是一模一样的用方用量。

二、湿热在胃

胃肠道的湿热跟胃相关——胃主受纳，胃有热它就不受纳，不受纳就是往外吐，胸闷恶心。但是，它的湿热毒会沿着胃的经络往上走，走鼻子，走咽喉，走牙龈。

因为阳明经是多气多血的经络，它对病邪入侵的反应是比较激烈的，所以阳明胃经发的烧一定是比较高的。

胃的湿热主要是以胃的反应为主，往往伴有咽喉肿痛、口腔溃疡、牙龈肿痛、口臭、呕吐、眼屎多及鼻塞的症状。胃经是经过鼻子的，患者鼻子呼气是热的。

表面上看起来，湿热在胃的患者没有像湿热在肺的患者有那种咳嗽，不过后期可能会发展成咳嗽，这种类型的发烧开始的时候是没有咳嗽的。

这种类型的感冒（发烧）跟胃相关——胃是主受纳饮食的，所以它跟饮食密切相关。也就是说在发病之前，他吃得很多很杂，可能吃了大量甜、烘烤煎炸、辛辣类的食物，然后食物沤在胃里面。正因为是胃里面的问题，患者可能有比较严重的口臭，晚上睡着了会磨牙。

因为胃络入脑，所以胃的湿热上攻大脑的时候，患者就会有一点想睡觉的感觉，这就是足阳明胃经有疾病的反应。

在患者有上述三个湿热感冒共性的情况下，我们判断湿热是否在胃的时候，一定要问他的饮食史。在发病前的几天到一个星期左右期间吃什么东西了，杂不杂。如果患者饮食很杂，不节制，或被撑到了，那基本上可以定位湿热在胃。

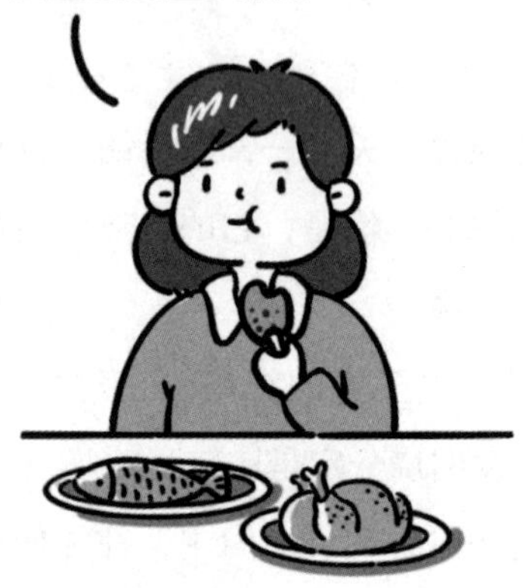

感冒前的一段时间，
我吃了大量的大鱼大肉。

如果患者的湿热在胃，那我们就用甘露消毒丹（请在医生指导下使用本书文章涉及的药物和药方），这个是最常用的。仅用甘露消毒丹还不够，还要加上焦三仙、鸡矢藤消食化积，这类消食化积药物可以酌情添加。

前文已经讲述过甘露消毒丹，这里还是再简略地讲述下。

甘露消毒丹

出处：《医效秘传》。

成分：飞滑石、淡黄芩、绵茵陈、石菖蒲、川贝母、木通、藿香、连翘、白蔻仁[1]、薄荷、射干。

功效：利湿化浊，清热解毒。

主治：湿温时疫，邪在气分，湿热并重证。

常用于发热倦怠，胸闷腹胀，肢酸咽痛，身目发黄，颐肿口渴，小便短赤，泄泻淋浊，舌苔白或厚腻或干黄，脉濡数或滑数。临床常用于治疗肠伤寒、急性胃肠炎、黄疸型传染性肝炎、钩端螺旋体病、胆囊炎等证属湿热并重者。

---

① 白蔻仁，现在规范的叫法为白豆蔻。

我个人的经验用方用量：

枇杷叶10克，郁金10克，淡豆豉10克，藿香10克，白豆蔻10克，石菖蒲10克，连翘10克，薄荷5克，射干10克，绵茵陈12克，滑石10克，通草3克，黄芩10克，浙贝母[①]10克，焦山楂10克，焦麦芽10克，焦神曲10克，鸡矢藤10克。

只要结合脏腑各自的功能，根据患者出现的问题，来断定湿热的位置，那么相对应的处方就出来了，用对药，退烧的效果就很好。

三、湿热在大肠

大肠是主排泄糟粕的，患者有湿热型感冒，当这种湿热在大肠的时候，患者的大便就会黏、糊、酸臭，肛门有灼热感。翻开肛门看，肛周是泛红的，那种暗红，就是我们讲的红屁眼。这种情况下，基本上可以诊断为大肠湿热。

如果是大肠湿热的话，用得比较多的就是葛根芩连汤（请在医生指导下使用本书文章涉及的药物和药方）。

①《医效秘传》中用的川贝母，但我个人习惯用浙贝母。是同一类药的两个品种，一个比较贵，有点补性；一个比较便宜，没补性。

葛根芩连汤

出处:《伤寒论》。

成分:葛根、甘草(炙)、黄芩、黄连。

功效:解表清里。

主治:协热下利。身热下利,胸脘烦热,口干作渴,喘而汗出,舌红苔黄,脉数或促。

我的经验用方用量:

葛根 15 克,黄连 3 克,黄芩 10 克,炙甘草 6 克,地榆 10 克,槐花 10 克。

葛根芩连汤针对的症状以大便的湿热黏着为主,而且大肠湿热严重者多伴有右下腹的疼痛,严重的如阑尾炎。如果是明显热证,可以改用大黄牡丹汤,或是单用白花蛇舌草都是可以的。

四、湿邪在脾

脾是主运化的,就是运化你吃的东西。脾是受什么所伤的呢?脾怕冷的东西,它喜欢温,所以如果你吃凉的东西,吃各种瓜果及冷饮多了,会引起呕吐清水或者说拉稀水,不过患者吐跟泻的东西味道不重。患者常有肚脐眼疼痛——是凉痛,你用手去摸肚子,就能感受到稍微偏凉。患者发烧的同时伴有关节酸痛,身热不扬,舌苔也可能白,但舌质是白嫩的，舌面较润。总之就是不运化，你吃进去的它会吐掉、泄掉，就跟稀水一样，就像夹生饭，煮饭煮不熟。脾胃受凉，这种寒的伤害，导致阳气不够，脾就“煮”出夹生的东西，所以患者的呕吐物及排泄物都有未消化物，比如菜叶之类的，这一类都是湿热在脾，针对这种病，最常用的是什么呢？用藿香正气散（请在医生指导下使用本书文章涉及的药物和药方）。

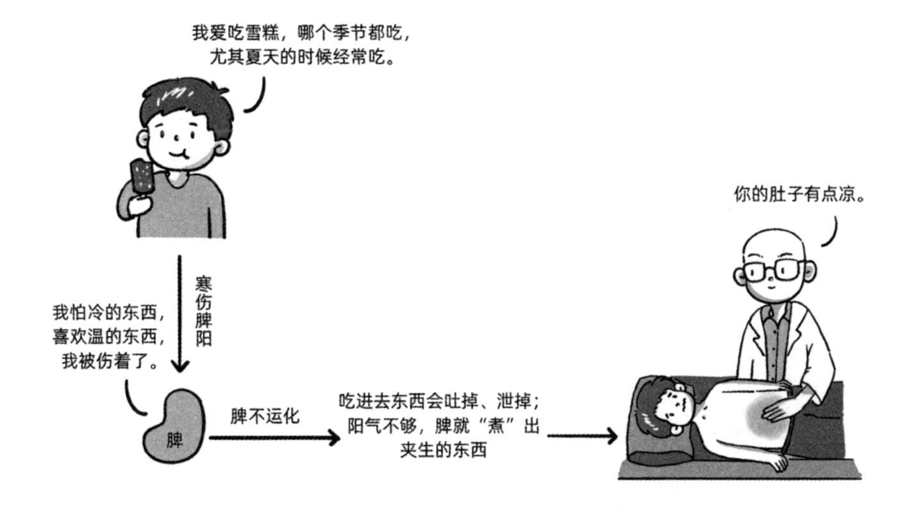

藿香正气散

出处：《太平惠民和剂局方》卷二。

成分：大腹皮、白芷、紫苏、茯苓、半夏曲、白术、陈皮、厚朴、苦桔梗、藿香、甘草。

功效：解表化湿，理气和中。

主治：外感风寒，内伤湿滞证。恶寒发热，头痛，胸膈满闷，脘腹疼痛，恶心呕吐，肠鸣泄泻，舌苔白腻，以及山岚瘴疟等。

我的经验用方用量是：

藿香10克，苏叶10克，法半夏10克，白芷3克，桔梗6克，白术10克，厚朴10克，陈皮10克，大腹皮6克，炙甘草3克，茯苓10克。

藿香正气散是针对湿邪在脾引起的发热症状——脾受了寒伤，偏凉的东西堵在了中焦化不开的时候，这种类型的发烧用藿香正气散治疗。

还有一种情况，脾胃本来很虚弱——脾胃受到湿邪的侵袭之后而发烧。

这种发烧是比较特别的，是气虚兼寒湿引起的发热。

那这种类型的发热有什么表现呢——患者白天是很正常的，或者只是低烧，到了晚上发烧，甚至烧到39℃，他也没有很不舒服，可能只是关节有点酸痛，轻微的酸痛，就是人很疲惫。

针对气虚的发热，我用的就是七味白术散。

七味白术散

出处:《小儿药证直诀》。

成分：人参、白术、木香、甘草、藿香、白茯苓、干葛。

功效：健脾益气，和胃生津。

主治：脾胃虚弱，津虚内热证，呕吐泄泻，肌热烦渴。

我的经验用方用量是：

党参10克，白术10克，茯苓10克，炙甘草6克，山药15克，木香6克，葛根10克，藿香10克。

七味白术散也可以治疗感冒后期造成的脾虚——患者得了湿热感冒，在治疗的时候，用清热解毒药多了，伤了患者的正气之后，他就会脾虚夹有湿——湿邪会从化[1]，随患者虚寒体质从寒化变成了寒湿，转变成为寒湿类型的发烧，这个时候，人就很累，皮肤有湿湿的凉汗，白天没有什么事儿，晚上才开始发烧。

这是属于气虚类型的发烧，但教材上不是说晚上发烧是阴虚发烧吗？为什么我这里说是气虚发烧呢？我要讲一下原因以及如何鉴别两者的不同。

无论气虚还是阴虚，都是属于阴阳不调的问题，为什么气虚可以在晚上发热，阴虚也可以晚上发热，它分两种不同的情况。

在讲气跟阴之前，我还要说明一点，就是气的流动是靠气来推动的，气本身是具有热量的，汇集在一起会发热。我们把这一点先理解了。

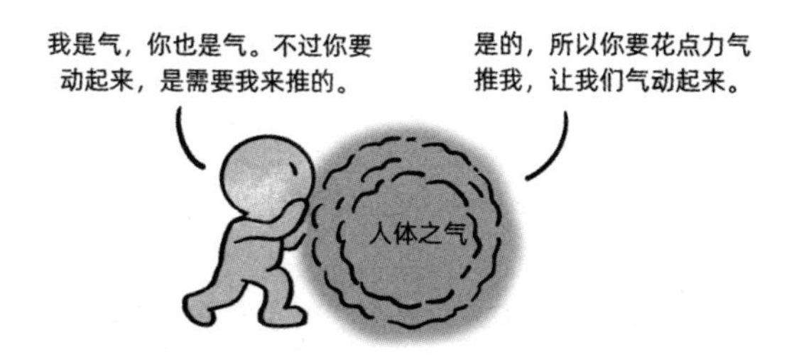

阴阳是要平衡的，阴多少，阳多少，一定是要匹配的，同时万物负阴和抱阳，就是说阴阳是相互融合在一起的，又是相互匹配的，它才不会出现问题，那么我们怎么体会负阴和抱阳呢？我就举一个例子。

我们把气理解成人，现在这边有 100 个人，就是 100 个气，但这 100 个人里面有 50 个是婴儿，50 个是大人，婴儿坐在婴儿车上，大人推着这个婴儿，也就是说气在推气，人在推人。

那阴呢？我就比喻成 100 个房间，每一个房间应该配一个人。

晚上，阳是要入阴的，就是阳要潜入于阴，到了晚上，所有的人都要回到房间。

我现在讲下气虚导致发热的原因。

---

①从化：中医概念，病证的性质随体质阴阳而变化，如从阳而化热、从阴而化寒等。

气虚的人，可能这100个人中原本的50个大人，也变成婴儿了，另外50个婴儿坐在婴儿车上，他自己回不了房间，因为没有大人推他——大人也变成了婴儿，没有人推婴儿车了，所以100个婴儿在晚上回不去，他们待在房间外面，一哭一闹，就是发烧。

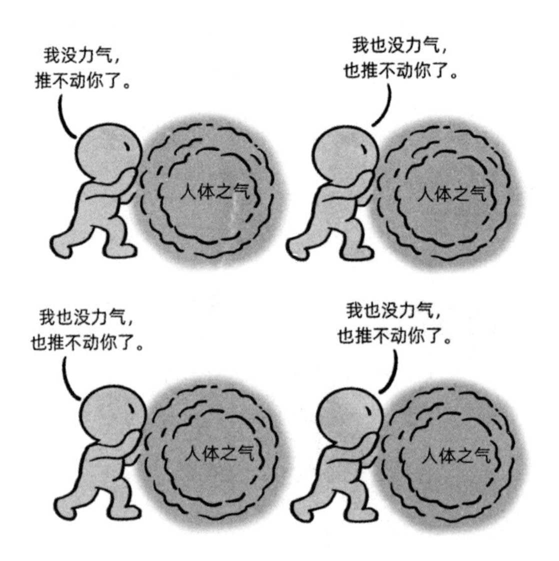

我再讲讲阴虚导致发热的原因——每个人要配一个房间，100个人需要100个房间，可现在只有50个房间，但是有100个人，达不到每个房间配一个人，所以有50个人进房间，还有50个人在外面，他们在哭在闹在聊天，这也会造成发烧。

这就是气虚会在晚上发烧，阴虚也会在晚上发烧的原因。

既然它们都会导致发烧，我们再去进一步鉴别，那什么情况是气虚，什么情况是阴虚呢？

两者如何区分？

气虚的人一定有气虚的表现，表现在哪里呢？就是疲惫。气虚的人，从早到晚说话有气无力，不愿意下地走，只想躺着，比较安静，身上会有微微的润汗，摸一摸，这种汗是凉的，不黏手，手脚偏凉。他虽然发烧，但是他不口渴，即便他口渴，也只是喝水润一润嗓子。患者有这些症状，那么他的发热就是气虚类型的。

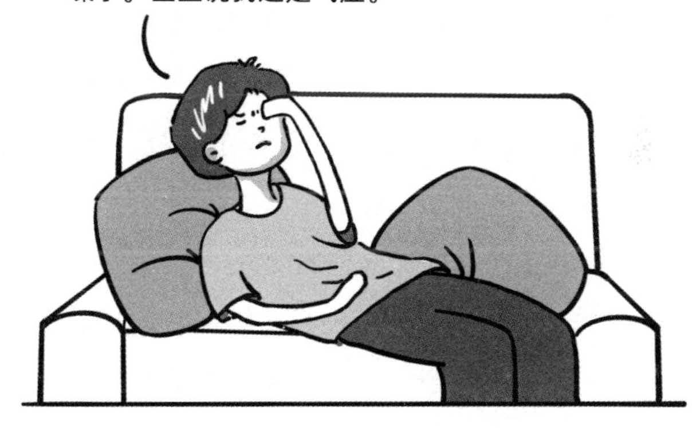
我从早到晚说话有气无力，不愿意下地走，只想躺着。我手脚偏凉。我发烧的时候，并不口渴，口渴的时候，我也只是喝水润一下嗓子。医生说我这是气虚。

患者如果是阴虚类型的发热，一定是咽干，五心烦热[①]，口干要喝水，甚至想喝凉水。阴虚发热比较明显的就是咽干舌燥——咽喉那个部分特别的干，喝水你都润不了嗓子眼的那种干。

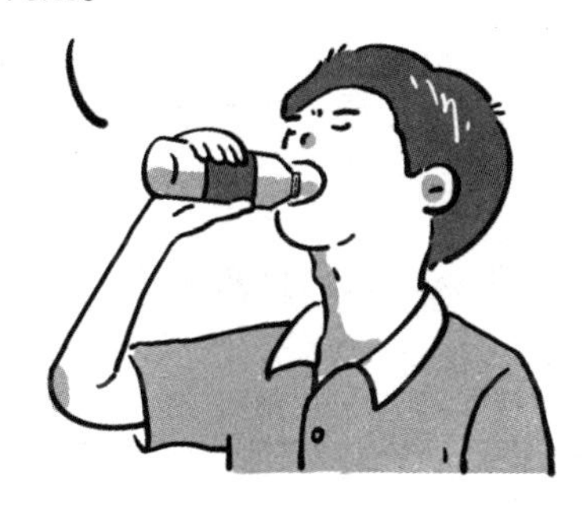
我咽干，五心烦热，口干一直想要喝水，最想喝凉水。我咽喉那个部分特别的干，喝水也解决不了问题。

① 五心烦热是指两手两足心发热，并自觉心胸烦热。

所以，气虚的一定要补气，阴虚的一定要养阴。

综上所述，七味白术散可以治疗哪种症状呢？

患者开始是湿热，给他清湿热之后，他身上的问题就转为寒湿。也就是说，他因为被过度清热伤了脾之后，造成脾虚。患者会因为脾虚而晚上发烧，同时身上还有酸痛感。这种症状，可以用七味白术散。

或者可以说，七味白术散是针对气虚湿郁类型的发热——也可能患者一开始得的是湿热，给他清湿热之后，他因为被过度清热伤了脾之后，就造成脾气虚。患者会因为脾虚而晚上发烧，同时身上还有酸痛感。这种症状，可以用七味白术散。

七味白术散针对的是气虚夹湿型的发热。

如果患者是单纯的气虚发热不夹湿（包含患者前面得过其他病，治到最后了只是气虚发热的症状）——白天是正常的，晚上发热，什么症状都没有了，就剩气虚发热了。我会用四君子汤加山药，这是岳美中前辈的经验，是非常好用的。我临床中遇到的这样的患者很多，他们只是晚上发烧，没有酸痛感。

很多人都认为气虚是白天发热，但我在临床上遇到的气虚患者更多的是晚上发热。无论是气虚发热还是阴虚发热，他们都是晚上发热多见。

附一个案例：

又是一年发烧时

三一颖

转眼间儿子 4 岁多，我也成熟了不少，新手妈妈的慌乱不再，带孩子也越来越粗放。

这次孩子生病的起因是，我们几个朋友在一个阳光明媚的星期六下午去郊区露营烧烤，大人玩德州扑克，小孩玩游戏，度过了一个快活似神仙的周末。

玩的时候也没想那么多，一顿胡吃海喝。第二天，老天变脸，阴云密布，温度虽然没下降，但是太阳不见了，空气湿度陡然高起来了，儿子的身体也突然开始发热了。

第一次量，儿子体温 39℃出头，他还说嗓子干。

结合前两天的经历，我估计就是湿热加积食，这能吓得到我吗？一切尽在掌握。一包保和颗粒加甘消茶[①]下肚，孩子该玩玩该睡睡。

下午的时候，儿子烧得越来越厉害，甚至到了 40℃，我判断原因应该是肚子里的食物不消化积成郁热。我很淡定，边和孩子聊天，边给他揉肚子。我心里想，只要不波及肺，就当一次提高免疫力的机会吧。

晚上儿子继续烧，我让阿姨准备了稀的米汤。我和孩子的爸爸调侃说，小子身体真好，能发烧这么高的度数，明天拉了臭臭应该就没事了。

孩子发烧的第一天就这么云淡风轻地过去了。孩子烧了一夜，我们大人陪伴了一夜，虽然身体很疲劳，但是这次的心情是放松的。

翌日清早，儿子起床以后，精神还可以，孩子拉出来的便便又酸又黑又烂。我想，这回问题不大了。

我交代好阿姨护理的要点，多睡、忌口、晒太阳。我就放心地去上班了。上午阿姨反馈说娃儿精神相当好，和没事人一样，我心里得意地想一切尽在掌握中。到下午三点四十左右，她发来一张图片，告诉我，孩子又烧到了 39.6℃。我心“咯噔”一下，怎么又烧起来了呢？淡定，范医生教过，反复缠绵，下午发烧都

① 甘消茶方的组成和功效，见本书第十六章。

是湿气太重的表现。

顺着这个思路，下午回家我给他加了一包甘消茶，又继续给他推脾胃，还用芳香类的草药煮了洗澡水，给他泡澡，想让他微微发汗，希望他能够自己退烧。然而孩子还是继续发烧，平时泡澡很容易出汗的他，泡澡的时候愣是一滴汗没出。

一切都和我预想的不太一样了，似乎事情在失控，我的所有招数已经用完，可是高烧却一直不退，而且咳嗽的频率也增加了，凌晨四点多还咳醒了，他哼唧了一会儿。这一夜让人很难熬，我和孩子的爸爸轮流照顾了一晚，温度一直在39.5 ~ 40.3℃之间，心累大于身累。空气有点焦灼，我没有把握了。

第三天，孩子清早的体温恢复到了37℃出头，依旧没有排便。孩子两天没怎么吃东西了，肚子已经饿扁了，裤头松了一大圈，小脸蛋黄黄的。家里笼罩着低低的气压，老人的不安写在脸上，孩子的爸爸和阿姨原本是我的坚实伙伴，他们也开始沉默了。虽然大家都不说，但是我知道，所有人都开始担心了，他咳嗽的症状不消，我也越来越没把握。最难过的是，看到不舒服的孩子，我真的害怕了，我开始怀疑是不是我的判断有误，万一因为我的傲慢和武断耽误了孩子怎么办。老天啊，如果可以的，我真的希望能和他交换病痛。

带着焦虑的心情，我趁着孩子上午精神还可以的时候，回公司把工作做完了，想赶在下午他发烧的时候，能陪伴着他。

我冷静了下来，反思了这三天的细节。

首先，天气湿热，连大人都觉得不舒服。其次，孩子东西吃的得杂，发烧前饮料、水果、肉蛋奶都没少吃。他舌苔厚腻，放屁酸臭，积食肯定是有的。再次，一到下午就开始烧，一到下半夜就退烧，完美地和天地阴阳转换匹配，孩子的发烧应该湿热加积食造成的。

方向如果没错，可是他的皮肤却仍干燥，体温不退，而且人的状态越来越弱，还开始咳嗽了，这是为什么呢？我到底错在哪呢？如果按这个趋势下去，病势难免会蔓延到气管、肺，目测孩子自己的抵抗力是扛不过这场生病保卫战了。

我认输了，没辙了，我的知识储备已经不足以应对孩子的疾病。我只好向范医生求助，我向他描述了病情。范医生给了我一个方子（太子参6克，炒白术6克，茯苓6克，木香3克，藿香6克，葛根9克，炙甘草3克），并且安慰我说，孩子如果精神状态好就没事。

（按：这个孩子以前是门诊常客，常因急性支气管炎找我治疗，热退后，一般会出现脾虚的症状，我对这个孩子体质算是非常了解。孩子这次发烧，孩子的妈妈处理得并没有太大的问题，主要的问题是孩子的妈妈没有办法精准辨证并且加减用药——她前面用保和颗粒以及甘消茶，用以化积清热湿，没有大问题。但是孩子的体质会很快转为脾虚，于是出现了脾虚与湿热同时存在的情况，这个时候治疗起来就有点棘手，于是我用了七味白术散，可以健脾化湿，但本方化的是寒湿，不能除湿热，但无碍，脾足了，能自己化湿热。）

（再补按：在这次发烧之前的半年，小朋友有一次发烧，也是用的七味白术散退的热，是一模一样的反应。）

晚饭后，孩子吃了药，洗了澡，还抽空写了作业。我们一家三口开始在玩具房的地垫上有一搭没一搭地搭积木与聊天。大概晚上八点多，我发现儿子的额头前面的头发有微微的一缕一缕的趋势。我用手一摸，儿子虽然依旧发烫，但是皮肤已经是湿润的感觉了，这是个好的趋势！

果然，晚上 11 点开始，孩子的体温逐渐下降，到 11 点 17 分已经达到 38.5℃，退烧时间比昨天早了两个小时。范医生说，明天继续再吃一天就好了。以我们几次找范医生看病的经验，他说一天，我就坚信是一天。有范医生的介入，我心里的石头终于落地了七分。

第四天，4 月 29 日上午，孩子已经不发烧了，咳嗽也少了七八成，有点寒症打喷嚏，舌苔还是很厚，人无力不想动。范医生听完我的反馈以后，对原方进行了调整，在原来的药方上加入了白豆蔻 8 克，滑石 6 克。我立刻给孩子服用了新的方子。

（按：前方的用药，比例不够精确，这个孩子是脾虚与湿热并存，所以烧退得不够彻底，很容易再发烧，于是这次我再加了滑石，轻轻地利一下湿热。）

下午三点半，在公司上班的时候，我给阿姨打了个电话，请她密切关注孩子的体温，如果今天下午不再烧起来，说明湿气去得差不多了，我们就彻底过关了。

孩子体温一直都是在正常的 37℃附近。晚上给娃儿搓背的时候，我发现沿着他的脊柱密密麻麻地长了一片片小疙瘩，而且以肉眼可见的速度在增多。

（按：这次用方就准了，湿一退，热就出来了，看吧，这就是湿退热出，出的是疹子，出完了就会好的。）

孩子的这个症状我还真没经验，毕竟我家娃儿没有经历过幼儿急疹。

另外，孩子今天虽然烧退了，但是明显烦躁和脾气变大，不想吃东西，只想躺着，精神状态不佳。

（按：这就是发烧退了后，体内存在的无形之热，会干扰心神，会让人烦躁。）

我又一次拍照发给了范医生，同时给他提了一个过分的要求，告诉他两天之后是五一小长假，我们要出门去玩。我担心儿子的小身板扛不住水土变化，能不能帮我把孩子这小尾巴处理了。

他没有正面回答我，只是给了我一服药方（麦芽 30 克，山楂 30 克，薏米 15 克，淡竹叶 6 克，白豆蔻 6 克，淡豆豉 6 克，芦根 15 克，茯苓 10 克，火麻仁 6 克，石斛 10 克，麦冬 6 克，太子参 10 克，法半夏 6 克），并且叮嘱我去给孩子做小儿推拿。

（按：到了这里，我用的麦门冬汤合栀子豉汤加味善后，一方面扶正，一方面清无形之热。）

孩子吃了这一服药之后，出游的早上，孩子已经活蹦乱跳，恢复食欲了。在外旅游的时候，孩子的病情依旧稳定。除了孩子晚上一直说很热，睡不着，并且伴随着轻度的鼻塞，很烦躁。对于这种情况，范医生让我给孩子吃毓臻芦根茶和静夜司茶，把最后心经里的热除掉，孩子就能香香甜甜地一夜睡到天亮了。

范医生对病因和病情走势把握得太精准了，除了夸奖他很牛，我也说不出别的话了。

这次孩子好了后，他的身体好像更壮了，当时掉的肉现在也长了回来，还变成了一个微微胖、微微壮、爱运动、性格温和且开朗的小伙子。

这就是孩子生病到康复的过程。通过这次孩子生病康复，我不由得感叹，如果妈妈们有幸学习一点基础医学知识，日常常备一些疗效好、味道还好的药，还有好队友的支持，再加上好医生保驾护航的话，那真是非常幸运的事情。

祝大家都能遇到好医生，祝所有孩子健康幸福。

（按：整个病程治下来，中间经历了孩子几次很复杂的证型转换，跟走马观花[①]一样，如果对病理变化理解不够深刻，其实是很难做出相应调整的。本案给我的启示是，还是平时要多温习功课，才不至于临阵乱了方寸。）

脾有没有湿热呢？

有的。脾开窍于口，脾的湿热常体现在口腔上，如儿科中常见的鹅口疮，就以脾经湿热多见，常用泻黄散治疗。

泻黄散

异名：泻脾散（《小儿药证直诀》卷下）。

出处:《小儿药证直诀》。

组成：藿香叶 21 克，山栀仁 3 克，石膏 15 克，甘草 9 克，防风 12 克。

---

① 谚语说，走马治伤寒，回头看痘疹。意思是症状变化很快，你还没有来得及看清楚呢，证型又变了。

功用：泻脾胃伏火。

主治：脾胃伏火证。目疮口臭，烦渴易饥，口燥唇干，舌红脉数，以及脾热弄舌等。

用法：上药锉，同蜜、酒微炒香，为细末。每服3.6克，水一盏，煎至五分，温服清汁，无时。

禁忌：斟酌。

注意事项：小儿先天不足，大脑发育不全之弄舌者禁用，阴虚有热者禁用。

方论：方中石膏、山栀泻脾胃积热为君；防风疏散脾经伏火为臣；藿香叶芳香醒脾为佐；甘草泻火和中为使。配合成方，共奏泻脾胃伏火之功。

附注：本方与清胃散同有清热作用。泻黄散泻脾胃伏火，主治脾热弄舌、口疮口臭等；清胃散清胃凉血，主治胃热牙痛或牙宣出血、颊腮肿痛者。前者是清泻与升发并用，兼顾脾胃；后者是以清胃凉血为主，兼以升散解毒，此为两方同中之异。

五、湿热在心与心包

患者感冒发烧，关节酸痛，烧退不下去，突然还伴有心悸，就是心脏“蹦蹦蹦”地跳个不停，或者漏跳、心口痛、胸闷、呼吸困难，或者出现幻视、幻听，甚至身上突然出现浮肿，这种情况多半是心脏出现问题了——心脏受到了湿热的攻击。这时候我们就要用菖蒲郁金汤。

菖蒲郁金汤除了治疗心脏的问题之外，它还治疗神志问题，因为心主神明。有一些孩子感冒发烧之后，出现了幻视幻听，或者是性格上出现了抑郁倾向的时候——你觉得他生完病之后，思维都变迟钝了，或者说话都不利索的情况下，我们可以考虑用菖蒲郁金汤（请在医生指导下使用本书文章涉及的药物和药方）。

菖蒲郁金汤

出处：出自《温病全书》，具有清营透热之功效。

主治：伏邪风温，辛凉发汗后，表邪虽解，暂时热退身凉，而胸腹之热不除，继则灼热自汗，烦躁不寐，神识时昏时清，夜多谵语，脉数舌绛，四肢厥而脉陷，症情较轻者。

石菖蒲 9 克，炒栀子 9 克，鲜竹叶 9 克，牡丹皮 9 克，郁金 6 克，连翘 6 克，灯芯二钱 6 克，木通 4.5 克，淡竹沥（冲）15 克，紫金片（冲）1.5 克。

我的经验用方用量是：

石菖蒲 10 克，郁金 10 克，栀子 10 克，连翘 15 克，淡竹叶 10 克，灯芯草 2 克，川木通 6 克，丹皮 10 克，竹茹 10 克，胆南星 6 克。

另可再买复方鲜竹沥口服液兑服。

本小节是把心跟心包混杂在一起讲的。心是五脏六腑之大主，主管五脏六腑，它是神明，是君主。它是不能够被邪气干扰的，被干扰必病危。所以平时是心包代心受邪。心有问题，可以从治疗心包入手。

心有湿热，它不会停留在心脏，除了心包代受之外，它会马上往外走，往表里经的手太阳小肠经走，往小肠排。小肠又通过同名经络足太阳膀胱经再借道到膀胱排出，心热下移于小肠，再从膀胱走，所以真正的心的湿邪，我目前没找出相对应的方药。心或心包的湿热，统一用菖蒲郁金汤治。

六、湿热在膀胱

在湿热感冒发烧的时候，身上酸痛，同时兼有尿频、尿热、尿痛或尿血（部分患者），这种基本上是可以断定湿热在膀胱经，膀胱经的湿热，我们可以用八正散治疗（请在医生指导下使用本书文章涉及的药物和药方）。

八正散

出处:《太平惠民和剂局方》。

成分：车前子、瞿麦、扁蓄、滑石、山栀子仁、甘草（炙）、木通、大黄（面裹煨）。

功效：清热泻火，利水通淋。

主治：湿热淋证。小便浑赤，溺时涩痛，淋漓不畅，甚或癃闭不通，小腹急满，口燥咽干，舌苔黄腻，脉滑数。

如果你不用八正散，也可以用小蓟、白茅根和车前草这三味药，各10克，煮水喝就可以。

七、湿热在小肠

如果患者发热、肢体酸痛、尿热尿痛，同时伴有口腔溃疡、舌尖痛，这种情况心热下移至小肠，我们要用导赤散（请在医生指导下使用本书文章涉及的药物和药方）。

导赤散

出处:《小儿药证直诀·诸方·导赤散》。

组成：生地黄、甘草（生）、木通。

功效：利水通淋、清心养阴。

主治：治小儿心热，视其睡，口中气温，或合面睡，及上窜咬牙，皆心热也，心气热则心胸亦热，欲言不能，而有就冷之意，故合面睡。

主治心经热盛或心热下移小肠。心胸烦热，口渴面赤，意欲冷饮，以及口舌生疮；或心热移于小肠，小便赤涩刺痛，舌红，脉数。临床常用于治疗口腔炎、鹅口疮、小儿夜啼等心经有热者。

我的经验用方用量如下：

生地 15 克，川木通 6 克，淡竹叶 10 克，生甘草 3 克。

八、湿热在肝

因为肝绕宗筋，宗筋就是生殖器，我在前面论述过，比如急性的阴道炎或盆腔炎，发烧，肢体酸痛，伴阴道瘙痒、灼热，下腹疼痛，还有口苦，两胁作痛，这种情况下多半是肝经有湿热。肝经的湿热，我们可以用龙胆泻肝汤（请在医生指导下使用本书文章涉及的药物和药方）。

龙胆泻肝丸

出处:《医方集解》引《太平惠民和剂局方》。

成分：龙胆、柴胡、黄芩、栀子（炒）、泽泻、木通、车前子（盐炒）、当归（酒炒）、地黄、炙甘草。

功效：清泻肝胆实火，清利肝经湿热。

主治：肝胆实火上炎证。头痛目赤，胁痛，口苦，耳聋，耳肿，舌红苔黄，脉弦细有力。

肝经湿热下注证。阴肿，阴痒，筋痿，阴汗，小便淋浊，或妇女带下黄臭等，舌红苔黄腻，脉弦数有力。

我的经验用方用量是:

龙胆草10克，泽泻10克，柴胡10克，黄芩10克，川木通6克，车前子15克，栀子10克，生地15克，当归10克，炙甘草6克。

本方寒，中病即止，龙胆草味极苦，但若肝经湿热重本就口苦之人，服本方又不觉苦，甚至有甜味，随着身体好转，会觉得本方越来越苦。

在治疗肝炎时，经常还碰到一些与眼睛有关的问题，比如红眼病。肝开窍于目，所以红眼病也可以用龙胆泻肝汤。

九、湿热在少阳

手少阳三焦经的湿热非常常见。三焦经的湿热主要表现在哪里呢?就是口苦，还有咽干目眩。

因为三焦是运行水液的，在运输分布津液的过程中起到关键作用，它是属于分配津液代谢的官，所以三焦受阻会影响津液分布，会出现口干、咽干，常会伴有右胁疼痛、胆区的不适、厌油腻的情况，这种情况是湿热在足少阳胆经的情况比较多。

所以三焦经湿热，与胆经湿热常同时存在，统称少阳湿热。

以发烧、口苦、咽干、右胁不适为主的症状，我个人常用的就是小柴胡汤（请在医生指导下使用本书文章涉及的药物和药方）加上保和丸。

小柴胡汤

出处:《伤寒论》。

成分：柴胡、黄芩、人参、甘草、半夏、生姜、大枣。

功效：解表散热、疏肝解郁、和解少阳。

主治：退热、抗菌、消炎、保护肝脏，并且调整人体的胃肠道系统。

保和丸

出处:《丹溪心法》卷三。

成分：山楂、神曲、半夏、茯苓、陈皮、连翘、萝卜子。

功效：理气和胃，燥湿化痰，散结清热。

主治：消食和胃，主食积停滞，胸脘痞满，腹胀时痛，嗳腐吞酸，恶食，或呕吐泄泻，脉滑，舌苔厚腻或黄。

我用小柴胡汤与保和丸合方加减的经验用方用量是:

柴胡15克，黄芩10克，法半夏10克，太子参10克，炙甘草6克，生姜10克，大枣10克，茯苓10克，陈皮10克，连翘15克，焦山楂10克，焦麦芽10克，焦神曲10克，莱菔子10克，鸡矢藤10克。

有一些少阳经的问题会表现在侧边，比如腮腺。我之前治疗过一个患者，他两腮作痛、麻，连着手臂的整个侧面都是麻的，口还苦。这些是少阳经的症状。少阳经走人体的侧部（耳朵也在人体侧部，急性中耳炎也常归为少阳经病变）。

身体侧部的疼痛、湿疹、脓肿及急性的耳部炎症，也可以用蒿芩清胆汤。

蒿芩清胆汤

出处:《重订通俗伤寒论》。

成分：青蒿、黄芩、枳壳、竹茹、陈皮、半夏、茯苓、碧玉散（滑石、甘草、青黛）。

功效：清胆利湿，和胃化痰。

主治：少阳湿热证。寒热如疟，寒轻热重，口苦膈闷，吐酸苦水，或呕黄涎而黏，甚则干呕呃逆，胸胁胀疼，小便黄少，舌红苔白腻，间见杂色，脉数而右滑左弦者。

我的经验用方用量是：

青蒿10克，黄芩10克，竹茹10克，陈皮10克，法半夏10克，陈皮10克，茯苓10克，滑石10克，苦丁茶6克，野菊花6克，荷叶6克，炙甘草3克。

十、湿热在肾

肾经的湿热外感，症状以腰酸痛为主，一定有酸，酸得人难受——有部分患者会有尿热，但是它更主要体现在腰酸痛、膝酸软。患者一般还兼有咽喉部的肿痛。

有一些溶血链球菌感染的肾炎——患者往往是从咽喉痛开始的，然后病邪到肾，影响了肾的气化而出现了浮肿，这也是一种湿热外感病。像这种湿热在肾的问题，我常用知柏地黄汤合银翘马勃散（请在医生指导下使用本书文章涉及的药物和药方）。

银翘马勃散

出处:《温病条辨》。

组成：连翘、牛蒡子各30克，金银花15克，射干9克，马勃 6 克。

用法：上杵为散，每服 18 克，鲜苇根汤煎，香气大出，即取服，勿过煮。

功效：清热利咽。

主治：主治湿温喉阻咽痛，症见发热，口渴，咽痛，吞咽受阻，脉浮。

知柏地黄丸

出处:《医宗金鉴》。

成分：熟地黄、山茱萸、干山药、泽泻、茯苓（去皮）、丹皮、知母、黄柏、蒲公英、积雪草。

功效：滋阴降火。

主治：主阴虚热盛。用于阴虚火旺，潮热盗汗，口干咽痛，耳鸣遗精，小便短赤。

我的经验用方用量是：

金银花 10 克，连翘 10 克，射干 10 克，牛蒡子 10 克，马勃 3 克，知母 10 克，黄柏 10 克，生地 20 克，山茱萸 15 克，山药 15 克，茯苓 10 克，丹皮 10 克，泽泻 10 克。

我在临床上碰到过肾阴虚夹湿热的发热，腰酸腰疼，膝盖酸软，伴咽喉痛，因为肾的经络有一分支从咽喉过——有时候，湿热会从咽喉通过经络到肾，它就变成了肾经的外感湿热，所以用知柏地黄汤合银翘马勃散的方法来治，一定要及时，不然错过了时机的话，就会慢慢演化成慢性肾炎。

我在本书略讲了治疗湿热外感的一些常见的症状，并没有能囊括所有的治湿热的处方。

整本书里面，其实我更强调的是机理，因为同一个经的湿热，它的湿跟热的比重不同，它的病位在上在下也不同，我们运用的处方，都应该有一些加减。

比如说，同样为肝经湿热，它走上的话，就会眼红口苦，头痛；走下焦的话，外阴瘙痒，少腹灼痛，白带黄绿或豆腐渣样。

那我们同样是用龙胆泻肝汤治疗上述症状，但是我们可能需要做一些不同的加减。

比如说他巅顶头痛了，我们加点苦丁茶，加点荷叶，如果是下焦湿热的情况，我们加点二妙丸，总之发病部位不同，药物加减会有不同。

我整篇文章讲的都是以理为主，方药都是举例，不可以死板地学，不可以执教条主义，要辨证，要随证治之。

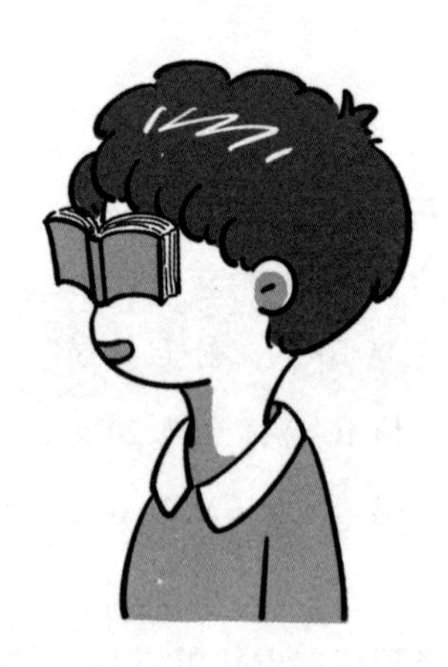

一定要拒绝本本主义，灵活学习和运用

为什么要讲五脏六腑的湿热感冒呢？

因为所有的脏腑它都有经络通达于体表，所以任何一条经络，它都有外感的机会，这在《中医内科学》中，是被忽略的，可是我在临床中，又几乎天天可见，让我如鲠在喉，不吐不快。

湿热处于天地之间，通过你的毛孔肌腠，都能够入侵你的经络，然后到你的脏腑。所以任何一条经络，它都有外感的可能性。

而我所列的这么多湿热外感用方，都是我个人的一些经验，并非一锤定音，就必用这样的处方。

这世上，可以治疗湿热的处方真的很多，非常多，但是我们可以自己筛选，自己要加强对五脏六腑的认识，认识它们的功能，认识它们的气化，认识它们的经络走向，认识它们之间的相互关系，我们一定要烂熟于胸，在这个基础上，我们去寻找方药，做对应的调理。大家懂了医理就可以信手拈来。处方本天成，妙手偶得之。

只有我们的基础足够扎实，才能够灵活运用各种方药。

到了这里呢，十二经湿热感冒的相应处方，我就讲出来了，基本上范围已经很广了，普通的湿热类型的感冒发烧就足够运用了。

十一、治湿不忘理气

治湿热不能一味地用清热燥湿的药，你看啊——吃清热的凉药，就拉肚子，因为寒凉败胃。吃凉药，热是清了，可是凉到脾胃了，脾胃一不转，那食物不完全消化，就会害化为湿。湿又积在中焦了，湿又开始沤热了，湿堵在哪，气就郁在哪，郁久了就胸闷想呕，天气稍闷热，人也跟着胸闷想呕，就跟夏天下小雨闷屋子里一样，得开窗透气，所以开窗就相当于理气。

一吃燥湿的热药也不行。燥湿药比较热，湿给你燥掉，还剩火呢？就好比屋子里潮湿闷热，你就在里面烤火去湿，湿是去了，人却烤煳了。剩下的热，会烤人，把人体正常的水液烤得浓缩了，又变成病理产物——痰，有个术语——炼液成痰，就是讲的这个。

我们（脾胃）有湿热，所以医生就会给我们吃清热的凉药。可是，寒凉的药败胃——吃凉药，热是清了，但是我们（脾胃）的动力也不足了。

我们（脾胃）不转了，那食物不完全消化，就变成湿。湿又积在中焦了，湿又开始沤热了，又成了湿热了。

脾 胃

要给脾胃用理气的药物，就如同夏天下小雨屋子闷一样，得开窗透气——开窗就相当于理气。

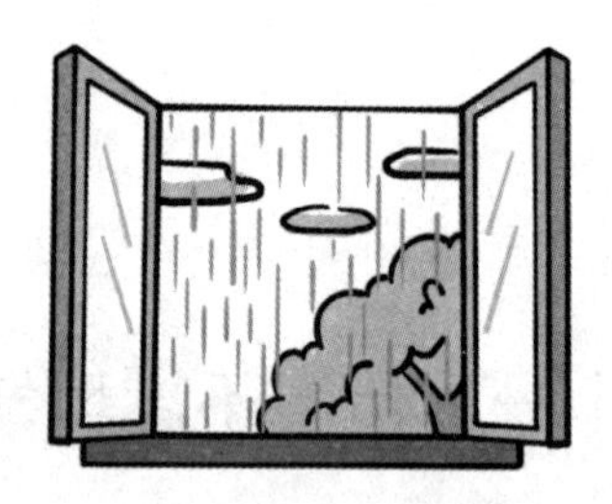

我们（脾胃）有湿热，有的医生就给我们吃燥湿的热药，燥湿药比较热，湿给燥掉，还剩火呢。剩下的热，会烤人，把人体正常的水液烤得浓缩了，又变成病理产物——痰。

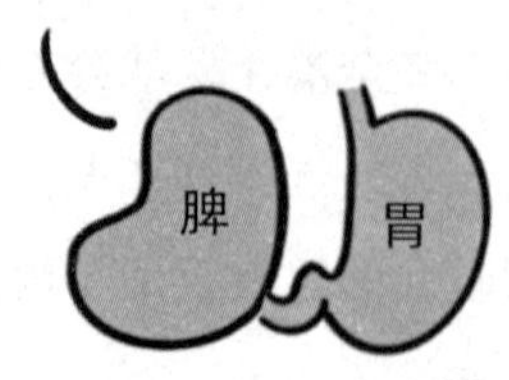

因此，针对湿热，不能只清热，也不能只燥湿，要分解湿热。

用药上要注意两点，一是理气通腑，二是渗湿。

理气通腑药一吃下去，中焦的气一通，就不会郁积生热；渗湿化痰药一下去，痰湿一松动，就不会沤热。

理气通腑药有三个好处，一是它不像清热药那样寒凉败胃；二是又让化湿的药物迅速排出去，不停留在中焦造成热证；三是同时通腑把痰湿垃圾排出体外。

渗湿药也有好处，一般是甘淡，或甘寒之药，用它们治疗，比较不伤阴分。

有点“药物穿肠过，功效脾胃留”的意思。

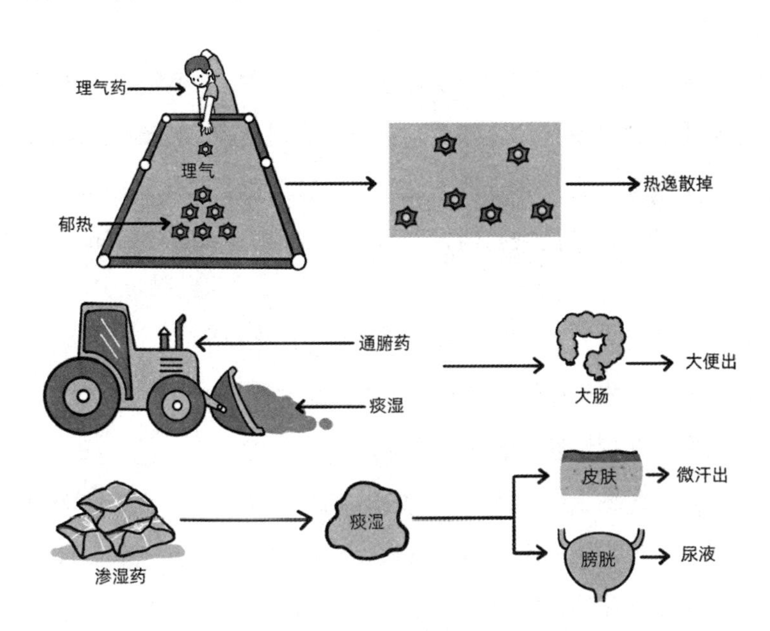

我在临床上，多用木香（请在医生指导下使用本书文章涉及的药物和药方）、砂仁、苏梗、香橼、佛手、青皮、陈皮等理气；多用厚朴、枳壳、槟榔、大腹皮、法半夏、莱菔子等通腑；多用茯苓、薏米、猪苓、泽泻、竹叶、通草、白茅根、芦根等渗湿。

十二、湿退热出

治疗湿热发烧，有一点大家一定要注意。就是湿跟热，它们是纠缠在一起的，你要是清热利湿，分消[①]完湿热之后，它会有一个排病的反应，这时候，我们很容易就会误以为自己治错了。

这个反应叫湿退热出。

因为湿跟热是纠缠的，其实是热被湿困在了里面，是湿包住了热，这相当于一个笼子困住了一只老虎，我们现在用祛湿药把笼子拆了，老虎就要跑出来，老虎如果跑出来，它就要挠人，一旦挠人，身上会出现各种反应。

如果说祛湿药是拆笼子，那么透热药，就是拿根棍子拍老虎的屁股，赶它走。比如说菖蒲、郁金，它能把热透出来，青蒿也可以，藿香也可以。很多凉药也具有辛散的性质，像甘露消毒丹（请在医生指导下使用本书文章涉及的药物和药方）里面的薄荷、连翘，它们也有透热的作用。

我介绍的这些方子里面很多味药是有透热作用的。

总之湿热里的热你势必要把它放走，把它放回大自然去。

热出去了，我们身上的这个热排掉了，病就好了。

透热就是把热从里面拎出来，它出来的过程，就一定有一些反应。

我遇到的最常见的反应是皮肤瘙痒或出皮疹伴瘙痒——身体里面的热气要出来，从深处往外出，肯定得经过皮肤。

热从皮肤出来的时候，就会产生瘙痒的感觉，或者是经络上的、关节的酸痛、热痛，或者皮肤出现很多红点或者水泡。

---

① 分消：分别消湿与消热。将纠缠在一起的湿与热分离开来，各个消灭。

热出来的时候，有的人会流鼻血。特别是治疗胃肠道湿热的药，像葛根芩连汤、甘露消毒丹，有些人吃了以后，热要从鼻子走，因为胃肠的经络是在鼻子里面相交接的，所以它们的热，会从鼻子那里走，走的时候就会出现流鼻血。

如果患者心包的热透出来的话，会整夜的兴奋，难以入眠，尽管方子里没有兴奋性的药，它只是透热的药。

患者肺经的热出来的时候，会出现咳嗽，大量咯痰。

肠道的湿热，除了走鼻子，也会从大便走，会出现腹痛腹泻，拉污泥状的大便，往往要拉几天很臭的大便，把很臭的大便排空了，由臭转为不臭。

患者排病的反应是各种各样的，但是排病有一个共同的特点，就是可能头一两天不舒服，但是一天比一天轻，慢慢地人就越来越平静，这就是正确的排病反应。

有些人的排病时间长，有些人的排病时间短，主要看患者的湿跟热有多缠绵，这个热究竟有多盛，还有你的正气的高低水平。

如果你的湿很盛，正气又很足，那么一排起来就有很剧烈的反应，一天两天就排完了，排掉了后身体就舒服了；如果你正气不足，那湿热又很缠绵，你的热只能一点点地往外排，那就可能要排很久，但是有一点可以肯定，就是病越来越轻，那么这就基本上可以判断为排病反应，就不需要紧张了。

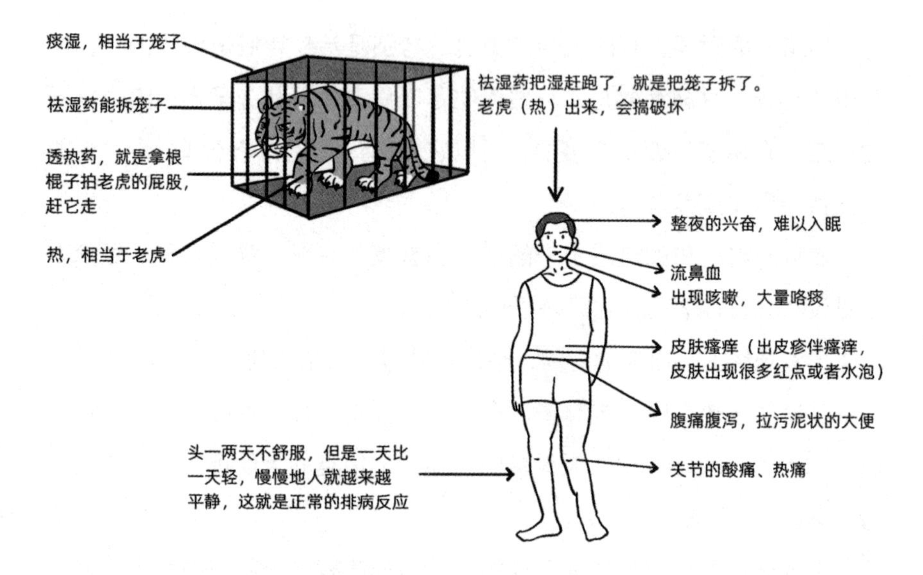

关于排病反应，再补充几点。

你一定要先确定湿热在哪条经络上，它可能在两三条经络上，那么热邪出来的时候，一定是跟这两三条有相关的排病反应才对。

比如说胃经兼脾经的湿热——脾主肌肉，胃润宗筋，脾胃合起来就是管肉跟筋。排病的时候，热往外透了，脾经和胃经的排病反应一般是出鼻血，皮肤出水泡，出湿疹，因为肌腠里面的湿热要出来。患者的这种症状，只要一天比一天轻就是正常的排病反应。

如果是肺经的湿热，它排病反应多半出现咳嗽加剧——咳嗽会加重排痰。

如果是肠道的湿热，它排病反应就是肚子疼，拉极臭的大便出来。

如果是心脏的湿热呢？我写过一个案例——我表妹心脏里的湿热往外排，就是通过小肠转到膀胱，她会出现突然的尿急，就是热从尿走了。

不同经络的热，它的排病反应有不同的表现，只要符合用药原则，又有相应的表现出来，那么我们就可以判断，这个是正常的排病反应。

如果吃药之后，患者的症状没有改善，还更严重了，而且精神状态越来越差，胃口越来越差，还有排便排不出去等问题，那么给患者的用药可能是错误的，就要停下来了。

作为医生，你如果自己的把握不是很大，那么以三天为一个观察周期——如果你三天发现他症状还是没有改善，你又没有把握它是排病反应还是副作用，那么你就应该停止用药，你可能不知道怎么样治疗他的疾病，你应该让他去找其他人治疗，或者是你再想办法改变自己的治疗方案。

作为医生，一定要对自己有足够的认识——你有没有能力处理这个问题。

如果你觉得自己没能力，那么你就不要再坚持，应该是回去再复习基础理论。

我所讲的这一些排病反应，大多是建立在我对这个病有足够了解的情况下，我才能够判定它是一个排病反应。

我是基于自己对基础理论的认识和把握，以及对患者的病机及病势走向的把握，我才能有自己的判断，如果发现是副作用，我很快就会改弦更张。

初学者不要一看到出现类似上述的排病反应的状况，就认为是排病反应。初学者可能用药的准确性没有有经验的医生高。如果出现你不知道是不是排病反应的情况下，就不要乱用药。

排病反应一定是一个病位由深到浅，病势由重到轻的过程。

如果你发现的病位是从浅往深发展，病势从轻往重发展，那么这个一定不是排病反应，是治错了。

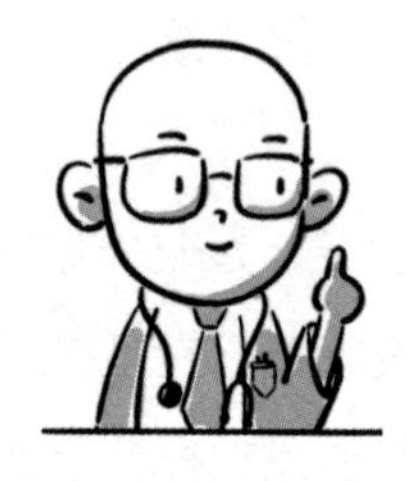

特别要注意：

1.初学者不要一看到出现类似上述的排病，就认为是排病反应，是不是排病反应，要由医生判断；

2.排病反应一定是一个病位由深到浅、病势由重到轻的过程；

3.病位由浅往深发展，病势从轻往重发展，这个一定不是排病反应，是治错了。

补充：

如果你觉得本章讲得不够详尽，还可以再阅读《程门雪未刊医论选集》中的《湿温辨治》、《赵绍琴验案精选》中的《附：赵绍琴辨治湿热证十法》、《中国百年百名中医临床家丛书·刘仕昌》中的《分解湿热法的临床应用》、《叶熙春专辑》中的《附：治疗湿温的经验》、伍建光博士学位论文《伍炳彩教授从湿论治内伤杂病的学术经验和临床的研究》等，多参考前人经验去深入研究。

十三、善　后

最后一步，就是说我们终于把这个湿热清完了，我们该做什么呢？

如果患者没有任何的不舒服，是可以什么都不做的，就可以结束治疗了。

但是如果患者出现了阴虚的症状，就是说患者的湿热虽然排完了，但是他总觉得口干舌燥，没有病却有花剥苔、地图舌，如果是偏阴虚重的，我们服用什么呢？就是沙参麦冬汤（请在医生指导下使用本书文章涉及的药物和药方）或甘露饮。

沙参麦冬汤

出处:《温病条辨》卷一。

成分：沙参15克，玉竹10克，生甘草6克，冬桑叶10克，麦冬15克，生扁豆10克，花粉10克。

功效：甘寒生津，清养肺胃之功效。

主治：燥伤肺胃或肺胃阴津不足，咽干口渴，或热，或干咳少痰。

我的经验用方用量是：

北沙参[①]15克，玉竹10克，麦冬15克，天花粉15克，石斛10克，桑叶6克，生扁豆10克，生甘草3克。

甘露饮

出处:《太平惠民和剂局方》卷六。

成分：枇杷叶、干熟地黄、天门冬、枳壳、山茵陈、生干地黄、麦门冬、石斛、甘草、黄芩

功效：养阴清热、宣肺利湿。

主治：丈夫、妇人、小儿胃中客热，牙宣口气，齿龈肿烂，时出脓血，目睑垂重，常欲合闭，或频饥烦，不欲饮食，及赤目肿痛，不任凉药，口舌生疮，咽喉肿痛，疮疹已发、未发，皆可服之。又疗脾胃受湿，瘀热在里，或醉饱房劳，湿热相搏，致生

① 沙参分南北。我个人用北沙参多。

疸病，身面皆黄，肢体微肿，胸满气短，大便不调，小便黄涩，或时身热，并皆治之。

我的经验用方用量是：

生地15克，熟地10克，石斛10克，天冬10克，麦冬10克，枇杷叶10克，绵茵陈10克，黄芩10克，枳壳10克，炙甘草6克。

还有一种情况，给患者清完湿热之后，他除了有阴虚口干的情况之外，没有地图舌，但是他很累，他这种症状属于气阴两虚，身体还夹有一点湿热。有点我前面讲的苦夏的反应——他没有病了，烧也退了，就是有点累，可能一两个月都不能缓解，那么这时候我们可以用什么呢？用清暑益气汤。

总之，给患者清掉湿热之后，往往从偏阴虚（沙参麦冬汤、甘露饮）和气阴两虚（清暑益气汤）两个大方向去着手善后。

清暑益气汤

出处：《脾胃论》卷中。

成分：黄芪、苍术、升麻 、人参（去芦）、泽泻（炒曲）、陈皮 、白术、麦冬（去心）、当归 、炙甘草、青皮（去白）、黄柏（酒洗，去皮）、葛根、五味子。

功效：清暑益气，化湿生津。

主治：平素气虚，感受暑湿，身热头痛，口渴自汗，四肢困倦，不思饮食，胸闷身重，大便溏泻，小尿黄赤，舌淡苔腻，脉虚弱。

我的经验用方用量是：

黄芪10克，当归10克，党参10克，白术10克，炙甘草6克，麦冬10克，五味子10克，青皮10克，陈皮10克，升麻6克，葛根10克，苍术10克，黄柏10克，神曲10克，泽泻10克。

到此，整本书算是完成了。

其实整本书我都没有具体讲什么病怎么治，因为在中医看来，很多时候要忘了病，就是说要更关注他的证型，追着他的证型来治，他症状改善，然后很多病就自我修复了。

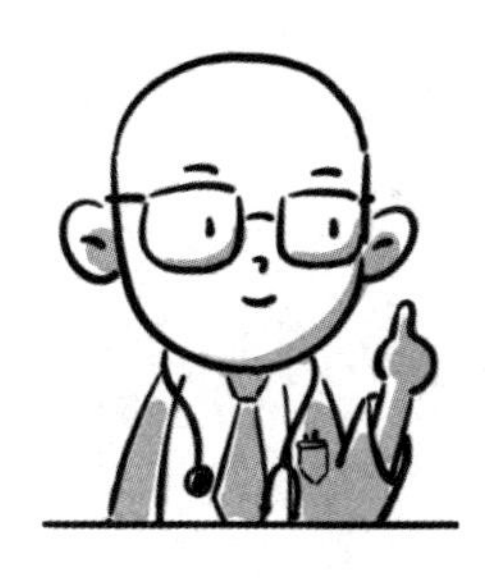

中医治病，很多时候要忘了病，更关注的是患者的证型。
追着患者证型来治，他症状改善，然后很多病患者就自我修复了。

湿热感冒，其实是可以自愈的，也会自行透热。

湿热留在了十二经的任何一个脏腑里面，困在里面，这个热也会自行往外透发，它相应的经络体表的地方就会发一些火疖子，这是很常见的。可湿性缠绵，会缠着热不让走——有些人的热邪在身上可以停留数十年，在慢慢地透，可透又透不完。

胃肠的湿热，常常会绕唇出现痘痘；肝经的湿热会出现阴疮；膀胱经的湿热会在屁股上长毛囊炎，不一而足。

如果热停留在心包，它就会影响人的精神状态。就像我前面讲的情况一样，就是小朋友发完烧之后，身上有余热未尽，它停留在心包，那么这个小朋友的性格就会变得非常暴躁，情绪极不稳定，你抱他烦，你不抱他也烦，你走开也不行，你靠近也不行。如果长时间不能得到改善的话，它就会定型，所以你要尽量及早地把这个热给透出去，所以为什么静夜司茶方能够处理这个情况呢？因为里面的栀子与淡豆豉它就可以往外透热。

我们要是学会了透热的方法，是可以加速这个热邪离开人体的，前提也要把湿一起利走。

总之，就是要见招拆招，有什么证型，用什么药就是了。

尾　声

讲到最后，可能有人会问，范医生整本书都是讲祛湿的，那么什么时候痰湿可以去完，什么时候把湿热可以去完?

大家都想要得到一个终极的答案，但是抱歉，范医生没有办法给你这样一个答案。

很多答案是没有终点的动态的答案，我们要对痰湿有动态清零的心态。

因为只要人活着，就会有痰湿产生，你不可能控制气候，也不能完全控制饮食，也不能控制所有人不惹怒你。

人其实是很渺小的，很多时候我们人是很被动的，但是我们尽量在自己能控制的范围避免产生痰湿。

这就像我们住的房子。只要你在这个房子里面生活，你要一日三餐，要洗澡，要种花、养宠物等，就都会产生垃圾。

可是每个人的生活习惯不同、收纳能力不同，有些人的房子跟垃圾堆一样，有些人的房子就是窗明几净，井井有条。

房子脏不脏取决于人，所以你愿意做一个什么样的人，是靠你自己，而不是医生给你一个处方，你就能够万事大吉。

最后，愿您成为一个健康的人。

编辑手记：我所亲历的痰湿

刘一寒

编辑完本书，才意识到痰湿对人体的危害很大（此前略有了解），更意识到，我此前所得的病，其主要问题就是痰湿引起。我觉得有必要写一写我的痰湿经历，相信会对很多人大有帮助。

记得读初中的时候，某一年的夏天，我的大腿根特别痛，甚至痛到没有办法走路。有一侧痛得轻点，另一侧痛得厉害。具体哪一侧痛得厉害，我忘记了。当时去县医院拍了 X 光片。医生看了 X 光片，说没有什么问题。

回了家，我的腿还是痛得厉害。父亲还带着我去找正骨的民间医生治疗，也没有什么效果。后来，过了没多少天，慢慢地也就不痛了。

现在回想起来，才知道应该是湿气的缘故——20 世纪 90 年代，我老家（山东省梁山县）那一带当时经济比较落后（现在经济比较发达了，专用汽车的市场份额做到了全国第一，教育类产品全国榜上有名），我读初中的时候，我们村也刚刚通了电，所以夏天的时候，开始用上了风扇。尽管有了风扇，我们也就吃中午饭或者吃晚饭的时候用一用。一则是为了省电，二则是知道总是在风扇下吹对身体不好。但是天很热。那怎么办呢？我们会用被子大小的塑料编织袋，铺在池塘边的树荫下面，我们就优哉游哉地躺在塑料编织袋上乘凉，知了在树上叫着，阳光会从枝叶的空隙里穿过，阵阵微风会拂过脸颊，现在想起来，也算是年少时少有的快乐时光。然而当时并不知道，夏天的地上湿气是很重的，更何况是池塘边的地上，并且那种塑料编织袋一点都不隔潮，所以我的腿难免受了寒湿。

其实我是长期受寒湿伤害的——2020年夏末回老家的时候，我特意看了看我老家房子周围的环境，我才知道自己以前居住的环境有多潮湿——我老家的房子在整个村子的最北面，房子的北面是一条沟渠，西面是池塘，房子后面的土都是湿漉漉的。这就是我小时候居住的环境——这些湿漉漉的土，和我那时睡觉的床铺，仅一墙之隔。另外，由于我家在整个村子的最北面，冬天的时候，北风尤其大，没有任何阻挡，就直接吹到了我家的北墙上，因此，一到冬天，房子里就冷飕飕的——那个时候几乎没有取暖设施，最多睡觉时在被窝里放个热水袋。所以，我从小居住的地方在冬天的时候又寒又湿，夏天的时候是又热又湿。

我小时候常常过敏，过敏的时候，脸上、身上的红疙瘩非常多，非常痒，越痒越抓，越抓越痒。

夏天和秋天，我的过敏尤其多。那个时候，我们村还没有诊所，当时村子里的人，只要不是很难受的病，也基本不去看医生——我就按照大人们说的，用一种有臭味的植物（这种臭味，不算极其难闻），使劲地往过敏的皮肤上搓，把植物的汁尽可能地留到身上。然后再烤一烤火。你没看错，就是在夏天的时候烤一烤火。烤完火以后，就盖上被子，出一身汗，往往就好了。这种方法一般都奏效，不过有时候也无法治好过敏。

后来，我发现了自己过敏的规律性——只要穿的衣服是潮湿的，往往就会过敏。

当时我并没有中医基础知识。尽管我祖爷爷是中医大夫，而且在我们那一带很有名气，我爷爷也是中西医的医生，但是我爷爷因为意外，过早地去世了，那个时候，我也才四五岁——我爸爸觉得学医要接触患者，尤其是患者患了皮肤病时很是瘆人，他也就没有子承父业。所以，我年少的时候，也就和中医知识无缘了。在今天看来，我和家人如果当时懂得了中医基础知识，本可以避免很多疾病的。

后来，我去我姑姑家那里读书了。当地夏天的夜晚特别热，其他人都是穿一条短裤睡觉，还热得不行。我却会拿一件单被子或者小褥子盖在肚子上睡觉。以至于我那个时候总是被我姑父嘲笑。当时我觉得特别委屈。

后来我考上了县里的重点高中，在那个初三到高一的暑假里，秋雨绵绵，我发现自己的舌头尖上出现了两道竖纹，有了竖纹之后，我的鼻窦炎也开始加重了，鼻塞，鼻涕多，痰多。于是我去看医生治疗舌头的竖纹，医生给我开了一些维生素。吃了也没见什么效果，也就没有当回事了。也去找了医生看鼻窦炎，给开了药，吃了也没什么效果。

紧接着，高中开学了，高中刚开始的时候，我住的是集体宿舍。宿舍的门朝东，但是出了门就是阴暗的走廊，窗户是面向西边，里面住的人多，夏天的时候难免又潮又闷。其实，让宿舍里潮湿的主要原因，还不是因为人多的缘故，而是我们宿舍的北面是一个宿舍那么大的卫生间——这个卫生间的西面靠墙的地方，是那种宽七八十厘米，和西墙一样长的水泥池。东墙也是和墙一样长、宽四五十厘米的大小便池。每天早上、晚上，卫生间的人络绎不绝，洗脸的、刷牙的、洗衣服的、上厕所的，还有洗澡的——洗澡的时候，就用盆子接了水，直接从头上往下浇，再用肥皂搓泥，反复浇四五盆、七八盆的水。我是天气较为热的时候才敢这么做。然而有的人，冬天的时候也这么洗澡。总之，一年四季，这个卫生间从来没有干过。我住的宿舍难免也是潮湿的。

我就是在这么潮湿的环境里住着，慢慢地，我的鼻窦炎越来越厉害，鼻塞，打呼噜的声音越来越重，每天要吐很多痰，头昏、头胀，记忆力减退（当然，当时认为是鼻窦炎引起的各种问题，从中医的角度看并不是这样）。

从高中开始，我就去县医院治病，用的是西医的办法，除了穿刺，就是开一些消炎药。也没有什么效果。病急乱投医，当时我去过了县里大大小小的诊所。其中有一个诊所的医生说，你这头昏，应该是神经衰弱什么的（具体我忘记了），给我开了兴奋的药。我当时也不管不顾，吃了这药确实感觉有精神了，但是又有怪怪的感觉，吃了两三天以后，发现什么作用也没有了，干脆就停掉了。

后来，我就搬出了寝室，去县城里我四爷爷家吃住。当时想的是，在我四爷爷家吃住，能够改善饮食，身体能够好起来——当时并不懂得远离潮湿的环境这回事。

尽管在我四爷爷家住得好，吃得也好，但这时候我体内的痰湿已经很重了，我的身体状况并没有因为环境的改变而好转。

再后来，迫不得已，在县医院做了鼻窦炎的手术。我幻想着能够通过手术把鼻窦炎治好。然而幻想终究是幻想，鼻塞的状况并没有改善，打呼噜依旧，每天还是吐很多痰，头昏、头胀，记忆力减退的现象还是存在。

我断断续续地到处求医，然而医生也没有什么好的办法。我就一直这么被病痛折磨着。

2004 年底，我去了长沙工作。长沙的天气是很潮湿的，尤其是夏天的时候，又热又潮。当时我并不懂中医知识，所以犯了两次让我记忆犹新的错误。第一次是有一年夏天的晚上停电，我在床上翻来覆去睡不着，长沙的夏天晚上也是很热的，我就干脆躺到地板上睡觉。第二天醒来，就感觉腿不听使唤了，站不起来，似乎还又酸又痛。当时的我很恐慌。我就挪着身子，拿了拔罐（那个时候，为了治疗鼻窦炎，我已经买了拔罐，当然，我还不太懂到底该怎样用拔罐）吸在了痛的地方。过了不大会儿，腿似乎没那么酸痛了，慢慢地，我也能站起来了。第二次的事情是我到了朋友那里去合租的时候发生的。我朋友那个房子又阴暗又潮湿。我记得大概是秋天的时候，天依然很热，垫在床上的被子（我是不怕热的，所以这个时候垫着被子也习惯）都是湿漉漉的，摸上去就像刚擦过脸的毛巾。那个时候，我还不懂得潮湿的危害。我就在潮湿的被子上睡了一段时间。结果没多久，我身上就开始起抓痕型荨麻疹了。

再后来，我去了上海工作，当时我清晰地记得，我用过的鼠标，不几天上面就一层油腻的东西。

随后到了 2008 年，我到了北京工作。记得来了北京两年以后，我和同事搬到了北京一家郊区的农民盖的四层楼里去住。记得当时我们住的是同一层。这个楼的后面，是一条挨着楼房很近的河流。哪怕是冬天，地板上也是湿漉漉的，被子也是潮湿的。这个时候，我同事问我说，你身上咋有一股味道。尽管那个时候经常洗澡。这种味道还是去不掉。在这个房间里住了没有多久，我的胳膊上长了一个脂肪瘤。

当然，我依然还不知道潮湿对身体的危害。不过幸好因为种种原因，我及早地搬出了这个房子。

2011 年的时候，妻子对我说，你的这些状况，可以艾灸啊。于是我就按照她说的，买来了艾条、艾灸盒和《马氏温灸法》，并且按照《马氏温灸法》上面介绍的方法开始艾灸，身上的病慢慢减少了很多。最明显的改善是我以前一天吐痰多的时候，要用一大包餐巾纸，我艾灸之后，几乎不吐痰了。

发现中医能够治疗我身上的疾病之后，我就开始不断地学习中医知识了。我买了《中医基础理论》与《中医诊断学》等中医书。

我会常常翻翻这些中医书。不明白的地方，会反复地在网上搜索了解，也会在网上看中医医生写的文章。再后来，有个同为文学爱好者的朋友，给我分享了范怨武医生的文章。这个时候，我才知道了同为文友的他，原来已经成了中医。由于北京离深圳太远和工作太忙的缘故，我也没有找他去治疗。不过，从他的文章里汲取了大量的中医知识。

某天，我看到通过自学中医给自己治好病的人在文章里说，（大意）如果不是因为自己花那么多时间和金钱去求中西医治不好病，求医无门，谁也不会花那么多的时间和精力去自学中医。

我刚开始学中医的时候，也是这样一种心态。就是想着早点学会中医知识，能够给自己治好病，后来越学越觉得中医博大精深。另一方面，我工作又太忙，也知道自己很难成为一名精通中医的人。然而我还是会陆陆续续地学习中医知识。

现在看来，懂了中医知识，哪怕并不是特别精通，也会受益无穷。其一，能够改变自己和家人的生活习惯。我夏天也不吃冷饮了，尽量少吃肉（我这种体质不适合吃太多肉）。其二，很多朋友得了病，有了亚健康问题治不好，我就推荐其看中医，很多人治好了病。其三，学会了挑选好的中医。各行各业，有水平的人都是有限的。中医同样如此。我自学中医知识的同时，就开始慢慢寻找中医治疗。当时找到了一位中医，给我开的药里有大量清热的药。尽管我知道自己的火是虚火，不是很适合吃，但是我当时还没有太敢质疑——而且我妻子给我说，医生最烦你们这种半懂不懂的学中医的人，不要质疑医生。结果吃了十几服药，我的病症没什么改善，还开始掉头发。从此以后，我就更加谨慎地选择中医了，而且随着学习中医知识的不断深入，我也越来越了解自己的体质，慢慢地找到了水平不错的中医。我的身体也越来越好了。

另外，我觉得很有必要聊聊我父亲感冒的事情。记得应该是我读高二那一年，我父亲患了感冒，他发烧、身上酸痛。一般的感冒，往往七八天就好了。然而当时我父亲的感冒是吃了药、打了针，就退烧了，似乎是好了，可是过了没几天，他又开始发烧。去医院检查，也检查不出什么问题，可是发烧就是不好。我父亲的感冒发烧一直不好，全家人也发愁。

这段时间，我们全家都唉声叹气——当时我的鼻窦炎也越来越严重。一方面我妈要带着我爸去治疗他的感冒，一方面还要带着我去看我的鼻窦炎。

我父亲的感冒发烧一直也没有好的办法。医院无非开一些抗生素，也起不到什么效果。就这么反反复复了两三个月，他感冒发烧的问题才算解决了。

从这一年开始，我父亲连续几年的夏天和秋天，就要分别来一次这样的感冒——反复发烧，身上酸痛，要折腾两三个月才好。除了父亲遭受病痛的折磨，家人也都跟着提心吊胆，备受煎熬。

后来我才知道，很多人患了感冒，也类似我父亲这种状况，总是要反复两三个月才好。一家人也跟着担惊受怕。

我在看范医生这本稿件的时候，才恍然大悟（尽管以前学习过痰湿方面的知识，但是没这一本书能如此系统和详尽），我父亲得的是湿热型的感冒——中医用对药，很快就能好。那几年每年的夏天和秋天，雨水都特别大。我家的房子里又特别潮湿。另外，我父亲有慢性胃炎，脾胃不好的人，本来就容易产生痰湿。通过这本书，我更加清楚地知道了我和父亲的很多问题都是痰湿造成的。

痰湿给我和我父亲造成的疾病和困扰，算是典型的案例了。我觉得有必要写出来。我想应该可以给很多人警示。

其实，往深了想，是因为我们的无知，才会被痰湿所伤害。是的，其实，我们痛苦、恐惧，往往都是因为我们无知。

最后，我想起《三体》中的一句话：“弱小和无知不是生存的障碍，傲慢才是。”